028 38,–

Weiterbildung: Radiologie

Georg Steiner / Wolfgang G. H. Schmitt

# Weiterbildung: Radiologie

Weiterbildungsordnung, Berufsbilder, Fachkunde, Teilradiologie

Ferdinand Enke Verlag Stuttgart 1988

**Dr. med. Georg Steiner**, Dipl.-Ing.
Düsterbeck 61
4355 Waltrop

**Dr. med. habil. Wolfgang G.H. Schmitt**
Chefarzt der Abt. für Radiologie, Juliusspital,
Juliuspromenade 19, 8700 Würzburg

**CIP-Kurztitelaufnahme der Deutschen Bibliothek**

**Steiner, Georg:**
Weiterbildung: Radiologie : Weiterbildungsordnung, Berufsbilder, Fachkunde, Teilradiologie / Georg Steiner ; Wolfgang G. H. Schmitt. – Stuttgart : Enke, 1988
ISBN 3-432-97261-X
NE: Schmitt, Wolfgang G. H.:

*Wichtiger Hinweis*

*Medizin als Wissenschaft ist ständig im Fluß. Forschung und klinische Erfahrung erweitern unsere Kenntnisse, insbesondere was Behandlung und medikamentöse Therapie anbelangt. Soweit in diesem Werk eine Dosierung oder eine Applikation erwähnt wird, darf der Leser zwar darauf vertrauen, daß Autoren, Herausgeber und Verlag größte Mühe darauf verwandt haben, daß diese Angabe genau dem Wissensstand bei Fertigstellung des Werkes entspricht. Dennoch ist jeder Benutzer aufgefordert, die Beipackzettel der verwendeten Präparate zu prüfen, um in eigener Verantwortung festzustellen, ob die dort gegebene Empfehlung für Dosierungen oder die Beachtung von Kontraindikationen gegenüber der Angabe in diesem Buch abweicht. Eine solche Prüfung ist besonders wichtig bei selten verwendeten Präparaten oder solchen, die neu auf den Markt gebracht worden sind.*

*Geschützte Warennamen (Warenzeichen) werden nicht besonders kenntlich gemacht. Aus dem Fehlen eines solchen Hinweises kann also nicht geschlossen werden, daß es sich um einen freien Warennamen handelt.*



Druck: betz-druck gmbh, 6100 Darmstadt 12

## Vorwort

Besonders für den Anfänger in der Radiologie ist es schier unmöglich geworden, die Weiterbildungsordnungen, die Fachkunderichtlinien und die Strahlenschutz- bzw. Röntgenverordnung zu überschauen.

Die neue Weiterbildungsordnung trennt die diagnostische Radiologie von der Strahlentherapie und schafft damit innerhalb der Radiologie zwei getrennte Weiterbildungswege. Es muß darauf aufmerksam gemacht werden, daß die neue Weiterbildungsordnung erst nach der Annahme durch die zuständige Landesärztekammer in Kraft tritt.

Die Röntgenverordnung regelt den Betrieb der 50000 Röntgenapparate in Deutschland, mit denen von Radiologen und Teilradiologen ca. 70 Millionen Röntgenuntersuchungen pro Jahr erbracht werden. Die Mehrzahl dieser Untersuchungen erfolgt durch teilradiologische Ärzte, die insbesondere die Bestimmungen über den Erwerb der Fachkunde, Kap. 6, studieren sollten. Die neue Röntgenverordnung, gültig ab 1.1.88, führt eine Fachkundepflicht für alle selbständig röntgenologisch tätigen Ärzte ein. Sie bringt erhebliche Veränderungen, insbesondere für die neu ins Berufsleben eintretenden Kollegen mit sich.

Die Strahlenschutzverordnung gilt für die Strahlentherapie und für die Nuklearmedizin.

Wir haben versucht, die verschiedenen Bestimmungen zusammenzutragen; diese Informationen sind nützlich für frisch approbierte Ärzte, Assistenzärzte in der Radiologie, teilradiologisch tätige Ärzte und Fachärzte für Radiologie und Strahlentherapie.

Neben der Information über Verordnungen und Bestimmungen wollen wir Ratschläge für die Berufswahl und die Berufsmöglichkeiten geben, sowie Aspekte der künftigen Entwicklung erfassen.

Bei der Kompliziertheit der Materie besteht kein Anspruch auf Vollständigkeit und bei dem raschen Wandel der Verordnungen kann keine Gewähr für die Richtigkeit gegeben werden. Das bedeutet, daß man im Zweifelsfall immer die Auskunft der Ärztekammer einholen sollte.

Der Anfänger muß sich in eine komplizierte, ihm noch fremde Materie hineinfinden und wir hoffen, daß er sich im Dschungel der Richtlinien und Bestimmungen leichter zurechtfinden wird, als uns dies bei gleichem Ausbildungsstand gelang.

Wir danken dem Deutschen Röntgenmuseum in Lennep für die freundliche Unterstützung.

*Georg Steiner* und *Wolfgang Schmitt*

# Inhalt

# 1 Berufsbild

## 1.1 Weiterbildung allgemein

„Die Radiologie umfaßt die Erkennung und Behandlung von Erkrankungen mittels ionisierender Strahlen, einschließlich derjenigen von radioaktiven Stoffen, sowie den Strahlenschutz ..." so lautet die Definition des Berufsbildes in der Weiterbildungsordnung der Ärztekammer Westfalen-Lippe in 1986; sie leitet sich aus dem Heilberufsgesetz ab.

Die Weiterbildungszeit bis zur Erlangung der Gebietsbezeichnung „Arzt für Radiologie" nach der „alten" Weiterbildungsordnung von 1977 beträgt 5 Jahre, davon
30 Monate allgemeine Röntgendiagnostik,
18 Monate Strahlentherapie sowie
12 Monate eine der beiden genannten Tätigkeiten.

Sechs Monate nuklearmedizinische Weiterbildung oder eine Weiterbildung in einem anderen klinischen Fach können angerechnet werden (s. Kap. 2.3).

Der Radiologe arbeitet also sowohl als Diagnostiker (Röntgendiagnostik und Nuklearmedizin) als auch als Therapeut (Strahlentherapie).

Die weitere Entwicklung der Medizin hat diese Definition jedoch schon überholt. Längst arbeitet der Radiologe nicht mehr ausschließlich mit ionisierenden Strahlen, sondern macht auch Ultraschall-Diagnostik, weitet verengte Gefäße mit Hilfe von Spezialkathetern auf (interventionelle Radiologie), arbeitet mit dem Kernspintomographen und fertigt Bilder mit Thermographie-Apparaten an. In jüngster Zeit erfolgte auch eine Trennung von Röntgendiagnostik und Strahlentherapie.

Die **Strahlentherapie** ist zu einer speziellen Disziplin mit Schwerpunkt Onkologie geworden. Sie beinhaltet nicht nur die Bestrahlung von Tumoren mit Gamma- oder Elektronenstrahlen, sondern auch die Chemotherapie, sowie interdisziplinäre Behandlungskonzepte. Die Bedeutung der Strahlenbehandlung wird klar, wenn man sich vor Augen führt, daß von ca. 190 000 Patienten jährlich, die an Tumoren neu erkranken, rund 35 % einer Strahlenbehandlung zugeführt werden.

Diese Entwicklung wurde vom 90. Deutschen Ärztetag 1987 entsprechend gewürdigt, indem man sich zur Trennung der Fachgebiete Röntgendiagnostik und Strahlentherapie entschloß (Anlage A).

Die **Nuklearmedizin**, die ebenfalls ionisierende Strahlen (radioaktive Isotope) zur Diagnostik und Therapie anwendet, hat sich schon seit Jahren zu einem eigenständigen Fachgebiet entwickelt, mit einem eigenen Weiterbildungsgang, der zum Gebietsarzt für Nuklearmedizin führt.

Heute ist der Radiologe an zahlreichen Kliniken noch sowohl Röntgendiagnostiker, als auch Strahlentherapeut, und führt auch die nuklearmedizinische Abteilung. An großen Kliniken, zumeist an den Universitätskliniken, wurde jedoch die Trennung der Diagnostik und der Therapie schon vollzogen.

Ende 1986 waren in der Bundesrepublik rund 3000 Ärzte für Radiologie tätig, eine kleine Zahl, wenn man bedenkt, daß es in unserem Lande rund 3100 Krankenhäuser gibt. Statistisch gesehen hat also nicht einmal jedes Krankenhaus einen voll ausgebildeten Radiologen. In dieser Rechnung wird nicht berücksichtigt, daß viele Radiologen in eigener Praxis tätig sind.

So gehört denn der Radiologe zu den wenigen Ärzten, die noch gesucht sind.

Jede Woche sind im Deutschen Ärzteblatt mehrere Stellen für Radiologen ausgeschrieben. Es kommt gar nicht selten vor, daß Chefärzte händeringend einen Radiologen als Oberarzt suchen und, obwohl bei uns mehr als 10 000 Ärzte arbeitslos sind, doch keinen finden.

Schuld daran ist zu einem guten Teil die bisher schwer überschaubare und komplizierte Ausbildung. Während der eine Teil der Weiterbildung in der Röntgendiagnostik relativ leicht und problemlos zu bewältigen ist, da es noch zahlreiche Stellen für Assistenzärzte gibt, ist es für den jungen Arzt in der Regel schwer, eine Planstelle in der Strahlentherapie zu erhalten. Es gibt nur etwa 150 Strahlenabteilungen in Deutschland, die zudem nur wenig Ärzte benötigen. Aber ohne Strahlentherapie kein Facharzt! So bildete also die Therapie das Nadelöhr für den angehenden Facharzt für Radiologie.

Nachdem sich die Strahlentherapie zu einem eigenständigen Spezialgebiet entwickelt hatte, ist die Forderung nach dieser Doppelausbildung immer hinfälliger geworden. Damit wird die Weiterbildungsordnung auch an international übliche Normen angeglichen.

Der bisherige und der künftige Ausbildungsgang werden in Kap. 2 eingehend erläutert.

Der Radiologe ist also heute tätig als:

- Diagnostiker in einer Röntgenabteilung oder in einer freien Praxis, wobei er auch Sonographie und oft auch noch nuklearmedizinische Untersuchungen durchführt.
- Strahlentherapeut im Krankenhaus, wobei er meistens noch eine onkologische Bettenstation zu betreuen hat.
- Diagnostiker und Strahlentherapeut gleichzeitig.

Um eigenständig Strahlentherapie als Leiter einer Abteilung betreiben zu können, ist nach der bisherigen Regelung zusätzlich zu der fünfjährigen Facharztweiterbildung mit einem Jahr Strahlentherapie noch mindestens ein weiteres Jahr nötig gewesen. Der Arzt muß nämlich auch noch die sogenannte Fachkunde nach der Strahlenschutzverordnung erwerben, um eigenverantwortlich tätig sein zu können (s. Kap. 6).

Er kann damit die **Teilgebietsbezeichnung „Strahlentherapie“** erwerben. Teilgebietsbezeichnungen sind in der Weiterbildungsordnung aufgeführt, sie können zusätzlich zu der Gebietsbezeichnung (Facharztbezeichnung) erworben werden und sollen dem Arzt eine weitere Spezialisierung innerhalb seines Fachgebiets bescheinigen. Für die Radiologen gab es bisher nur die Teilgebietsbezeichnung „Strahlentherapie“.

Die künftige Weiterbildungsordnung, die noch von den Landesärztekammern übernommen werden muß, sieht für die Radiologie folgende Bezeichnungen vor:

- Arzt für diagnostische Radiologie mit den Teilgebieten Neuroradiologie, Kinderradiologie;
- Arzt für Strahlentherapie;
- Arzt für Radiologie für die Absolvierung der Weiterbildung sowohl in Diagnostik als auch in der Strahlentherapie.

Der Arzt für diagnostische Radiologie darf dann künftig keine Strahlentherapie mehr ausüben, der Arzt für Strahlentherapie keine Diagnostik. Der Arzt für die gesamte Radiologie darf zwar sowohl diagnostisch als auch therapeutisch tätig werden, wird dies jedoch wegen der sich anbahnenden Trennung beider Fachgebiete nur noch selten gleichzeitig tun können.

## 1.2 Teilradiologie

Welcher Arzt also was tun darf und was nicht, ist, wie aus diesen Ausführungen ersichtlich, schon schwierig genug zu definieren. Oft wissen sogar Ärzte, die in ihrer Weiterbildung schon weit fortgeschritten sind, nicht genau, welche Ausbildungszeiten und Zeugnisse sie vorweisen müssen, um beispielsweise einen Computertomographen betreiben und die Leistungen abrechnen zu können (s. Anlage B).

Es wird jedoch noch komplizierter: Nicht nur der vollständig ausgebildete Radiologe, der sogenannte Vollradiologe, darf röntgen, sondern auch der Teilradiologe.

Ein Teilradiologe ist ein Arzt, der ähnlich wie der Vollradiologe, ebenfalls Röntgendiagnostik betreibt, jedoch mit Einschränkungen. Internisten und Chirurgen brauchen den Röntgenapparat zu ihrer Arbeit, ebenso wie der Orthopäde und der Urologe.

Eigentlich durfte bisher jeder Arzt röntgen, sofern er Kenntnisse im Strahlenschutz nachweisen konnte, und eine Genehmigung der zuständigen Landesbehörde zum Betrieb der Röntgenanlage besaß.

Für diese Tätigkeit aber Geld verlangen, also die erbrachten Leistungen bei der Krankenkasse abrechnen, dürfen jedoch nur Ärzte, die bestimmte Voraussetzungen erfüllen.

Diese werden durch Weiterbildungszeiten in der Röntgendiagnostik bei einem dazu ermächtigten Arzt erworben; (Näheres s. Anlage B) einige Beispiele:

- Für die Abrechnung von Röntgenleistungen des Harntraktes muß eine mindestens 12monatige Tätigkeit in der Röntgendiagnostik unter Leitung eines zur urologischen oder radiologischen Weiterbildung ermächtigten Arztes nachgewiesen werden.
- Für die Röntgendiagnostik der Thorax-Organe, des Gallensystems, des Magen-Darm-Trakts und des Harntrakts ist eine 18monatige ständige Tätigkeit in der Röntgendiagnostik unter Leitung entsprechend ermächtigter Ärzte erforderlich (interne Röntgendiagnostik) (Näheres s. Anhang B).

Diese Internisten, Chirurgen, Urologen, Allgemeinärzte, die also eine Zeitlang in der Röntgendiagnostik tätig gewesen sind und nun selber neben ihrer eigentlichen Facharzttätigkeit noch teilweise Röntgendiagnostik, meistens als niedergelassene Kassenärzte, betreiben, sind die **Teilradiologen**.

Oft handelt es sich um Ärzte, die ihre Weiterbildung in der Radiologie begonnen und dann die Fachrichtung gewechselt haben.

Für Ärzte anderer Fachrichtungen, z.B. für Internisten, war bisher eine radiologische Weiterbildung sogar zwingend vorgeschrieben.

Aus diesem Grunde suchen viele frisch approbierte Ärzte, die noch nicht wissen, welches Fach sie wählen sollen, oder die in ihrem Wunschfach zunächst keine Ausbildungsstelle bekommen, zuerst einmal einen Job in der Radiologie.

„Röntgen kann man immer gebrauchen" – ist der Wahlspruch, nicht zur Freude der Chefärzte der Röntgenabteilungen.

Eine sechs- oder zwölfmonatige radiologische Ausbildung wird auf die Weiterbildung in den Fächern Innere Medizin, Kinderheilkunde und Nuklearmedizin ohne weiteres angerechnet.

## 1.3 Stellung des Radiologen im Krankenhaus

Manche angehenden Radiologen verlassen das Fachgebiet auch aus Enttäuschung darüber, daß sie zu wenig mit den Patienten zu tun haben. Der Arzt sieht in der Röntgenabteilung in der Tat einige Patienten gar nicht, sondern nur die fertigen Röntgenbilder.

Der Radiologe hat jedoch immer noch mehr mit Patienten zu tun, als etwa der Laborarzt, der Pathologe oder der Pharmakologe. Er wird zunehmend auch therapeutisch tätig, z.B. in der interventionellen Radiologie.

Weil der Arzt in der Röntgenabteilung Patienten aus allen Bereichen des Krankenhauses untersucht und ständig mit seinen ärztlichen Kollegen in Kontakt ist, erwirbt er sich ein breites Wissen.

Der Radiologe ist also ein wichtiges Glied in der Kette zur Versorgung der Patienten. Ohne Röntgen gibt es oft keine Diagnose, ohne Diagnose keine Therapie! Sein Rat wird gefragt, seine Diagnosen werden aufmerksam gelesen.

Doch zur Euphorie besteht kein Anlaß; in der Hierarchie der Mediziner steht die Radiologie nicht an erster Stelle. Dort sind nach wie vor die Chirurgen und Internisten sowie Gynäkologen angesiedelt.

Der Radiologe ist und bleibt ein Zulieferer für andere Disziplinen, ebenso wie der Laborarzt. Seine Aufgabe ist es, Dienstleistungen für andere zu erbringen. An diesem Berufsbild ändert auch die Strahlentherapie wenig.

Man sollte dies nie vergessen, wie namhafte Vertreter des Faches immer wieder betonen.

Der Held im Arztroman ist eben kein Radiologe, sondern ein Chirurg, oder ein Frauenarzt!

Entgegen der landläufigen Meinung ist jedoch der Radiologe, der mit komplizierten Röntgenapparaten, Computertomographen, Linearbeschleunigern, Computern tagtäglich umgeht, kein „physikalischer" Arzt, kein Diagnosetechniker. Er braucht die Technik, die Bilder deutet er jedoch aufgrund seines ärztlichen Wissens. Röntgenologie ist viel mehr Anatomie als Physik, mehr Medizin als Technik. Der Radiologe braucht deswegen genausoviel oder genausowenig physikalische und mathematische Kenntnisse, wie der Internist oder Urologe. Zum Betrieb eines Computertomographen werden keine Kenntnisse der Informatik und der Digitalelektronik benötigt. (Ein Autofahrer muß auch nicht unbedingt Kraftfahrzeugtechnik studiert haben, um seinen Wagen sicher und schnell steuern zu können.)

Im übrigen sind es gerade die Röntgenologen, die der Gefahr einer Technisierung der Medizin entgegenwirken, in dem sie darauf hinweisen, daß die Technik nur ein nützliches Hilfsmittel zur besseren Erkennung und Behandlung von Erkrankungen sein kann, das ärztliche Wirken jedoch niemals zu ersetzen vermag.

Das war schon immer so. Bereits 1910 hat dies *Guido Holzknecht* in seiner Rede zur Eröffnung des 6. Röntgenkongresses formuliert:

„Der Luxus der Einrichtungen, die komplizierten Apparate sind gewiß nicht schlecht, aber sie schließen die hohe Gefahr in sich, vom Wesentlichen abzulenken. ... Die Spezialisten aller Fächer aber mögen dessen eingedenk sein, daß sie ihren Platz nicht so sehr mit der Kompliziertheit ihrer Technik verschanzen, als durch den Umfang und die Tiefe ihrer pathologischen Kenntnisse sichern können."

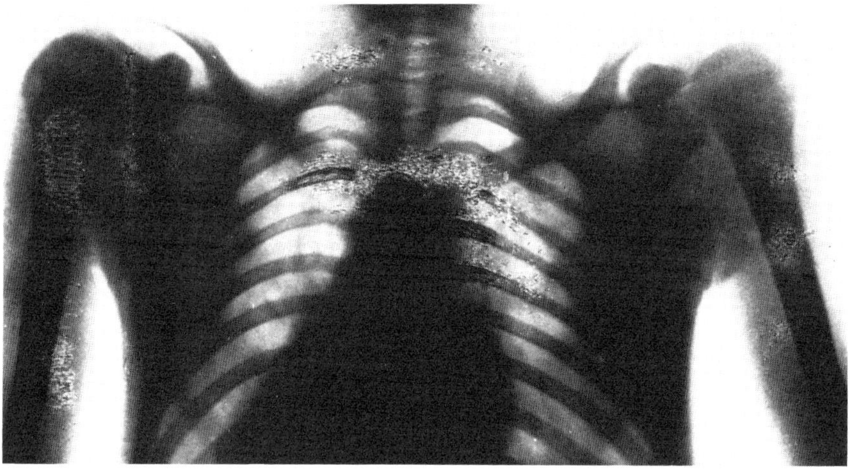

Abb. 1 Thoraxaufnahme aus dem Jahre 1896 (Siemens AG), „seitenverkehrt" im Vergleich zur heutigen Darstellung.

# 2 Weiterbildung zum Gebietsarzt

## 2.1 Weiterbildungsordnung allgemein

Der Deutsche Ärztetag hat 1987 eine neue Weiterbildungsordnung beschlossen, die für die Weiterbildung im Fach Radiologie weitreichende Folgen hat: Eine Trennung der Radiologie in Diagnostik und Strahlentherapie ist vollzogen worden (Kap. 1).

Die Weiterbildung wird durch die Weiterbildungsordnung (Anlage A) geregelt, die im folgenden auszugsweise wiedergegeben und erläutert wird:

### § 3 Art, Inhalt, Dauer und zeitlicher Ablauf der Weiterbildung

1. Mit der Weiterbildung kann erst nach der Approbation als Arzt oder – bei abgeschlossener Berufsausbildung – nach der Erteilung der Erlaubnis zur Ausübung des ärztlichen Berufes begonnen werden; der Beginn der Weiterbildung zum Mund-Kiefer-Gesichtschirurgen setzt auch die Bestallung als Zahnarzt oder die Erlaubnis zur Ausübung des zahnärztlichen Berufes voraus.

2. Hat ein „Arzt im Praktikum" Tätigkeiten nachgewiesen, die den Anforderungen dieser Weiterbildungsordnung genügen, so sind diese Tätigkeiten im Sinne einer Verkürzung der Mindestweiterbildungszeit auf die Weiterbildung anzurechnen.

3. Die Weiterbildung muß gründlich und umfassend sein. Sie umfaßt insbesondere die Vertiefung der Kenntnisse und Fähigkeiten in der Verhütung, Erkennung und Behandlung von Krankheiten, Körperschäden und Leiden einschließlich der Wechselbeziehung zwischen Mensch und Umwelt sowie in der Begutachtung und den notwendigen Maßnahmen der Rehabilitation.

4. Dauer und Inhalt der Weiterbildung richten sich nach den Bestimmungen der Anlage zur Weiterbildungsordnung. Die dort angegebenen Weiterbildungszeiten sind Mindestzeiten. Tätigkeitsabschnitte unter sechs Monaten können nur dann auf die Weiterbildungszeit angerechnet werden, wenn dies in der Anlage zur Weiterbildungsordnung vorgesehen ist. Eine Unterbrechung der Weiterbildung infolge Krankheit, Schwangerschaft, Sonderbeurlaubung, Wehrdienst usw. kann grundsätzlich nicht auf die Weiterbildungszeit angerechnet werden. Dies gilt nicht für Unterbrechungen von insgesamt nicht mehr als 4 Wochen im Kalenderjahr.

5. Die Weiterbildung hat sich auf die Vermittlung und den Erwerb von Kenntnissen und Fähigkeiten in den für das Gebiet, das Teilgebiet oder den Bereich in der Anlage zur Weiterbildungsordnung festgelegten Tätigkeitsbereichen zu erstrecken.

6. Die Weiterbildung in den Gebieten und Teilgebieten ist grundsätzlich ganztägig und in hauptberuflicher Stellung durchzuführen. Dies gilt auch für eine Weiterbildung in Bereichen, soweit in der Anlage zur Weiterbildungsordnung nichts anderes bestimmt ist. Wenn eine ganztägige Weiterbildung aus persönlichen Gründen unzumutbar ist, kann die Weiterbildung für eine Zeit von höchstens vier Jahren halbtägig erfolgen, wobei diese Zeit bis zur Hälfte anrechnungsfähig ist. Eine Teilzeitweiterbildung kann grundsätzlich nur dann angerechnet werden, wenn sie vorher der zuständigen Ärztekammer angezeigt und von dieser als anrechnungsfähig bestätigt worden ist.

Eine Teilzeitweiterbildung kann während des gleichen Zeitraums nur in einem Gebiet oder Teilgebiet abgeleistet werden.

7. Während der Weiterbildungszeit in den Gebieten sind die Weiterbildungsstätte und der Weiterbilder wenigstens einmal zu wechseln, soweit in der Anlage zur Weiterbildungsordnung nichts anderes bestimmt ist. Die Ärztekammer kann im Einzelfall Ausnahmen von dieser Verpflichtung zulassen, wenn es mit den Zielen der Weiterbildung vereinbar ist und die Erfüllung der Verpflichtung für den Weiterzubildenden eine besondere Härte bedeuten würde.

8. Eine Zeit ärztlicher Tätigkeit, in welcher auch eigene Praxis ausgeübt wird, ist auf Weiterbildungszeiten für Gebiete und Teilgebiete nicht anrechnungsfähig.

9. Anrechnungsfähige Zeiten für ein Gebiet sollen in der Regel am Anfang der Weiterbildungszeit abgeleistet werden. Dementsprechend soll die Weiterbildung in einem Teilgebiet auch in der Regel auf der Weiterbildung im zugehörigen Gebiet aufbauen; sie kann nach Maß-

gabe der Anlage zur Weiterbildungsordnung teilweise in dem Gebiet durchgeführt werden, dem das Teilgebiet zugehört.

10. Innerhalb der vorgeschriebenen Weiterbildungszeit für ein Gebiet muß grundsätzlich mindestens ein Jahr unter Leitung von Ärzten abgeleistet werden, die im vollen Umfang zur Weiterbildung ermächtigt sind.

11. Sofern in der Anlage zur Weiterbildungsordnung die Ableistung von Kursen vorgeschrieben wird, ist eine vorherige Anerkennung des jeweiligen Kurses und dessen Leiters durch die für den Ort der Veranstaltung zuständige Ärztekammer erforderlich.

Nach § 3 Abs. 2 können die Zeiten für den **Arzt im Praktikum** (AiP) voll auf eine Facharztweiterbildung angerechnet werden, sofern diese in einer anerkannten Weiterbildungsstätte abgeleistet worden sind. Deswegen sollte der angehende Radiologe, der nach dem Studium die AiP-Zeit ableisten muß, diese in einer Abteilung für Radiologie absolvieren.

Bei einem Wechsel der Weiterbildungsstätte muß man beachten, daß nach Abs. 4 der Weiterbildungsordnung (§ 3) die einzelnen Abschnitte **mindestens** sechs Monate umfassen müssen.

## 2.2 Die neue Weiterbildungsordnung

Wie schon in Kap. 1 beschrieben, sieht die neue Weiterbildungsordnung für die Radiologie die Trennung zwischen Diagnostik und Therapie vor (Auszug aus Anlage A).

**20. Nuklearmedizin**

**Definition:**
Die Nuklearmedizin umfaßt die Anwendung radioaktiver Substanzen und kernphysikalischer Verfahren in der Medizin zur Funktions- und Lokalisationsdiagnostik sowie offener Radionuklide in der Therapie und den Strahlenschutz.

**Weiterbildungszeit:**
5 Jahre an einer Weiterbildungsstätte gem. § 6 Abs. 1.

4 Jahre Nuklearmedizin. Angerechnet werden kann bis zu 1 Jahr Weiterbildung in Röntgendiagnostik.

1 Jahr Weiterbildung ist im Gebiet Innere Medizin abzuleisten.

**26. Radiologische Diagnostik**

**Definition:**
Die Radiologische Diagnostik umfaßt die Erkennung von Erkrankungen mit Hilfe ionisierender Strahlen und kernphysikalischer Verfahren sowie den Strahlenschutz mit seinen physikalischen, biologischen und medizinischen Grundlagen.

**Weiterbildungszeit:**
5 Jahre an einer Weiterbildungsstätte gemäß § 6 Abs. 1.

1 Jahr klinische Weiterbildung im Stationsdienst (Akutkrankenhaus) in Chirurgie oder Innerer Medizin oder Kinderheilkunde oder Neurochirurgie oder Neurologie.

4 Jahre Radiologische Diagnostik. Angerechnet werden können 6 Monate Weiterbildung entweder in Nuklearmedizin oder Strahlentherapie.

**Inhalt und Ziel der Weiterbildung:**
Vermittlung, Erwerb und Nachweis eingehender Kenntnisse und Erfahrungen in der Radiologischen Diagnostik, den radiologischen Spezialverfahren einschließlich des Strahlenschutzes sowie in der Sonographie, soweit sie im Rahmen radiologisch-diagnostischer Untersuchungen erforderlich ist.

Vermittlung und Erwerb von Kenntnissen in der Magnetresonanz, der Diagnostik mit radioaktiven Stoffen und der Indikation zur Strahlentherapie.

**26.1 Teilgebiet Kinderradiologie**

**Weiterbildungszeit:**
2 Jahre an einer Weiterbildungsstätte gemäß § 6 Abs. 1.
1 Jahr der Weiterbildung im Teilgebiet muß zusätzlich zur Gebietsweiterbildung abgeleistet und 1 Jahr Kinderheilkunde nachgewiesen werden.

**Inhalt und Ziel der Weiterbildung:**
Vermittlung, Erwerb und Nachweis spezieller Kenntnisse und Erfahrungen in der radiologischen Diagnostik bei Kindern einschließlich radiologischer Spezialverfahren und besonderer Strahlenschutzmaßnahmen beim Kind sowie in der Sonographie, soweit sie im Rahmen kinderradiologischer Untersuchungen erforderlich ist.

**26.2 Teilgebiet Neuroradiologie**

**Weiterbildungszeit:**
2 Jahre an einer Weiterbildungsstätte gemäß § 6 Abs. 1.
1 Jahr der Weiterbildung im Teilgebiet muß zusätzlich zur Gebietsweiterbildung abgeleistet und 1 Jahr Neurochirurgie oder Neurologie nachgewiesen werden.

**Inhalt und Ziel der Weiterbildung:**
Vermittlung, Erwerb und Nachweis spezieller Kenntnisse und Erfahrungen in der neuroradiologischen Diagnostik bei Erkrankungen und Veränderungen des Nervensystems und seiner Hüllen sowie radiologischer Spezialverfahren einschließlich des Strahlenschutzes sowie in der Sonographie, soweit sie im Rahmen neuroradiologischer Untersuchungen erforderlich ist.

**28. Strahlentherapie**

**Definition:**
Die Strahlentherapie umfaßt die Strahlenbehandlung einschließlich derjenigen mit strahlensensibilisierenden Substanzen mit Schwerpunkt in der Onkologie sowie den Strahlenschutz mit seinen physikalischen, biologischen und medizinischen Grundlagen.

**Weiterbildungszeit:**
5 Jahre an einer Weiterbildungsstätte gemäß § 6 Abs. 1, davon 1 Jahr klinische Weiterbildung im Stationsdienst (Akutkrankenhaus) in der Chirurgie oder Innerer Medizin oder Kinderheilkunde oder Neurochirurgie oder Neurologie.
1 Jahr Radiologische Diagnostik.
3 Jahre Strahlentherapie.

**Inhalt und Ziel der Weiterbildung:**
Vermittlung, Erwerb und Nachweis eingehender Kenntnisse und Erfahrungen in der Strahlenbiologie und Strahlenphysik einschließlich der Bestrahlungsplanung, in der Röntgen-Weichstrahltherapie und der Nachbestrahlung, der Orthovolttherapie, der Teletherapie mit Teilchenbeschleunigern und radioaktiven Quellen und der Brachytherapie, im Schwerpunkt zur Behandlung von Tumoren im Rahmen der Onkologie bei interdisziplinären Therapiekonzepten sowie den Strahlenschutz mit seinen physikalischen, biologischen und medizinischen Grundlagen.

Die wichtigste Änderung der neuen Weiterbildungsordnung für angehende **Röntgenologen** (Diagnostiker) ist, daß sie keine Strahlentherapie mehr ableisten müssen. An die Stelle der Strahlentherapie tritt ein Jahr klinische Weiterbildung in der Chirurgie, Inneren Medizin, Neurologie oder Kinderheilkunde. An der Gesamtdauer der Ausbildung ändert sich nichts; sie beträgt nach wie vor mindestens fünf Jahre.

Nach der Absolvierung der Gebietsweiterbildung kann eine weitere Spezialisierung in **Kinderradiologie** oder **Neuroradiologie** erfolgen. Diese dauert zwei Jahre und führt zu einem Abschluß mit Teilgebietsbezeichnung. Die Teilgebietsbezeichnung kann zusätzlich zur Gebietsbezeichnung geführt werden, sofern der Arzt im Teilgebiet tätig ist.

Die angehenden **Strahlentherapeuten** müssen ebenfalls ein klinisches Weiterbildungsjahr durchlaufen, sowie ein Jahr in der Röntgendiagnostik verbringen. Die Dauer der Weiterbildung beträgt fünf Jahre.

Wichtig ist für Berufsanfänger, daß sie nach Inkrafttreten der neuen Weiterbildungsordnung (Übernahme durch die Landesärztekammer 1988/89) nach den **neuen** Richtlinien tätig sein müssen.

Diejenigen Ärzte, die schon in der Weiterbildung stehen, können diese noch nach der **alten** Weiterbildungsordnung abschließen, sofern sie mindestens die Hälfte der Weiterbildung absolviert haben (§ 19 Abs. 4).

Diese Übergangsbestimmungen sind Teil der Weiterbildungsordnung:

### § 19 Übergangs- und Schlußbestimmungen

1. Die bisher ausgesprochenen Anerkennungen von Arztbezeichnungen bleiben gültig mit der Maßgabe, daß die in dieser Weiterbildungsordnung bestimmten entsprechenden Arztbezeichnungen zu führen sind.

2. Wer bei Einführung einer neuen Arztbezeichnung in diese Weiterbildungsordnung in dem Gebiet, Teilgebiet oder Bereich, für das bzw. für den diese Arztbezeichnung eingeführt worden ist, innerhalb der letzten acht Jahre vor der Einführung mindestens die gleiche Zeit regelmäßig an Weiterbildungsstätten oder vergleichbaren Einrichtungen tätig war, welche der jeweiligen Mindestdauer der Weiterbildung entspricht, kann auf Antrag die Anerkennung zum Führen dieser Arztbezeichnung erhalten. Abweichendes ist in der Anlage zur Weiterbildungsordnung für einzelne Gebiete, Teilgebiete oder Bereiche bestimmt.

Der Antragsteller hat den Nachweis einer regelmäßigen Tätigkeit für die in Satz 1 angegebene Mindestdauer in dem jeweiligen Gebiet, Teilgebiet oder Bereich zu erbringen. Aus dem Nachweis muß hervorgehen, daß der Antragsteller in dieser Zeit überwiegend im betreffenden Gebiet, Teilgebiet oder Bereich tätig gewesen ist und dabei umfassende Kenntnisse und Erfahrungen erworben hat.

3. Wer bei Inkrafttreten dieser Weiterbildungsordnung die Bezeichnung Lungenarzt oder Arzt für Lungen- und Bronchialheilkunde führt, ist berechtigt, sie beizubehalten.

Wer sich bei Inkrafttreten dieser Weiterbildungsordnung in der Weiterbildung zum Lungenarzt befindet, kann sie nach der bisherigen Weiterbildungsordnung abschließen, sofern er mehr als die Hälfte der Mindestweiterbildungszeit abgeleistet hat.

Auf Antrag kann ein Arzt unter Aufgabe des Rechtes zum Führen der Bezeichnung Lungenarzt oder Arzt für Lungen- und Bronchialheilkunde die Berechtigung erhalten, die Bezeichnung Internist/Lungen- und Bronchialheilkunde zu führen, wenn er im Zeitpunkt der Antragstellung nach Gebietsanerkennung mindestens drei Jahre in der Lungenheilkunde tätig gewesen ist. In diesem Falle darf der Arzt die Gebietsbezeichnung nur zusammen mit der Teilgebietsbezeichnung führen.

4. Wer bei Inkrafttreten dieser Weiterbildungsordnung die Bezeichnung Radiologe oder Arzt für Radiologie führt, ist berechtigt, sie beizubehalten. Auf Antrag kann der Arzt unter Verzicht auf das Recht zum Führen der Bezeichnung Radiologe oder Arzt für Radiologie die Berechtigung erhalten, die Bezeichnung Arzt für Radiologische Diagnostik zu führen.

Wer bei Inkrafttreten dieser Weiterbildungsordnung als Radiologe die Teilgebietsbezeichnung Strahlentherapie führt, ist berechtigt, sie beizubehalten. Auf Antrag kann der Arzt unter Aufgabe des Rechtes zum Führen der Bezeichnung Radiologe oder Arzt für Radiologie und der Teilgebietsbezeichnung Strahlentherapie die Berechtigung erhalten, die Bezeichnung Arzt für Strahlentherapie zu führen.

Wer sich bei Inkrafttreten dieser Weiterbildungsordnung in der Weiterbildung zum Radiologen befindet, kann sie nach der bisherigen Weiterbildungsordnung abschließen, sofern er mehr als die Hälfte der Mindestweiterbildungszeit abgeleistet hat. Er erhält dann das Recht zum Führen der Bezeichnung Arzt für Radiologische Diagnostik.

5. Wer bei Einführung der Teilgebietsbezeichnung Kinderradiologie in diese Weiterbildungsordnung in diesem Teilgebiet mindestens 5 Jahre regelmäßig tätig war, ohne Radiologe zu sein, kann auf Antrag die Anerkennung zum Führen der Bezeichnung Arzt für Radiologie Diagnostik erhalten, jedoch nur in Verbindung mit der Teilgebietsbezeichnung Kinderradiologie. In diesem Fall darf der Arzt die Gebietsbezeichnung nur zusammen mit der Teilgebietsbezeichnung führen. Der Arzt muß sich gegenüber der Ärztekammer verpflichten, die Berufsausübung im Gebiet der Radiologischen Diagnostik auf das Teilgebiet der Kinderradiologie zu beschränken. Für den Radiologen ist abweichend von Abs. 2 eine regelmäßige Tätigkeit in der Kinderradiologie von 3 Jahren erforderlich. Entsprechendes gilt für das Teilgebiet Neuroradiologie.

6. Wer bei Inkrafttreten dieser Weiterbildungsordnung die Bezeichnung Pathologe oder Arzt für Pathologie mit der Teilgebietsbezeichnung Neuropathologie führt, kann auf Antrag die Anerkennung zum Führen der Bezeichnung Neuropathologe oder Arzt für Neuropathologie erhalten.

7. Wer bei Inkrafttreten dieser Weiterbildungsordnung die Bezeichnung Pharmakologe und Toxikologe oder Arzt für Pharmakologie und Toxikologie mit der Teilgebietsbezeichnung Klinische Pharmakologie führt, kann auf Antrag die Anerkennung zum Führen der Bezeichnung Arzt für Klinische Pharmakologie erhalten.

8. Wer sich bei Inkrafttreten dieser Weiterbildungsordnung im Rahmen der bisherigen Bestimmungen in der Weiterbildung zum Nervenarzt befindet und den neurologischen oder psychiatrischen Teil nach den bisherigen Bestimmungen abgeschlossen hat, muß die ergänzende Weiterbildung im entsprechenden anderen Gebiet nach den bisherigen Bestimmungen dieser neuen Weiterbildungsordnung abschließen.

9. Alle Anträge nach diesen Übergangsvorschriften müssen innerhalb von zwei Jahren nach Inkrafttreten dieser Weiterbildungsordnung gestellt werden. Anträge zur Umstellung von Arztbezeichnungen können bis zum 31.12.1993 gestellt werden.

## 2.3 Die alte Weiterbildungsordnung

Da es sicherlich noch mehrere Jahre dauern wird, bis die ganze Weiterbildung im Sinne der neuen Bestimmungen ablaufen wird, soll auch die alte Regelung wiedergegeben werden (Auszug aus der Weiterbildungsordnung der ÄK Westfalen-Lippe):

### 26. Radiologie

Die Radiologie umfaßt die Erkennung und Behandlung von Erkrankungen mittels ionisierender Strahlen einschließlich derjenigen von radioaktiven Stoffen sowie den Strahlenschutz.

Weiterbildungszeit: 5 Jahre,
davon 4 Jahre an einer Weiterbildungsstätte gemäß § 5 Abs. 1 Satz 1,
davon
2 1/2 Jahre Allgemeine Röntgendiagnostik,
1 1/2 Jahre Strahlentherapie,
1 Jahr entweder in Allgemeiner Röntgendiagnostik oder Strahlentherapie.

Angerechnet werden können auf den strahlentherapeutischen Weiterbildungsabschnitt 6 Monate Weiterbildung entweder in Nuklearmedizin oder einem der klinischen Gebiete.

Inhalt der Weiterbildung:
Vermittlung und Erwerb eingehender Kenntnisse und Erfahrungen in der Röntgendiagnostik einschließlich röntgendiagnostischer Spezialverfahren und in der Strahlentherapie (Oberflächen-, Nahbestrahlungs-, Tiefen- einschließlich Megavolttherapie) sowie im Strahlenschutz, ferner von Kenntnissen in der Anwendung von Radionukliden.

### 26.1 Teilgebiet Strahlentherapie

Die Strahlentherapie umfaßt die Behandlung von Erkrankungen mit ionisierenden Strahlen einschließlich derjenigen von radioaktiven Stoffen mit Schwerpunkt in der Onkologie. Der Inhalt der Weiterbildung erstreckt sich auf die Vermittlung und den Erwerb spezieller Kenntnisse und Erfahrungen in diesem Teilgebiet.

Weiterbildungszeit: 2 1/2 Jahre.

Auf diese Zeit kann eine Weiterbildung in der Nuklearmedizin oder einem der klinischen Gebiete nicht angerechnet werden.

Zur Erlangung der Teilgebietsbezeichnung muß 1 Jahr der Weiterbildung im Teilgebiet außerhalb der Weiterbildungszeit zur Erlangung der Gebietsbezeichnung abgeleistet werden.

**20. Nuklearmedizin**

Die Nuklearmedizin umfaßt die Anwendung radioaktiver Substanzen in der Medizin zur Funktions- und Lokalisationsdiagnostik sowie offener Radionuklide in der Therapie und den Strahlenschutz.

Weiterbildungszeit: 4 Jahre an einer Weiterbildungsstätte gemäß § 5 Abs. 1 Satz 1.

Angerechnet werden können bis zu insgesamt einem Jahr Weiterbildung entweder in Innerer Medizin, Kinderheilkunde oder Radiologie.

Inhalt der Weiterbildung:
Vermittlung und Erwerb eingehender Kenntnisse und Erfahrungen in der Meßtechnik, elektronischen Ausrüstung, Befundanalyse und Datenverarbeitung, Radiochemie und Radiopharmakologie, Präparation und Markierung von körpereigenen Substanzen, der Diagnostik- und Therapieplanung, Auswahl der Mittel zur Reduktion der Strahlenbelastung, Strahlenschutz des Personals, Strahlenschutzmeßtechnik und Abfallbeseitigung und der Anwendung aller nuklearmedizinischen diagnostischen und therapeutischen Methoden.

Wichtig für angehende Radiologen, die sich bereits in der Weiterbildung befinden, ist, daß sie z.B. die Gebietsbezeichnung für Radiologische Diagnostik auf **zwei Wegen** erreichen können:

- entweder nach der alten Weiterbildungsordnung, also einschließlich der Arbeit in der Strahlentherapie
- oder nach der neuen Regelung, und ohne Strahlentherapie.

Die Weiterbildungszeit beläuft sich in beiden Fällen auf fünf Jahre (Mindestzeit). Es ist sicherlich leichter, einen Weiterbildungsplatz in Innerer Medizin zu erhalten, als in der Strahlentherapie.

Ähnlich verhält es sich mit der **Strahlentherapie**, wobei jedoch nach der alten Weiterbildungsordnung mindestens sechs Jahre für die Erlangung der Gebietsbezeichnung „Arzt für Strahlentherapie“ benötigt werden. Diese setzen sich zusammen aus den fünf Jahren, die für die Weiterbildung für den Radiologen nach der alten Gebietsbezeichnung benötigt werden, und aus mindestens einem Jahr zusätzlicher Arbeit in der Strahlentherapie für die Erlangung dieser Teilgebietsbezeichnung.

Für die Tätigkeit in der Klinik ist es nur von geringer Bedeutung, ob man seinen „Facharzt“ nach der alten oder nach der neuen Regelung erworben hat.

Unberührt von der Änderung der Weiterbildungsordnung bleibt die sogenannte **Fachkunde für den Betrieb von Bestrahlungsgeräten**.

Diese wird von der „Richtlinie Strahlenschutz“ geregelt (s. Kap. 6).

Für ihre Erlangung benötigt man zwei Jahre Weiterbildung in der Strahlentherapie. Diese Zeit wird auch auf die Facharztweiterbildung angerechnet, und umgekehrt. In Zweifelsfällen sollte man sich an die Ärztekammer wenden, sie gibt auch telefonisch Auskunft.

## 2.4 Weiterbildungsstätten

Eine Weiterbildung wird von der Ärztekammer nur dann anerkannt, und kann somit für die Vorbereitung auf die Gebietsarztprüfung (Facharztprüfung) nur dann angerechnet werden, wenn sie in einer anerkannten Weiterbildungsstätte durchgeführt worden ist. Der Leiter dieser Weiterbildungsstätte muß eine Ermächtigung zur Ausbildung von Ärzten besitzen, diese wird ihm auf Antrag von der Ärztekammer erteilt.

Die Richtlinien hierzu sind in der Weiterbildungsordnung geregelt (Anlage A):

**§ 6 Ermächtigung zur Weiterbildung**

1. Die Weiterbildung in den Gebieten und Teilgebieten wird unter verantwortlicher Leitung der von der Ärztekammer ermächtigten Ärzte in einem Universitätszentrum, einer Universitätsklinik oder gegebenenfalls in einer hierzu von den zuständigen Behörden oder Stellen zugelassenen Einrichtung der ärztlichen Versorgung (Weiterbildungsstätten) durchgeführt. Das Erfordernis einer Ermächtigung gilt auch für eine Weiterbildung in Bereichen, soweit in der Anlage zur Weiterbildungsordnung nichts anderes bestimmt ist.

Die Weiterbildung im Gebiet Allgemeinmedizin sowie in Gebieten, auf die sich das Recht der Europäischen Gemeinschaften nicht bezieht, kann in dem in der Anlage zur Weiterbildungsordnung festgelegten Umfang bei einem ermächtigten niedergelassenen Arzt erfolgen. Satz 3 gilt auch für diejenigen Gebiete, auf die sich das Recht der Europäischen Gemeinschaften bezieht, soweit die für sie festgesetzte Mindestweiterbildungszeit die nach dem Recht der Europäischen Gemeinschaften geforderte Weiterbildungszeit übersteigt.

2. Die Ermächtigung zur Weiterbildung kann nur erteilt werden, wenn der Arzt fachlich und persönlich geeignet ist. Der Arzt, der für ein Gebiet, Teilgebiet oder einen Bereich zur Weiterbildung ermächtigt wird, muß in seinem Gebiet, Teilgebiet oder Bereich umfassende Kenntnisse und Erfahrungen besitzen, die ihn befähigen, eine gründliche Weiterbildung zu vermitteln. Er soll diese Kenntnisse und Erfahrungen in langjähriger Tätigkeit nach Abschluß der Weiterbildung in verantwortlicher Stellung erworben haben. Die Ermächtigung kann nur für das Gebiet oder Teilgebiet erteilt werden, dessen Bezeichnung der Arzt führt. Sie kann jedoch nur für ein Gebiet oder ein Teilgebiet erteilt werden.

3. Der ermächtigte Arzt ist verpflichtet, die Weiterbildung persönlich zu leiten sowie zeitlich und inhaltlich entsprechend dieser Weiterbildungsordnung zu gestalten. Wird die Ermächtigung mehreren Ärzten an einer Weiterbildungsstätte gemeinsam erteilt, so muß die ordnungsgemäße Durchführung und Überwachung der Weiterbildung durch die ermächtigten Ärzte sichergestellt sein.

4. Für den Umfang der Weiterbildungsermächtigung ist maßgebend, inwieweit die an Inhalt, Ablauf und Zielsetzung der Weiterbildung gestellten Anforderungen durch den ermächtigten Arzt unter Berücksichtigung des Versorgungsauftrages (Anzahl sowie Erkrankungs- und Verletzungsarten der Patienten) sowie der personellen und materiellen Ausstattung der Weiterbildungsstätte erfüllt werden können.

Der Weiterbilder hat Veränderungen in Struktur und Größe der Weiterbildungsstätte unverzüglich der Ärztekammer anzuzeigen.

Auf Verlangen sind dieser entsprechende Auskünfte zu erteilen.

5. Die Ermächtigung wird dem Arzt auf Antrag erteilt. Der antragstellende Arzt hat das Gebiet, Teilgebiet oder den Bereich und die Weiterbildungszeit, für die er die Ermächtigung beantragt, näher zu bezeichnen. Die Ärztekammer führt ein Verzeichnis der ermächtigten Ärzte, aus dem die Weiterbildungsstätte, das Gebiet, Teilgebiet oder der Bereich, für das sie zur Weiterbildung ermächtigt sind, sowie der Umfang der Ermächtigung hervorgehen.

Es gibt Ärzte, die zur vollen Weiterbildung zugelassen sind, und Ärzte, die zur Teilweiterbildung berechtigt sind. Der Umfang der Weiterbildungsermächtigung richtet sich nach der Größe der Abteilung, nach der Stellung des Chefarztes und nach der Ausstattung der Klinik.

Einige Beispiele:

– 2 Jahre Röntgendiagnostik = Der Chefarzt hat die Berechtigung, zwei Jahre Röntgendiagnostik zu vermitteln. Bleibt man bei ihm aber drei Jahre, so werden dennoch nur zwei Jahre auf die Weiterbildung angerechnet.
– 1 1/2 Jahre Strahlentherapie = Der strahlentherapeutische Teil nach der alten Weiterbildungsordnung kann abgeleistet werden.

Wichtig ist, daß ein Teil der Weiterbildung auch bei einem niedergelassenen Arzt absolviert werden kann, in der Regel ein Jahr, insofern er die Ermächtigung hierzu besitzt.

Aus diesem Grunde muß bei jeder Bewerbung die Frage geklärt werden, welche Weiterbildungsermächtigung der betreffende Chefarzt besitzt. Die Landesärztekammern haben komplette Listen aller weiterbildungsberechtigten Ärzte, die sie auf Anfrage zuschicken.

Im Zuge der Umstellung nach der neuen Weiterbildungsordnung wird sich der Umfang der Weiterbildungsberechtigung bei vielen Chefärzten vermutlich ändern.

Die Weiterbildungsordnung schreibt den Erwerb eingehender Kenntnisse in der Röntgendiagnostik vor. Der angehende Radiologe muß eine bestimmte Anzahl von selbständig durchgeführten und befundeten Röntgenuntersuchungen nachweisen.

Die Weiterbildungsrichtlinie aus dem Jahre 1981 nennt folgende Zahlen:

| | |
|---|---|
| Schädel | 2000 |
| Wirbelsäule | 2000 |
| Becken | 1000 |
| Extremitäten | 3000 |
| Thorax | 6000 |
| Magen-Darm-Ösophagus | 800 |
| Kolon | 400 |
| Galle und Pankreas | 800 |
| Nieren und Harnwege | 1000 |
| Mamma | 600 |
| Gefäße | 100 |

Insgesamt sind es 17 700 Befunde. Wie soll man jedoch nachweisen, daß man diese Befundzahlen tatsächlich erreicht hat? Viele Ärzte führen Strichlisten über die von ihnen erstellten Befunde, andere kopieren sie sogar. Eine derartig weitgehende Dokumentation ist jedoch nicht notwendig. Gegen Strichlisten zur Selbstkontrolle ist nichts einzuwenden, das Kopieren der Befunde geht jedoch entschieden zu weit und ist auch zu kostenintensiv. Die meisten Chefärzte verlangen dies von ihren Assistenten nicht. Auch zur Anmeldung zur Prüfung wird keine lückenlose Dokumentation der während der Weiterbildung abgeleisteten Untersuchungen verlangt.

Es genügt, wenn der Ausbilder bescheinigt, daß der Assistenzarzt alle erforderlichen Untersuchungen ausgeführt hat und daß seine Weiterbildung vollständig und umfassend war.

Die genannten Richtzahlen sind ohnehin nicht mehr aktuell, denn sie stammen aus der Zeit, in der andere bildgebende Verfahren, wie Ultraschall und Endoskopie, noch weitgehend unbekannt waren.

Kein Radiologe kann heute noch während seiner Ausbildung 800 Magenuntersuchungen durchführen, denn die Gastroskopie hat der Röntgenuntersuchung den

Rang abgelaufen. Gallenblase und Nieren werden heute zunächst sonographisch untersucht.

So müssen diese Richtzahlen der Entwicklung angepaßt werden, was im Zuge der Einführung der neuen Weiterbildungsordnung sicherlich geschehen wird.

Der angehende Radiologe konkurriert heute außerdem in vielen Krankenhäusern mit den Internisten um die Magen-Darm-Untersuchungen, die diese wiederum für ihre eigene Weiterbildung beanspruchen. Dies gilt auch für Gallenblasen- und Nierenuntersuchungen. Da die Zahl der weiterbildungswilligen Internisten größer ist, als die der Radiologen, hat der angehende Radiologe oft das Nachsehen und darf bei den Magen- und Darmuntersuchungen nur zusehen.

Womit soll der angehende Radiologe nun seine Weiterbildung beginnen? Ist die Knochendiagnostik zusammen mit der Befundung von Thoraxaufnahmen die Grundlage der Röntgenologie? Oder baut sich der strahlentherapeutische Weiterbildungsabschnitt auf dem röntgenologischen Teil auf?

Feste Regeln bei der Gestaltung der Weiterbildung gibt es nicht. Die Reihenfolge der verschiedenen Untersuchungsarten, die der Anfänger erlenen muß, ergibt sich meist aus den Erfordernissen der betreffenden Klinik, eine freie Auswahl findet nicht statt. Es steht auch nirgendwo festgeschrieben, daß z.B. Computertomographie nur dann mit Gewinn erlernt werden kann, wenn die Thoraxdiagnostik beherrscht wird.

Wenn man jedoch die Wahl hat, so empfiehlt es sich, zuerst die sogenannte „Großgeräte“ zu absolvieren: Computertomographie, Digitale Subtraktionsangiographie, Strahlentherapie, Gamma-Kamera.

Thoraxdiagnostik und Knochendiagnostik kann man in jeder Kleinstadt erlernen, ja sogar in vielen Arztpraxen, ein Linearbeschleuniger oder ein Kernspintomograph steht jedoch nur in Großkrankenhäusern.

## 2.5 Zeugnisse

Belegt werden die Weiterbildungsabschnitte durch Zeugnisse. Der zur Weiterbildung ermächtigte Arzt ist verpflichtet, ein Zeugnis auszustellen. Hierzu gibt es in der Weiterbildungsordnung allgemeine Richtlinien:

**§ 8 Erteilung von Zeugnissen über die Weiterbildung**

1. Der ermächtigte Arzt hat dem in Weiterbildung befindlichen Arzt über die unter seiner Verantwortung abgeleistete Weiterbildungszeit ein Zeugnis auszustellen, das die erworbenen Kenntnisse und Fähigkeiten darlegt und zur Frage der fachlichen Eignung ausführlich Stellung nimmt. Das Zeugnis muß im einzelnen Angaben enthalten über:

1.1 die Dauer der abgeleisteten Weiterbildungszeit sowie Unterbrechungen der Weiterbildung durch Krankheit, Schwangerschaft, Sonderbeurlaubung, Wehrdienst usw.

1.2 die in dieser Weiterbildungszeit im einzelnen vermittelten und erworbenen Kenntnisse und Fähigkeiten sowie die erbrachten ärztlichen Leistungen in Diagnostik und Therapie.

2. Auf Antrag des in der Weiterbildung befindlichen Arztes oder der Ärztekammer ist nach Ablauf je eines Weiterbildungsjahres ein Zeugnis auszustellen, das den Anforderungen des § 8, Abs. 1 entspricht.

In einem brauchbaren Zeugnis muß der Chefarzt auf die Art und Anzahl der während der Weiterbildung geleisteten Untersuchungen eingehen, z.B. „während seiner Tätigkeit hat Herr X. ca. 1000 CT-Untersuchungen durchgeführt ...“.

Ferner soll im Zeugnis die Formulierung vorkommen: „ihm konnten eingehende Kenntnisse ... vermittelt werden“. Auf „**eingehende**“ kommt es an, da dies in der Weiterbildungsordnung verlangt wird.

Ein Zeugnis muß im personalrechtlichen Sinne nicht sehr gut sein, es muß nur brauchbar für eine Anerkennung sein!

Auch über diesen Punkt gibt die Ärztekammer Auskunft.

# 3 Facharztprüfung

## 3.1 Anmeldung zur Prüfung

Fragen an die Ärztekammer, die man vor Antritt einer Weiterbildungsstelle formulieren könnte, wären z.B.

1. Wie sieht die Weiterbildungsordnung im Einflußbereich der entsprechenden Landesärztekammer aus?
2. Ist ein bestimmter Chef zur Weiterbildung berechtigt und wenn ja, für welchen Zeitraum? Die Ärztekammern haben Listen der zur Weiterbildung berechtigten Ärzte. Diese werden Interessenten zugeschickt.
3. Bis zu welchem Zeitpunkt kann ich zwischen der alten und neuen Weiterbildungsordnung wählen?

Wer absehen kann, daß er die Voraussetzungen der Weiterbildungsordnungen erfüllt, kann sich zur Facharztprüfung melden. Die Ärztekammern geben gerne Auskunft (auch telefonisch) über die erforderlichen Unterlagen. Man sollte nicht versäumen, bei Unklarheiten frühzeitig anzufragen. Die Sachbearbeiter können zwar keine verbindlichen Zusagen machen, jedoch sehr gut abschätzen, wie eine bestimmte strittige Frage mit aller Wahrscheinlichkeit entschieden wird.

Die Landesärztekammer prüft den Antrag auf Zulassung zur mündlichen Prüfung und bestellt den Kandidaten, z.B. in eine benachbarte Universitätsstadt.

## 3.2 Vorbereitung

In der Regel handelt es sich bei den Prüfern um einen habilitierten Vertreter des zu prüfenden Fachgebietes und einen niedergelassenen Fachkollegen; der dritte Prüfer ist ein Arzt oder eine Ärztin einer anderen Fachrichtung und führt den Vorsitz. Man muß empfehlen, die Prüfung ernst zu nehmen. Als vorbereitende Lektüre empfiehlt es sich, eine Einführung in die Radiologie nochmals sorgfältig zu rekapitulieren, z.B.

- *Thurn/Bücheler*, Einführung in die Röntgendiagnostik
  oder (falls man die englische Sprache gut beherrscht)
- *Squire*, Fundaments in Radiology.

Dazu einige vertiefende und aufbauende Bände, bzw. Taschenbücher:

- *Birzle*, Traumatologische Röntgendiagnostik;
- *Hoeffken*, Mammographie;
- *Scherer*, Strahlentherapie;
- *Hübener*, Computertomographie des Körperstamms;
- *Nadjmi*, CT des Schädels;
- *Feine, zum Winkel*, Nuklearmedizinische Diagnostik;
- *Diehlmann*, Gelenke und Wirbelverbindungen.

Mit diesen Büchern dürfte man auf 95 % der in Facharztprüfungen anfallenden Fragen gut vorbereitet sein.

Für einige spezielle Fragestellungen sollte man weitere Fachliteratur studieren, z.B. Angiographie, Arthrographie, Sialographie, Magen-Darmdiagnostik, Knochentumoren, Nuklearmedizin des Herzens, Kernspinresonanz-Tomographie.

Hierfür wäre in erster Linie das vielbändige Lehrbuch von *Frommhold/Schinz* zu empfehlen.

## 3.3 Prüfungsablauf

Es ist naheliegend, daß sich der Gang der Facharztprüfung an der Schilderung von Erkrankungsfällen und den entsprechenden Röntgenbildern orientiert. Der Kandidat wird immer im Vergleich zu seinen Prüfern einen Wissensrückstand haben: Sie kennen den Erkrankungsfall in seinem ganzen Verlauf, einschl. der histologischen Diagnose; der Kandidat muß zumindest zeigen, daß er die wesentlichen Differentialdiagnosen kennt. Es ist sicherlich weniger schlimm, absolute Raritäten zu vergessen. Gefährlich wird es aber, wenn Notfallsituationen verkannt werden, z.B.

- Bei einer einseitig hellen Lunge muß an einen endobronchialen Fremdkörper gedacht werden.
- Bei einem Pneumothorax ist der Nachweis oder der Verdacht auf einen Spannungspneumothorax von akuter klinischer Wichtigkeit.
- Auf einem Thoraxbild darf bei den Fragen der Tumorprogression auch eine Brustwirbelmetastase nicht übersehen werden.
- Bei einer doppelseitigen Fersenbeinfraktur muß sehr sorgfältig auf weitere traumatische Veränderungen, z.B. an der Wirbelsäule, geachtet werden.
- Bei einer Ulnafraktur muß auf die Luxation des Radiusköpfchens geachtet werden.

Die Beispiele ließen sich beliebig vermehren. Wichtig ist, daß der Prüfer einen Eindruck von der Fähigkeit des Prüflings gewinnt, Entscheidungen zu treffen und wesentliche von unwesentlichen Beobachtungen zu trennen.

Er muß das methodische Repertoire einsetzen können, z.B.

- bei posttraumatischem Blutdruck- und Hb-Abfall nach der Milzruptur fahnden;
- bei akutem Abdomen mit Ulcusanamnese den Nachweis einer Perforation anstreben;
- bei fraglichem Pneumothorax eine Aufnahme in Expiration machen;
- bei anhaltendem Bauchschmerz das Aortenaneurysma sonographisch erkennen.

In aller Regel wird die Atmosphäre solcher Prüfungen als fair und sachlich geschildert; auch Ausländer sollten keine Ressentiments befürchten. Es hat allerdings den Anschein, daß sich das Klima deutlich verschlechtern wird, sobald z.B. ein Radiologe einen Facharzt in Nuklearmedizin oder in Strahlentherapie anstrebt. In diesem Fall entsteht die eigentümliche Situation, daß der Kandidat zur nuklearmedizinischen oder strahlentherapeutischen Tätigkeit diese Prüfung überhaupt nicht brauchen würde.

Was der Prüfling tatsächlich will, ist die Möglichkeit, in Zukunft einmal Kollegen in Nuklearmedizin bzw. Strahlentherapie ausbilden zu können. Die Prüfer sind geneigt, anzunehmen, daß der Kandidat überhaupt kein persönliches Risiko eingeht, daß er viel gewinnen, aber nichts verlieren kann. In diesen Fällen kann der Prüfling mitunter einen schweren Stand haben.

Das Prüfungsergebnis wird in der Regel sofort mitgeteilt. Bei einem negativen Bescheid erhält der Kandidat frühestens nach drei Monaten die Chance, sich erneut der Prüfung zu stellen und hat inzwischen Gelegenheit, die Lücken aufzufüllen.

# 4 Berufsaussichten

## 4.1 Allgemeines

Eine der faszinierenden Seiten des Arztberufes ist die Vielfalt der Berufsmöglichkeiten. Die wichtigsten Alternativen:

- Die Niederlassung in der eigenen Praxis,
- die Tätigkeit im Krankenhaus.

Der Vorteil der Niederlassung ist die Selbständigkeit und Unabhängigkeit, der Nachteil das unternehmerische Risiko und die evtl. apparative und methodische Beschränkung.

Vorteil der Krankenhaustätigkeit kann eine gesicherte Position sein, dazu eine Fülle von Methoden und ein häufig interessanteres Krankengut.

Es gibt jedoch außerdem Möglichkeiten, Elemente der beiden genannten Berufsformen zu verbinden:

- Gemeinschaftspraxis, Praxisgemeinschaft (Alle „Spielarten", von der Anstellung bis zur Assoziation in einer aus mehreren Kollegen bestehenden Praxis.)
- Tätigkeit bei Bundeswehr, Bundesgrenzschutz, Polizei, Arbeitsamt, evtl. mit der Zusage einer privatärztlichen Nebentätigkeit.
- Befristete Verträge in der Entwicklungshilfe oder beim Aufbau ausländischer Kliniken, wobei eine feste Vergütung bei weitgehender Selbständigkeit geboten wird.
- Tätigkeit in der Pharmaindustrie, in der Medizintechnik.
- Wissenschaftliche und redaktionelle Tätigkeit.

Bei einzelnen Fachgebieten ist die Vielfalt der Möglichkeiten teilweise stark eingeschränkt. Ein klassisches Beispiel ist die Chirurgie; die Möglichkeiten der Niederlassung sind für den Chirurgen sehr begrenzt. Im Gegensatz zur Chirurgie gelten die Perspektiven für folgende Fächer als ausgesprochen günstig:

- Neurologie/Psychiatrie, Ophthalmologie, Dermatologie.

In den genannten Fächern sind auch heute noch regelmäßig Kassenarztsitze von den kassenärztlichen Vereinigungen zur Besetzung ausgeschrieben.

## 4.2 Röntgen, Nuklearmedizin, Strahlentherapie

Die Berufsmöglichkeiten für diagnostische Radiologie müssen sehr differenziert beurteilt werden. Bei der Verwandtschaft der Fächer der Röntgenologie, der Strahlentherapie und der Nuklearmedizin vermutet man ähnlich gute und schlechte Berufschancen. Es ist für den Anfänger höchst überraschend, und für seine Entscheidung von großer Wichtigkeit, daß diese Subdisziplinen bezüglich der Möglichkeiten heute verschieden bewertet werden müssen. Die Prognose ist

- im ganzen gut für die Nuklearmedizin,
- gut für die diagnostische Radiologie,
- sehr gut für die Strahlentherapie.

Die Chancen für den **Nuklearmediziner** sind etwas eingeschränkt. Der Weg der Niederlassung in einer eigenen, rein nuklearmedizinischen Praxis scheitert am fast fehlenden Bedarf. Mancherorts ergeben sich noch gewisse Möglichkeiten der Praxisassoziation. Diese Einschätzung überrascht, da die Nuklearmedizin in faszinierender Weise den Fortschritt der Medizin beflügelt hat. Jahrelang kamen eine große Zahl der maßgeblichen Forschungsprojekte verschiedener Fächer nicht ohne nuklearmedizinische Methoden aus. Die Nuklearmedizin war auch für die Radiologen und Strahlentherapeuten eine nicht wegzudenkende Schule einer objektiven, quantifizierbaren Medizin. Viele gestehen, daß sie erst in der Nuklearmedizin gelernt haben, was „messen" bedeutet. Die Nuklearmedizin hat unter der Konkurrenz der Sonographie und der Computertomographie gelitten. Chancen hat der Nuklearmediziner nur bei hervorragender wissenschaftlicher Ausbildung und bei ungewöhnlichen Kenntnissen, sowohl in der klinischen Medizin als auch in den „konkurrierenden" bildgebenden Verfahren. Daher sollte man dem angehenden Nuklearmediziner raten, nach Möglichkeit, entweder die Fachkunde in diagnostischer Radiologie oder in Strahlentherapie zusätzlich zu erwerben.

Während man auf den ersten Blick der Nuklearmedizin bessere Möglichkeiten hätte zugestehen wollen, erscheint die Prognose der **diagnostischen Radiologie** bei oberflächlicher Betrachtung in zu ungünstigem Licht: Die überwiegende Mehrzahl der Röntgenuntersuchungen wird von Nicht-Radiologen im Rahmen der sogenannten Teilradiologie erbracht. Es liegt auf der Hand, daß sich diese Teilradiologen häufig weniger um Fragen des Strahlenschutzes, der Optimierung der Bildparameter, um neue Methoden, z.B. bei der Darstellung des Magen-Darm-Trakts, Analyse der Projektionen, differenzierte Analyse der Artefakte im Röntgenbild, kümmern können. Hat doch die Röntgenuntersuchung beim Kliniker einen anderen Stellenwert: Sie dient zur Bestätigung der klinischen (negativen oder positiven) Diagnose, wobei die Beurteilung abbricht, sobald die gewünschte Bestätigung erlangt scheint. In dieser Gefahr befindet sich auch die Radiologie gelegentlich. Wir glauben, daß man den universell ausgebildeten Radiologen in der Zukunft mehr denn je brauchen wird.

Die Berufsaussichten der **Strahlentherapie** sind viel besser als dies allgemein bekannt ist. Viele klinische Onkologen und onkologische Chirurgen wären heute froh, wenn sie Strahlentherapeuten wären. Regelmäßig sind Chefarztpositionen zu besetzen; es ist bei der kleinen Zahl der Bewerber eher ungewöhnlich, daß die Habilitation zur Bedingung gemacht wird. Der Strahlentherapeut bekommt auch in größeren Städten, im Gegensatz zum Röntgendiagnostiker sehr leicht eine Kassenzulassung. Die Chefs haben daher die Möglichkeit, ihren Oberärzten viel zu bieten, allerdings stehen so wenige Fachärzte zur Verfügung, daß viele Institute ohne Kolleginnen und Kollegen in Oberarztfunktion auskommen müssen.

Die Niederlassung in eigener Praxis als Strahlentherapeut ist bisher unüblich; sie ist aber durchaus eine interessante Alternative, die in Zukunft mehr Bedeutung gewinnen dürfte.

Bei der günstigen Beurteilung der Strahlentherapie müssen fachliche Probleme angesprochen werden. Werden sich wirklich in der Zukunft genügend Indikationen für die Strahlentherapie finden? Wird sich nicht eine zunehmende Konkurrenz durch die Polychemotherapie und verfeinerte operative Verfahren entwickeln?

– Die mit Aussicht auf Heilung (kurativ) behandelbaren Erkrankungsfälle werden sich mit großer Wahrscheinlichkeit nicht vermindern.

– Die Zahl der palliativen Erkrankungsfälle steigt weiter an, vorwiegend aufgrund der Altersstruktur der Bevölkerung.

Sollte es, wie wir alle wünschen, gelingen, die Risikofaktoren für die cardiovasculären Erkrankungen in der Zukunft stärker einzudämmen, so werden viele Menschen lebenswerte Jahre gewinnen, allerdings aufgrund des Alters dann vermehrt an Malignomen erkranken.

Der Strahlentherapeut hat im Vergleich zum Onkologen relativ wenige palliative Erkrankungsfälle. Man muß trotzdem darauf hinweisen, daß diese Patienten eine besondere Herausforderung und eine schwierige, aber dankbare Aufgabe darstellen. Die Strahlentherapie ist auch unter palliativer Zielsetzung ein faszinierendes Betätigungsfeld. Es wird in der Zukunft zunehmend besser gelingen, den Patienten mit der Strahlentherapie Schmerzen zu nehmen, Tumoren zurückzubilden, die Statik des Knochens zu verbessern, neurologische Defizite zu vermindern.

Spezialkenntnisse in der Strahlenbiologie oder in der Physik erleichtern die Arbeit. Die Frage, ob der Strahlentherapeut Physiker sein sollte, kann man aber verneinen. Eine gewisse physikalische Begabung und Freude am Experiment sind ausreichend, um mit dem Strahlenphysiker fachlich zu kommunizieren. Man muß eine Neigung haben für das „Messen und Vergleichen", für das Simulieren von Bestrahlungsvorgängen. Wichtiger als das Physikstudium sind eine klinische Vorbildung und eine solide Röntgendiagnostik (Durchleuchten!) oder Nuklearmedizin mit guter topographischer Anatomie und einem guten dreidimensionalen Vorstellungsvermögen.

Die radiologischen Fächer sind also in bezug auf ihre Berufsaussichten sehr unterschiedlich zu bewerten. Dies soll keineswegs bedeuten, daß von einem so faszinierenden Fach wie der Nuklearmedizin abgeraten wird. Wir glauben nur, daß es günstig ist, dieses Fach mit Strahlentherapie oder mit der Röntgendiagnostik zu kombinieren. Als einzige Stütze erscheint uns die Nuklearmedizin heute zu unsicher. Man sollte in eine solche Empfehlung der Fächerkombination bewußt keine Rangordnung hineinbringen. Wir sind überzeugt, daß es möglich ist, zwei der genannten Fächer so zu kombinieren, daß beide mit vollem Engagement betrieben werden und kein Fach als zweitklassig zurücksteht. Man kann sich durchaus mit voller Kraft sowohl der Radiologie als auch der Nuklearmedizin zuwenden und es ist eine Frage der Selbstdisziplin und der Redlichkeit, daß man der Versuchung, eines dieser Fächer zu vernachlässigen, energisch gegensteuert. Zweifellos ist es in hohem Grade schädlich für den erfolgreichen Einsatz der Nuklearmedizin, wenn diese in radiologischen Abteilungen „so nebenher läuft". Ein Chef, der sagt, die Nuklearmedizin koste ihn täglich eine halbe Stunde Zeit, hat sich selbst die Fachkunde aberkannt.

## 4.3 Niederlassung

Die Radiologie ist also charakterisiert durch verschiedenartige Berufsmöglichkeiten, von der Niederlassung in eigener Praxis bis zur Universitätskarriere. Wer radiologische Fächer wählt, hat insofern eine gute Entscheidung getroffen, als er sich verschiedene Wege offen hält. Er oder sie kann den Berufsweg während der Fachausbildung nach Neigung und Begabung variieren und wahrscheinlich optimal gestalten.

Allerdings kann man sich auch im Laufe der Fachweiterbildung bestimmte Wege verbauen. Der Weg zur Niederlassung wird extrem erschwert, wenn man versäumt, die 1/2- bis 1jährige Vorbereitungszeit auf die kassenärztliche Tätigkeit rechtzeitig zu planen. Viele entdecken erst zum Zeitpunkt der Facharztprüfung oder danach, daß ihnen die **Eintragung in das Arztregister** fehlt. Dann müssen Niederlassungspläne für längere Zeit auf Eis gelegt werden, wobei sich die erforderlichen Zeiten bei geschickter Planung bequem in der Zeit der Fachausbildung hätten unterbringen lassen.

## 4.4 Hochschullaufbahn – Habilitation

Im Verlauf der Fachausbildung muß jeder für sich die Entscheidung treffen, ob er eine Habilitation anstrebt oder nicht. Um diesen Entschluß zu treffen, muß man frühzeitig Bescheid wissen, was eine Habilitation bedeutet. In jedem Fall erfordert der Wille, sich zu habilitieren, eine Investition von Freizeit, Schaffenskraft und Geld auf viele Jahre, ohne Erfolgsgarantie.

Die Habilitation ist die Anerkennung einer **besonderen Fähigkeit für Forschung und Lehre** in einem bestimmten Fach oder Fachgebiet. Nur die Medizinische Fakultät einer Universität kann eine solche Befähigung feststellen. Die Fakultät ist die Versammlung aller derer, die an der Universität wissenschaftlich tätig sind und Studenten ausbilden. Die Fakultät kann also nicht nur den Doktortitel verleihen, sie kann auch für besondere Leistungen zusätzliche Mitglieder in ihrer Mitte aufnehmen. Dieser Vorgang ist die Habilitation; sie erfolgt aufgrund von schriftlichen und mündlichen Habilitationsleistungen, gemäß einem **Habilitationsverfahren**. Diese Habilitationsordnung muß in der Regel von dem zuständigen Landesministerium genehmigt werden. Darüber hinaus greift der Staat in das nach der Habilitationsordnung durchgeführte Verfahren nicht mehr ein. Die Universitäten besitzen also eine hohe Selbständigkeit und nehmen diese Aufgaben mit Sorgfalt wahr. Über die Anerkennung der Habilitationsleistungen entscheidet ein Ausschuß. Dieser besteht aus den der Fakultät angehörenden Privatdozenten und Professoren (hauptberuflich oder im Ruhestand) einschließlich den Honorarprofessoren und auch den Gutachtern des Verfahrens vom Zeitpunkt ihrer Bestellung an. Der Ausschuß tagt nicht öffentlich. Die Beteiligten sind zur Verschwiegenheit verpflichtet.

Die Annahme von Habilitationsleistungen bedarf in der Regel eine Zweidrittelmehrheit. Der Bewerber muß einen Doktorgrad der Medizin besitzen. Bewerber mit einem ausländischen Grad müssen im Besitz einer Genehmigung nach § 2 oder 3 des Gesetzes über die Führung akademischer Grade (vom 7.6.1939 / RGBL I, Seite 985) sein. Der Bewerber muß außerdem in der Regel Facharzt in dem Fach sein, für das die Habilitation angestrebt wird. Das Habilitationsverfahren beginnt mit einem **schriftlichen Gesuch** an den Dekan der fachlich zuständigen Fakultät.

Der Habilitant hofft, daß zum Zeitpunkt des Habilitationsgesuches die größte Arbeit getan ist, er hat in den vorausgegangenen Jahren intensiv wissenschaftlich gearbeitet und legt mit dem Habilitationsgesuch zur Begutachtung vor:

- die wissenschaftlichen Veröffentlichungen
- die Habilitationsschrift.

Zu den **wissenschaftlichen Veröffentlichungen** zählen alle zitierfähigen Arbeiten in renommierten Zeitschriften oder Veröffentlichungen in Buchform. 20 Veröffentlichungen dürften eine Regelzahl sein, bei der man an eine Habilitation denken kann. Diese Anforderung an die Zahl der Einzelarbeiten werden höher, nicht zuletzt deshalb, weil häufig Arbeiten mit sehr vielen Autoren erscheinen; es ist natürlich allzu menschlich, daß sich die Kollegen gegenseitig als Mitautoren verwenden (auf eine Arbeit „mitdraufnehmen").

Es wird in Zukunft sicher vermehrt nachgefragt werden, welchen Beitrag der einzelne Autor bei einer wissenschaftlichen Arbeit geleistet hat.

Praktisch muß man einem Habilitanten also z.Z. empfehlen, einige Arbeiten vorzuweisen, in denen er als einzelner Autor seine Selbständigkeit beweist und eine größere Zahl von Arbeiten, die zeigen, daß er als Mitautor in den verschiedensten Arbeitsgruppen mit verschiedenartigen Methoden gearbeitet hat.

Die Habilitationsarbeit wird zweckmäßigerweise erst dann angepackt, wenn abzusehen ist, daß das Verzeichnis der wissenschaftlichen Arbeiten vor der Fakultät bestehen kann. Ähnlich wie bei der Promotion gibt es einen „**Habilitationsvater**", d.h. einen Professor, den der Habilitant bittet, ihn bei der Wahl des Themas, bei der Durchführung der Arbeit und schließlich in dem Verfahren selbst, zu unterstützen.

Es ist wichtig, daß die Stimme dieses Professors in der Fakultät Gewicht hat und daß er eine breite fachliche Erfahrung besitzt. Er oder sie sollte selbst wissenschaftliche Projekte betreut haben, eine überdurchschnittliche Literaturkenntnis und internationale Beziehungen haben, und schließlich, Möglichkeiten der finanziellen Unterstützung auftun können. Der Habilitationsvater sollte also ein Diplomat, ein Manager und ein Wissenschaftler sein.

Eine mit sehr sparsamen Mitteln durchgeführte Habilitationsarbeit kostet etwa 5000 DM; nach oben hin sind natürlich keine Grenzen gesetzt. Die technischen Möglichkeiten sind heute insgesamt viel besser als in früheren Zeiten, sie erlauben es, Maschinenschrift abzuspeichern und damit schnell zu korrigieren; dazu gibt es moderne Verfahren der Fotokopie und Fotografie und überhaupt der computerisierten Bearbeitung von Meßdaten, einschl. der computerunterstützten Zeichnung (Diagramme).

Habilitationsschrift und das Verzeichnis der wissenschaftlichen Veröffentlichungen sind also die wichtigsten Bestandteile des Habilitationsgesuches. Über die Zulassung entscheidet der Habilitationsausschuß, die Zulassung kann davon abhängig gemacht werden, daß das beantragte Fachgebiet erweitert oder eingeschränkt wird. Liegen in der Person des Bewerbers Gründe vor, die den Entzug akademischer Grade rechtfertigen würden, so kann das Habilitationsgesuch zurückgewiesen werden.

Es gibt auch die Möglichkeit der sogenannten **kumulativen Habilitation**, d.h. mehrere Arbeiten werden anstelle einer Habilitationsschrift vorgelegt. Voraussetzung ist, daß bei diesen Arbeiten ein innerer thematischer Zusammenhang besteht.

Die schriftlichen Arbeiten und Veröffentlichungen müssen eine selbständige wissenschaftliche Leistung auf mindestens einem der Fachgebiete sein, für die der Bewerber sich habilitieren will. Aus ihnen muß die Eignung des Bewerbers für die, den Professoren aufgegebene Forschungstätigkeit hervorgehen. Die eingehende Begutachtung der schriftlichen Habilitationsleistung wird von der Fakultät an **Gut-**

**achter** delegiert. Es sind meistens zwei bis drei Berichterstatter, von denen der erste ein Professor der medizinischen Fakultät ist, der das Habilitationsgesuch vorgelegt wurde. An zweiter oder weiterer Stelle werden in der Regel Professoren und Privatdozenten anderer Fakultäten der Universität oder anderer wissenschaftlicher Hochschulen oder entsprechend qualifizierte Gelehrte anderer wissenschaftlicher Institutionen herangezogen. Diese Berichterstatter müssen in ihrem Gutachten eine eingehend begründete Empfehlung abgeben, ob die vorgelegten Arbeiten als schriftliche Habilitationsleistung anzuerkennen oder abzulehnen sind. Die Berichterstatter können aber auch empfehlen, das Verfahren befristet auszusetzen, um dem Bewerber Gelegenheit zu geben, auf Kritik einzugehen und seine Arbeit zu ändern; die ursprünglich eingereichte Habilitationsschrift bleibt in der Regel Bestandteil des Habilitationsverfahrens.

Der Habilitant wartet also mit Bangen auf den Eingang der Gutachten, die dann den Mitgliedern des Habilitationsausschusses zur Kenntnis vorgelegt werden. Obwohl es sich bei diesem Gremium um einige hundert Leute handelt, machen sich die meisten Fakultäten die Mühe, zumindest die Gutachten jedem einzelnen vorzulegen und dessen Kenntnisnahme, bzw. Kommentar, zu registrieren. Die Empfehlung der Gutachter greift dem Beschluß des Habilitationsausschusses nicht vor. Im Falle der **Ablehnung** ist das Verfahren beendet. Im Falle der **Aussetzung** werden nach einer Frist erneut Gutachter bestellt. Im Falle der **Annahme** ist der Bewerber zu den weiteren Habilitationsleistungen zugelassen, es handelt sich dabei in der Regel um einen wissenschaftlichen Vortrag des Bewerbers und ein anschließendes Colloquium mit den Mitgliedern des Habilitationsausschusses.

Sind die schriftlichen und mündlichen Habilitationsleistungen angenommen, wird das Verfahren je nach der Universität auf zwei unterschiedlichen Wegen abgeschlossen:

1. dem Bewerber wird aufgrund der erfolgreichen Habilitation der akademische Grad eines **habilitierten Doktors** verliehen, d.h. er kann dem bereits verliehenen Doktorgrad die Abkürzung „habil." anfügen. Dem „Dr. med. habil." steht es offen, einen Antrag auf Verleihung der Lehrbefugnis zu stellen. Wird die Lehrbefugnis erteilt, darf er sich Privatdozent nennen und im folgenden Semester eine öffentliche Antrittsvorlesung halten (Venia legendi).

2. Das Gremium entscheidet sich bereits mit der Annahme der Habilitation für die Lehrbefugnis und verleiht das Recht, als **Privatdozent** tätig zu werden, d.h. Lehrveranstaltungen selbständig anzukündigen und durchführen zu dürfen.

Man wird dieses aufwendige Zeit-, Geld- und „Nerven" strapazierende Verfahren der Habilitation nur unter zwei Bedingungen auf sich laden:

1. Man hat besondere Freude an der wissenschaftlichen Arbeit getreu dem stolzen Spruch des Demokrit: „Lieber entdecke ich die Ursache einer einzigen Tatsache, als daß ich König der Perser werde."

Neben einer guten Beherrschung der englischen Sprache sind eine Reihe von Spezialkenntnissen fast unumgänglich: Graphisches Geschick, rasche mathematische Auffassungsgabe, Phantasie bei der Gestaltung der experimentellen Ansätze und auch etwas Glück beim Aufspüren von bisher nicht beachteten Fragestellungen. Genauso wichtig ist eine aufopferungsvolle Familie, die bereit ist, größere zeitliche und finanzielle Opfer zu bringen.

2. Man hat die Gewißheit, daß sich die Habilitation für den beruflichen Lebensweg lohnt, daß eine interessante Position zu erreichen ist.

Die „Venia legendi" ist keine Garantie für die Ernennung zum Professor. Der Titel „**Professor**" ist kein akademischer Grad, er wird vom Staat verliehen durch Antrag des Dekans. Allerdings ist mit der Habilitation die ganz wesentliche Hürde auf dem Weg zum Professorentitel genommen. Der Professorentitel ist die höchste akademische Würde, es gibt aber auch hier gewisse Unterschiede, die sich nicht ohne Kenntnis der geschichtlichen Zusammenhänge erklären lassen. In der Vergangenheit war der Lehrstuhl der kleinste Baustein im Gefüge der Universität. Die Lehrstuhlinhaber waren beamtet. Solche beamteten Professoren waren

- der ordentliche Professor (Ordinarius),
- der außerordentliche Professor (Extraordinarius).

Dabei handelte es sich um Unterschiede in der Besoldung und in den Rechten innerhalb der Universität.

Die Hochschullehrer ohne Lehrstuhl waren

- die außerplanmäßigen Professoren (apl.-Prof.),
- die Honorarprofessoren,
- die Privatdozenten, welche bei Bewährung in Forschung und Lehre nach einigen Jahren zum apl.-Professor und im günstigsten Fall sogar auf eine Beamtenstelle aufrücken konnten.

Auch heute können die Dozenten in der Regel nach 4–5 Jahren den „apl.-Professor" erreichen. Schneller geht es, wenn der Dozent von einer anderen Universität auf eine Lebenszeitposition berufen wird, sich aber zu bleiben entschließt.

Diese klassische Struktur der Hochschule wurde durch das Hochschulrahmengesetz von 1976 modifiziert. Die Unterscheidung von Professoren mit und ohne Lehrstuhl hat an Bedeutung verloren, da der Fachbereich als kleinste Organisationseinheit anstelle des Lehrstuhls getreten ist. Es gibt **drei Besoldungsgruppen**, wobei

- C 4 dem Ordinarius alter Prägung vergleichbar ist,
- C 3 dem Abteilungsleiter ohne fachliche Weisungsbindung,
- C 2 dem in die Professorenlaufbahn einsteigenden Oberarzt.

Unverändert besteht die Möglichkeit, auch unabhängig von einer Beamtenstelle den Titel des apl.-Prof. zu vergeben. Wichtig ist auch, daß die Möglichkeit besteht, C 2-Professoren auf Zeit zu ernennen, diese verlieren ihren Titel mit dem Ausscheiden aus der Universität.

Viele akademische Lehrkrankenhäuser – auch solche, die diesen Status anstreben – sind bestrebt, die Chefarztpositionen mit habilitierten Ärzten zu besetzen. Dies gibt dem ganzen Habilitationsverfahren eine besondere Bedeutung für die berufliche Karriere. Einschränkend muß gesagt werden, daß die Krankenhausträger sich durchaus bewußt sind, daß der Habilitierte durch seine wissenschaftliche Tätigkeit Jahre der praktischen Ausbildung und Bewährung verloren hat. Der nicht-Habilitierte hat daher durchaus in vielen Auswahlverfahren eine Chance gegen den Habilitierten, wenn er überzeugend nachweisen kann, daß er überlegene praktische Fähigkeiten besitzt. Auch fürchten manche Krankenhausträger, daß sich ihre, von der Universität kommenden Chefärzte allzusehr als verkannte und verhinderte Lehrstuhlinhaber verstehen, und daß sie die Probleme des Universitätsbetriebes in ein kleines Krankenhaus hineintragen. Tatsächlich gibt es Professoren, die sich in der Routine des kleinen peripheren Krankenhauses wenig wohlfühlen und z.B. die

Dienstzeit und die vorgeschriebenen Visiten vernachlässigen. Auch nicht zu Unrecht befürchten die Krankenhausträger einen anderen Typ des Universitätsprofessors, der ein kleines Krankenhaus durch eine Unzahl kompliziertester Verfahren überlastet und das vernachlässigt, was man „Routine" nennt, was aber überwiegend das Ansehen des Arztes und des Hauses bestimmt.

## 4.5 Chefarztposition und Chefarzt-Vertrag

Ein Wunschtraum manches Mediziners ist eine Position als Chefarzt. Man versteht die Chefs besser, wenn man in die Möglichkeiten und Grenzen ihrer Dienststellung Einblick gewinnt. Einer der großen Vorteile der Chefarztposition ist die Tatsache, daß die Rechte und Pflichten in einem Dienstvertrag sehr genau geregelt sind.

Grundsätzlich muß man allen Kolleginnen und Kollegen, die eine längerfristige Stellung anstreben, dringend raten, sich juristisch beraten zu lassen und möglichst detaillierte und sorgfältige Verträge abzuschließen. Dieses gilt auch für den Eintritt in eine Gemeinschaftspraxis und für die Leitung von Krankenhausabteilungen im Kollegialsystem.

Ein Fallbericht soll die Notwendigkeit vertraglicher Regelungen unterstreichen:

Ein leitender Arzt findet keinen Oberarzt; in dieser Situation stellt er unerfahrenen Kollegen eine gleichberechtigte Position in Aussicht, er verspricht einen eigenen Aufgabenbereich, nichtärztliche Mitarbeiter, großzügige Räumlichkeiten, großzügige Weiterbildung und vor allem die Teilung von Nebeneinnahmen. Der unbedarfte Bewerber gewinnt den Eindruck einer attraktiven Lebensstellung.

Diese mündliche Zusage „zu teilen" erweist sich letztlich als unzureichend. Bei solchen vertragslosen Zuständen erwartet den Neuankömmling der seit Jahren vernachlässigte Teil der Arbeit und er wird mit einer Auswahl von unbrauchbaren Mitarbeitern vor unlösbare Aufgaben gestellt.

Das Teilen der Bezüge kann dann so aussehen, daß der für bestimmte Bereiche durch den Neuankömmling erreichte Zugewinn von diesem abgeschöpft werden darf; für ihn wurden allerdings die ungünstigsten Bereiche ausgesucht.

Solche Verhältnisse sollen geschildert werden, um dringend vor mangelhaften vertraglichen Regelungen zu warnen.

Gut beraten wird man z.B. vom Marburger Bund oder vom Chefärzteverband.

In der Beschreibung des Dienstverhältnisses werden häufig neben den Regelungen des Vertrages auch vom Krankenhausträger erlassene Satzungen, Dienstanweisungen und Hausordnungen in der jeweils gültigen Fassung einbezogen. Hier sollte festgehalten werden, daß hierdurch weder Rechte aus dem Vertrag geschmälert, noch Pflichten erweitert werden dürfen, und daß diese Schriftstücke in der zur Zeit des Abschlusses geltenden Fassung dem Vertrag beigefügt werden.

### *Stellung des leitenden Arztes* (Chefarztes)

Zur Stellung des Arztes wird in der Regel ausgeführt, daß der Chefarzt vor allen wichtigen Entscheidungen, die seinen Aufgabenbereich betreffen, zu hören ist. Hier sollten die „wichtigen Entscheidungen" näher spezifiziert werden. Bestand und Umfang der Abteilung sollten nur einvernehmlich mit dem leitenden Arzt verändert werden können.

Der angehende Chef muß sich darüber im klaren sein, wie weit er dem Krankenhaus zugesteht, Institutsverträge zu schließen; dieses sind **Vereinbarungen** des Krankenhausträgers **mit der zuständigen kassenärztlichen Vereinigung**. Diese beinhalten, daß der Krankenhausträger diese Leistungen selbst abrechnet. Wie weit Untersuchungen und Behandlungen stationärer Patienten anderer Krankenhäuser zu den Dienstaufgaben gehören sollen, ist ein Verhandlungspunkt. Der Bewerber wird Kompromisse eingehen können, wenn er dadurch seinen Krankenhausträger zur Modernisierung der Abteilung ermutigen kann. Bei Privatpatienten ist es keinesfalls möglich, daß der Krankenhausträger durch Institutsverträge Leistungen selbst abrechnet.

Ein weiterer Diskussionspunkt ist die Frage, inwieweit die **ambulante Notfallbehandlung außerhalb des Durchgangsarztverfahrens** zu den Dienstaufgaben gehört. Eine solche Regelung wäre, wenn überhaupt, nur bei Mitgliedern der gesetzlichen Krankenversicherung anzuwenden. Es gibt sicherlich auf der Reichsversicherungsordnung basierende Argumente, wonach die gesamte Ambulanz der freiberuflichen Nebentätigkeit des Chefarztes zuzuordnen ist. –

Der leitende Arzt wird verpflichtet, die personelle Besetzung des Bereitschaftsdienstes und der Rufbereitschaft in seiner Abteilung sicherzustellen. Dabei ist darauf zu achten, daß diese Bedingung auch in Einklang zum Mitspracherecht bei Personalentscheidungen stehen muß. Da das Arbeitsrecht eine bestimmte Maximalbelastung für Bereitschaftsdienst und Rufbereitschaft der Mitarbeiter vorschreibt, kann eigentlich nur derjenige, der den Stellenplan aufstellt, die personelle Besetzung gewährleisten. Häufig wird der leitende Arzt aufgefordert, sich auch selbst an den Diensten zu beteiligen, soweit die hierfür qualifizierten nachgeordneten Ärzte zur Abdeckung des Bereitschaftsdienstes bzw. der Rufbereitschaft nicht ausreichen. Hier wird der verständnisvolle Krankenhausträger jedoch kompromißbereit sein. Nach tarifrechtlichen Bestimmungen (§ 3i BAT) und Grundsatzentscheidungen des Bundesgerichtshofes (8. Mai 1962 – VI ZR 270/61), gehören solche Dienste nicht zum Berufsbild des leitenden Krankenhausarztes und nicht zu dessen Aufgaben. Der leitende Abteilungsarzt muß erforderlichenfalls im Einzelfall sowieso jederzeit zur Verfügung stehen, er hat daher nach allgemeiner Auffassung keine festen Dienstzeiten. Ist abzusehen, daß insbesondere der Rufbereitschaftsdienst nicht ohne die Mitwirkung des Chefs abgedeckt werden kann, so sollte der Umfang der Teilnahme des Chefs festgelegt werden. Nach gängiger Rechtsprechung sind ihm bis zu 15 Rufbereitschaften pro Monat zuzumuten (Arztrecht 1984, 14).

Wenig sinnvoll ist es, wenn der leitende Radiologe sich verpflichtet, die Aufgabe des **Betriebsarztes** zu übernehmen, da er nicht über spezielle arbeitsmedizinische Fachkenntnisse verfügt. Der Radiologe sollte in der Regel nicht mit dem Rettungsdienst betraut werden, da sich für diese Aufgaben berufenere Kollegen finden lassen.

Wenn der Arzt zum Unterricht an einer Ausbildungsstätte für nicht-ärztliche Berufe verpflichtet wird, so ist es sinnvoll, eine Vergütung vorzusehen, schon allein für den Fall, daß die ärztlichen Mitarbeiter hier vertretungsweise einspringen müssen und der Krankenhausträger sich mit den Mitarbeitern nicht über eine Vergütung einigen kann.

Der leitende Arzt sollte sich nicht dazu verpflichten „**alle sonstigen ärztlichen**

**Tätigkeiten**, soweit sie dem Arzt im Hinblick auf seine Stellung zugemutet werden können, und nicht nach der jeweils gültigen Nebentätigkeitserlaubnis ausdrücklich zu den Nebentätigkeiten gehören", zu besorgen. Dies ist eine häufig verwendete Generalklausel zur Erweiterung der dienstlichen Aufgaben. Humorvoll wurde von Vertretern der angestellten Ärzte in diesem Zusammenhang zurückgefragt, ob auch das Gehalt davon abhängig zu machen ist, was aus der Sicht des Chefarztes dem Krankenhausträger eben zugemutet werden kann.

In **Personalangelegenheiten**, zumindestens hinsichtlich der ärztlichen Mitarbeiter, zu denen ein besonderes Vertrauensverhältnis bestehen muß, sollte der Krankenhausträger Personalentscheidungen nur einvernehmlich mit dem leitenden Arzt vornehmen dürfen. Der Arzt wird auf diese Rechte dann weniger drängen, wenn erfahrungsgemäß eine gute Kooperation von Arzt und Verwaltung bei der Stellenbesetzung besteht. Einen Kompromiß stellt folgende Regelung dar: Der Arzt hat das alleinige Vorschlagsrecht; der Krankenhausträger wird aus dem Kreis von z.B. drei Vorschlägen einen Bewerber einstellen.

### *Vergütung für die Tätigkeit im dienstlichen Aufgabenbereich*

Der Arzt erhält für seine Tätigkeit im dienstlichen Aufgabenbereich eine Vergütung entsprechend dem BAT (bei Beamten A 16 oder B 2). Dem Chefarzt wird außerdem das Liquidationsrecht bei denjenigen Patienten eingeräumt, die gemäß § 7 der Bundespflegesatzverordnung wahlärztliche Leistungen gewählt haben. Von verschiedenen Seiten wurde abgeraten, eine das Liquidationsrecht ausschließende Festvergütung anzustreben.

Andere Regelungen sehen vor, daß dem Krankenhausträger das Liquidationsrecht zusteht und daß der Chefarzt im liquidationsfähigen Bereich an den Einnahmen des Krankenhauses beteiligt wird. Auch hiergegen bestehen grundsätzliche Bedenken, da die ärztlichen Tätigkeiten an die Person des behandelnden Arztes gebunden sind. Ärztliche Behandlung als gesondert berechenbare Leistungen kann auch im Mehrbettzimmer in Anspruch genommen werden, es ist nicht zu empfehlen, das Liquidationsrecht auf Ein- und Zweibettzimmer zu beschränken.

Haben die zur Liquidation berechtigten Ärzte nur beschränkte oder gar keine Liquidationsmöglichkeiten, dann kann der Krankenhausträger erwägen, ein Mindesteinkommen zu garantieren.

### *Finanzielle Beteiligung der ärztlichen Mitarbeiter*

In einigen Bundesländern, z.B. Rheinland-Pfalz, ist die Beteiligung der nachgeordneten Ärzte im Liquidationserlös des leitenden Arztes durch Landeskrankenhausgesetze festgelegt worden. Diese Bestimmungen, die die Höhe der Abgaben und eine Mitsprache der Mitarbeiter bei deren Verteilung festlegen, sind sicher respektabel, werden aber „ad absurdum" geführt, wenn nur ein bis zwei Mitarbeiter vorhanden sind und es sich dabei gerade um Berufsanfänger handelt. Wichtig ist eine Entscheidung des Bundesverfassungsgerichtes vom 25.3.1980 (Arztrecht, Heft 9/1980, S.

235), danach können die Bestimmungen der Landeskrankenhausgesetze für konfessionelle Krankenhäuser mit Rücksicht auf die Autonomie der Kirchen nicht ausnahmslos gelten. Diese Bestimmungen gelten für konfessionelle Häuser also nicht automatisch, sondern nur dann, wenn die Vertragspartner dieses vereinbart haben. In vielen Fällen wird eine für alle Parteien befriedigende Mitarbeiterbeteiligung auch ohne spezielle landesgesetzliche Regelung und auch ohne Mitspracherecht der Verwaltung durchgeführt.

Oft ist dies jedoch nicht der Fall. In diesem Zusammenhang ist auf die Bestimmung der Berufsordnung hinzuweisen, nach der „... Ärzte die andere Ärzte zu Verrichtungen bei Patienten heranziehen, denen gegenüber nur sie einen Liquidationsanspruch haben, sind verpflichtet, diesen Ärzten eine angemessene Vergütung zu gewähren." (Berufsordnung der ÄK Westfalen-Lippe, § 15: Kollegiales Verhalten)

Besteht kein Landeskrankenhausgesetz, so schlägt der Chefarztverband die Formulierung vor: „Der Chefarzt beteiligt seine Mitarbeiter an den Liquidationseinnahmen in angemessenem Umfang", dabei sind der Ausbildungsstand des betreffenden, seine Leistung und sein Einsatz zu berücksichtigen.

Zur Alters- und Hinterbliebenenversorgung sollte der Krankenhausträger verpflichtet werden, die Hälfte des Betrages, der bei der Mitgliedschaft in der BfA zu zahlen wäre, an die Ärzteversorgung abzuführen.

### *Kostenerstattung im stationären Liquidationsbereich*

Hier wird ein Abgabensatz von durchschnittlich 20% vorgesehen. Bei Radiologen sind jedoch in letzter Zeit eher Durchschnittswerte von 30% anzunehmen, bei Großgeräten können gelegentlich noch höhere Abgabensätze vorliegen.

Eine Staffelung der Abgaben nach der Höhe der Einnahmen wird nicht empfohlen aufgrund der ungünstigen Auswirkungen der Geldentwertung bei einer solchen Regelung. Falls neue Gesetze in Kraft treten, muß die Möglichkeit bestehen, daß die darin enthaltenen Übergangsbestimmungen und Besitzstandsschutzklauseln zugunsten bestehender Verträge angewendet werden.

### *Urlaub und Dienstbefreiung*

Die Urlaubsvertretung ist ein wichtiger Teil der vertraglichen Regelungen, insbesondere dann, wenn unter den nachgeordneten Ärzten kein geeigneter Urlaubsvertreter zur Verfügung steht. Der Urlaubsvertreter sollte im dienstlichen Aufgabenbereich vom Krankenhausträger bezahlt werden.

### *Krankheitsbeihilfe*

Hier werden ganz unterschiedliche Regelungen angeboten bezüglich der Zeiträume, für die dem Chefarzt bei Dienstverhinderung durch Krankheit die Dienstbezüge und das Liquidationsrecht zustehen. Der leitende Arzt sollte darauf dringen, daß das Liquidationsrecht für den gleichen Zeitraum gewährt wird, wie der Gehaltsfortzahlungsanspruch, nämlich üblicherweise 26 Wochen.

*Versicherungsschutz*

Mittlerweile sind Mindestdeckungssummen von 3 000 000 bis 5 000 000 DM üblich. Es gibt auch Krankenhäuser, die ihre Chefärzte in unbegrenzter Höhe gegen Haftpflichtansprüche absichern. Der nicht ganz leicht zu definierende, auf den Nebentätigkeitsbereich anfallende Prämienanteil ist vom Arzt zu tragen.

*Entwicklungs- und Anpassungsklausel*

Hier liegt der kritischste Punkt aller Chefarztverträge. Der Arzt muß versuchen, zu verhindern, daß ohne seine Zustimmung Abteilungen gleicher Fachrichtung gebildet und leitende Abteilungsärzte gleicher Fachrichtung eingestellt werden. Ideal wäre, wenn solche, die wirtschaftlichen Grundlagen des Vertrages erschütternden Maßnahmen nur einvernehmlich durchgeführt werden könnten. Der Krankenhausträger weiß, daß damit die Entwicklungsklausel entwertet wäre. Kompromisse sehen vor, daß nur medizinisch zwingend notwendige oder zumindestens sachlich gebotene Änderungen durchgeführt werden können und daß durch diese Veränderungen die Anerkennung der Abteilung als Weiterbildungsstätte nicht gefährdet werden darf. Eine weitere Einschränkung der Entwicklungsklausel ist die Garantie eines bestimmten Prozentsatzes der Einnahmen, z.B. 60–80%.

*Tätigkeit außerhalb der Dienstaufgaben*

Die ambulante Tätigkeit, Gutachtertätigkeit und konsiliarische Beratung anderer Ärzte wird zunehmend aus den Verträgen ausgegliedert und durch Miet- und Dienstverschaffungsverträge geregelt. Der Krankenhausträger trennt hier einen wirtschaftlich bedeutenden Teil des Vertrags, um sich Rechte offenzuhalten und um den Umfang der ambulanten Tätigkeit ändern zu können.

*Vertragsdauer*

Hier muß der Arzt versuchen, einen Vertrag auf unbestimmte Zeit anzustreben. Die Voraussetzungen für eine Vertragskündigung durch den Krankenhausträger sollten nicht zu weitreichend gefaßt werden. Solche, als Lebensstellung anzusehende Verträge sollten nur aus einem wichtigen Grund im Sinne des § 326 BGB kündbar sein. Ein Kompromiß gegenüber dem Krankenhausträger wäre eine Regelung, die eine Kündigung vorsieht, wenn Gründe in der Person oder im Verhalten des Arztes vorliegen, oder wenn dringende betriebliche Erfordernisse einer Weiterbeschäftigung des Arztes im Krankenhaus entgegenstehen.

# 5 Niederlassung als Kassenarzt

## 5.1 Arztregister

Zum 31.12.1982 waren 35 % der Ärzte in freier Praxis, 41,2 % im Krankenhaus und 16,5 % ohne ärztliche Tätigkeit. 1982 hatten mehr als die Hälfte aller Ärzte in der Bundesrepublik Deutschland eine Anerkennung für ein Fachgebiet.

Die in freier Praxis erzielten Umsätze schwanken sehr breit um einen für Fachärzte durchschnittlichen Wert von 315 000 DM. Für radiologische Praxen ist charakteristisch, daß hier die rel. Betriebsausgaben am höchsten liegen. 1981 wurden 63 % angegeben, auch dies sind nur Durchschnittszahlen. Bei einer ungünstigen Auslastung liegen die Kosten höher, da die Personalkosten kaum, die Raumkosten, Schuldzinsen oder Leasingkosten gar nicht kurzfristig zu reduzieren sind. Für den Radiologen spezifisch sind hohe Personalkosten, hohe Sachkosten, hohe Schuldzinsen, bzw. Leasingkosten. All dies sind Argumente, die viele Kollegen veranlassen, eine Praxisübernahme oder eine Beteiligung in einer Gruppenpraxis anzustreben, um die Risiken der ersten Jahre kalkulierbar zu halten.

Der erste, aber wichtige Schritt zur Niederlassung ist die *Eintragung in das Arztregister*; sie setzt voraus:

- die Approbation,
- eine 18monatige Vorbereitungszeit, davon ein Jahr in einer Klinik und sechs Monate als Vertreter oder Assistent in einer Kassenpraxis (Einzelabschnitte mindestens drei Wochen).

Diese sechs Monate sind praktisch genauso wichtig, wie die Facharztanerkennung. Man kann nicht eindringlich genug jede Kollegin und jeden Kollegen auffordern, sich rechtzeitig um diese Vorbereitungszeiten zu kümmern. Weitsichtige Leute koppeln Facharztausbildung und Vorbereitungszeit durch Assistententätigkeit in einer ermächtigten Praxis. Von der kassenärztlichen Vereinigung wurden im Rahmen des Niederlassungsservice Musterverträge für einen Assistenten in der ärztlichen Praxis vorgelegt. Bemerkenswert darin ist, daß der Praxisinhaber auch zur Vermittlung ausreichender Kenntnisse verpflichtet ist und dem Assistenten eine seinem Weiterbildungsstand entsprechende Selbständigkeit einräumen soll.

Hat der Arzt die „Eintragung in das Arztregister einer kassenärztlichen Vereinigung“ erreicht, wird er außerordentliches Mitglied einer KV und kann dann in einem weiteren Schritt durch einen Zulassungs- und Berufsausschuß **als Kassenarzt zugelassen, beteiligt** oder **ermächtigt werden**.

Krankenhausärzte können nicht als Kassenarzt zugelassen, wohl aber beteiligt werden. Voraussetzung für die Beteiligung oder Ermächtigung ist, daß der Zulassungsausschuß eine kassenärztliche Unterversorgung festgestellt hat. Es wird regelmäßig überprüft, ob das Bedürfnis an der Beteiligung des Krankenhausarztes noch besteht. Auch muß der Krankenhausträger feststellen, daß die Belange der stationären Krankenversorgung durch eine Beteiligung an der ambulanten kassenärztlichen Versorgung nicht angegriffen werden. Die Beteiligung ist auf ausdrücklich festzulegende Leistungen begrenzt.

Nach den Bedarfsplanungsrichtlinien des Bundesausschusses der Ärzte- und Krankenkassen vom 5.10.77 (Bundesanzeiger Nr. 237 vom 20.12.1977) sollen auf einen Radiologen 60000 Einwohner kommen. Dies ist die sogenannte „Fachgruppenrichtzahl" (s. auch die Großgeräte-Richtlinie, Anlage D).

Wer aufgrund vorläufiger Informationen bezüglich der „Ärztedichte" eine Niederlassungschance in einer bestimmten Region sieht, sollte möglichst viele und möglichst genaue Informationen einziehen, und zwar

- bei der Ärztekammer,
- bei der KV,
- bei den niedergelassenen Kollegen,
- bei den Krankenhausärzten,
- beim Bürgermeister.

Gute Informationen über die „atmosphärischen" Bedingungen vermittelt eine Praxisvertretung in dieser Gegend.

Folgende Details sind bedeutsam:

- Bevölkerungsstruktur und Mentalität,
- Infrastruktur, Industrie,
- in nächster Zeit freiwerdende Kassenarztsitze,
- Kollegen, die einen Partner suchen,
- Angebot und Engagement (Gesundheit) der niedergelassenen Kollegen,
- Angebot und Ruf der zuständigen Krankenhäuser,
- Organisation des Notfalldienstes.

## 5.2 Einzelpraxis, Gruppenpraxis

Das Wagnis einer Neugründung wird der Niederlassungswillige nur dann auf sich nehmen, wenn er von der KV und von einigen niedergelassenen Kollegen ermutigt wird. Möglicherweise ergeben sich Modifikationen in der Standortwahl und auch in der apparativen Ausstattung.

In aller Regel kommt für den Niederlassungswilligen heute die Übernahme einer Praxis bzw. der Eintritt in eine Gemeinschaftspraxis in Frage.

Einzelpraxis und Gruppenpraxis haben ihre spezifischen Vor- und Nachteile. Bei der Einzelpraxis ist das persönliche Arzt-Patient-Verhältnis von vornherein gesichert. Der Arzt in der Einzelpraxis muß nichts teilen, auch nicht die Entscheidungskompetenz und die Verantwortung für fremde Fehler. Wo Partner nach harter Diskussion Kompromisse finden müssen, entscheidet der einzelne allein. Er weiß, daß niemand da ist, der seine Leistung auffängt, wenn er nicht den vollen Einsatz bringt und er weiß, daß er allein seine Fehler verantwortet.

Die Belastungsproben der Gruppenpraxis sind zwar groß, trotzdem sprechen gerade im Bereich der Radiologie einige Argumente dafür, und zwar insbesondere die

- gegenseitige Unterstützung und Ergänzung,
- bessere Möglichkeiten der Vertretung und Weiterbildung,
- Geräteauslastung.

Die fachliche Kommunikation ist eine große Chance der Gruppenpraxis, die Chance die Qualität auf dem neuesten Stand zu halten und den Erfahrungsschatz zu erweitern.

Auch die Weiterbildungsmöglichkeit ist von großer Bedeutung, allerdings auch die Quelle schwerwiegender Auseinandersetzungen. Gerade die Gruppenpraxis bietet die Chance, differenzierte Methoden anzubieten, ja solche, die vielleicht nur vom Krankenhaus geboten werden. Im günstigsten Falle wird durch die private Initiative der Gruppenpraxis die schleppende Administration des Krankenhauses überflügelt und werden dadurch zusätzliche Patienten aus dem Krankenhaus gewonnen. Dieser Spezialfall ärztlicher Berufs- und Investitionsplanung ist im Bereich Computertomographie in den letzten Jahren vielfach eingetreten. Ermutigt durch die Erfolge der unternehmerischen und auch medizinisch-wissenschaftlichen Initiative in der Computertomographie haben sich eine Reihe von Gruppenpraxen auch in der NMR (Nuclear Magnetic Resonance) engagiert. Hier waren jedoch einige Praxen überfordert.

Zur Nutzung der großen Chancen der Gruppenpraxis und zur Vermeidung der immanenten Risiken ist es unbedingt erforderlich, einen sehr sorgfältigen, juristisch durchdachten Vertrag zu schließen. Der Vertrag muß eine genaue Bestandsaufnahme enthalten, die insbesondere die Eigentumsverhältnisse regelt; dazu gehört eine Definition der gemeinsamen Ziele. Nur wenn diese tatsächlich sehr gut übereinstimmen, hat die Partnerschaft Erfolg. Dazu gehören z.B. auch scheinbare Nebensächlichkeiten, wie die Festlegung von gemeinsamen Fallbesprechungen und gegenseitiger Fortbildung in bestimmten Verfahren. Die Entscheidungsrechte (Personal einschließlich Weiterbildungsassistenzen, Abrechnung, Investition, Darstellung nach außen) sind exakt zu definieren, ebenso wie die Festlegung der minimalen Arbeitszeiten und der „Ruf-Bereitschaft". Es wäre auch leichtsinnig, keine Vereinbarungen für den Fall des Ausscheidens eines Partners zu treffen. Wer in eine Gruppenpraxis eintritt, darf verlangen, daß ihm bei nicht bestandener Probezeit keine unzumutbaren Nachteile entstehen.

Der Kassenarzt ist an das in der Reichsversicherungsordnung fixierte Wirtschaftlichkeitsgebot gebunden. Danach überprüfen die kassenärztlichen Vereinigungen die Honorarforderungen der Ärzte. Diesen Prüfungs- und Beschwerdeausschüssen gehören Vertreter der Kassenärzte und der Krankenkassen in gleicher Zahl an. Das Prüfverfahren orientiert sich am Durchschnitt und geht von dem Gedanken aus, daß die Mehrheit der Kassenärzte wirtschaftlich handelt. Der in „Regreß" genommene Arzt kann den Beschwerdeausschuß anrufen; weitergehend steht ihm der Rechtsweg vor den Sozialgerichten offen.

Für den Röntgenologen ist neben der Wirtschaftlichkeitsprüfung die Qualitätssicherung wichtig; die technische Qualität wird kontrolliert durch die Röntgenkommission. Im Zuge der neuen Röntgenverordnung (s. Kap. 6) werden „Ärztliche Stellen" zur Qualitätskontrolle eingerichtet.

### *Großgeräte-Richtlinie*

Bei der Anschaffung eines Großgerätes (s. Anlage D), worunter u.a. Kernspin- und Computertomographen, Gamma-Kameras, Linearbeschleuniger fallen, hat der niederlassungswillige Arzt die sogenannte Großgeräte-Richtlinie zu beachten. Diese soll den bedarfsgerechten und wirtschaftlichen Einsatz von medizinisch-technischen Großgeräten steuern, d.h. im Klartext die Anzahl der Geräte in Praxis und im Krankenhaus in Grenzen halten. Bei Nichtbeachtung der Richtlinie erfolgt für den betreffenden Arzt keine Vergütung der erbrachten Leistungen durch die Krankenkassen.

Die nachfolgende Tabelle zeigt den Stand der Verteilung der Großgeräte zwischen Praxis und Krankenhaus.

Tabelle 1 Medizinisch-technische Großgeräte (Anfang 1987) (aus *E. Bruckenberger*: Geringer Anstieg bei medizinisch-technischen Großgeräten. Dtsch. Ärztebl. 10,5 [1987] 84)

| Gerätetyp | Zahl der Geräte Krankenhaus[1] | Zahl der Geräte Praxis[1] | Zahl der Geräte insgesamt | Einwohner je Gerät Anfang 1987 | Meßzahl der Großgeräte-Richtlinie |
|---|---|---|---|---|---|
| Linksherzkatheter-Meßplätze (LH) | 155 | 6 | 161 | 418 151 | 500 000 |
| Computertomographie-Geräte (CT) | 315 | 244 | 559 | 110 544 | 250 000 |
| Gamma-Kameras (GK) | 615 | 507 | 1122 | 59 071 | 73 000 |
| DSA-Geräte (DS) | 257 | 75 | 332 | 187 755 | 250 000 |
| NMR-Geräte (NM) | 31 | 26 | 57 | 1 070 535 | 1 500 000 |
| Linear- und Kreisbeschleuniger (LI) | 127 | 2 | 129 | 480 476 | 1 000 000 |
| CO-60 Geräte (CO) | 172 | 19 | 191 | 313 077 | 500 000 |
| Nierenlithotripter (NI) | 21 | 0 | 21 | 2 905 738 | 4 000 000 |
| Summe (SU) | 1693 | 879 | 2572 | | |

[1] Standort, Unabhängig von den Eigentumsverhältnissen *Bruckenberger*

Quelle: Länderumfrage, eigene Umfragen

# 6 Röntgenverordnung, Strahlenschutzverordnung – Fachkunde

Wer darf röntgen, wer darf Strahlentherapie durchführen?

Neben den Ausbildungsrichtlinien zum Facharzt gibt es noch zwei wichtige Verordnungen, die für die Weiterbildung und die spätere eigenverantwortliche Tätigkeit des Radiologen sehr wichtig sind:

- Die neue Röntgenverordnung, ab 1.1.88 (RöVer) und
- die Strahlenschutzverordnung (StrlSchV).

Wir wollen uns an dieser Stelle nicht mit den Strahlenschutzvorschriften oder dem Besuch der erforderlichen Strahlenschutzkurse, sondern mit der sogenannten **Fachkunde** befassen.

Die Fachkunde ist eine Voraussetzung im Rahmen der genannten Verordnungen, um eigenverantwortlich eine Röntgeneinrichtung, ein Bestrahlungsgerät oder eine nuklearmedizinische Einrichtung betreiben zu können.

Fachkunde wird nämlich nicht automatisch im Rahmen der Facharztausbildung erworben, sondern muß für Strahlentherapie, Röntgendiagnostik und Nuklearmedizin nach den **Richtlinien** erlangt werden (Anlage E und H).

Die Fachkunde ist erforderlich, um in der Röntgendiagnostik, Strahlentherapie oder in der Nuklearmedizin als Strahlenschutzverantwortlicher tätig sein zu können. Ohne diese Zulassung als Strahlenschutzverantwortlicher bzw. als Strahlenschutzbeauftragter ist eine eigenständige Tätigkeit als Leiter einer Abteilung, als dessen Vertreter (Oberarzt) oder als niedergelassener Arzt nicht möglich, trotz bestandener Facharztprüfung!

Die Fachkunde beinhaltet die **Sachkunde**, worunter ein durch entsprechend lange Tätigkeit erworbenes **fachspezifisches** Wissen, sowie theoretische und praktische Kenntnisse im **Strahlenschutz** zu verstehen sind.

Während die Kenntnisse im Strahlenschutz durch den Besuch von entsprechenden Kursen relativ leicht erworben werden können, benötigt man zur Erlangung der medizinischen Sachkunde eine entsprechend lange Tätigkeit im betreffenden Bereich unter der Leitung eines zur Vermittlung der Fachkunde ermächtigten Arztes, und zwar ganztägig und hauptamtlich.

Die Dauer dieser Tätigkeiten sind in der Richtlinie Strahlenschutz in der Medizin (s. Anlage E) sowie in der neuen Richtlinie „Fachkunde und Kenntnisse in der Medizin" geregelt.

Als Mindestzeiten sind festgelegt (aus der Richtlinie Strahlenschutz der ÄK Nordrhein für Strahlentherapie und Nuklearmedizin):

1. **Anlagen zur Erzeugung ionisierender Strahlen (Beschleuniger)**:
Mindestens 24 Monate Tätigkeit in der Strahlentherapie einschließlich mindestens 12 Monate Tätigkeit an Beschleunigern oder Gamma-Bestrahlungseinrichtungen, mindestens aber sechs Monate an Beschleunigern.

2. **Gamma-Bestrahlungseinrichtungen (Bestrahlungseinrichtungen mit radioaktiven Quellen)**:
Mindestens 24 Monate Tätigkeit in der Strahlentherapie einschließlich mindestens 12 Monate Tätigkeit an Gamma-Bestrahlungseinrichtungen und Beschleunigern, mindestens aber sechs Monate an Gamma-Bestrahlungseinrichtungen.

3. **Therapie mit offenen radioaktiven Stoffen:**
Mindestens 12 Monate Strahlentherapie, davon mindestens sechs Monate Therapie mit offenen radioaktiven Stoffen.

4. **Umschlossene radioaktive Stoffe zur interstitiellen und intrakavitären Therapie sowie zur Kontakttherapie und zur Implantation (Strahler):**
a) Alle Anwendungsgebiete:
Mindestens 18 Monate Tätigkeit in der Strahlentherapie einschließlich mindestens sechs Monate Therapie mit Strahlern.

b) Teilgebiete: (Beschränkung auf ein Organ bzw. ein Organsystem):
Mindestens 12 Monate Tätigkeit in der Strahlentherapie einschließlich mindestens sechs Monate Therapie mit Strahlern.

c) Anwendung umschlossener Betastrahler zur Hauttherapie:
Mindestens sechs Monate Tätigkeit in der Strahlentherapie einschließlich mindestens drei Monate Anwendung umschlossener Betastrahler.

5. **Offene radioaktive Stoffe** (Nuklearmedizin):

a) Gesamtgebiet (Diagnostik und Therapie):
Mindestens 36 Monate Tätigkeit auf dem Gebiet der Anwendung radioaktiver Stoffe und ionisierender Strahlen am Menschen, davon mindestens 18 Monate Diagnostik und sechs Monate Therapie mit offenen radioaktiven Stoffen.

b) Diagnostik mit offenen radioaktiven Stoffen:
Mindestens 24 Monate Tätigkeit auf dem Gebiet der Anwendung radioaktiver Stoffe und ionisierender Strahlen am Menschen, davon mindestens **18 Monate Diagnostik mit offenen radioaktiven** Stoffen.

c) Organgebundene Diagnostik (Diagnostik an einem Organsystem):
Mindestens 12 Monate Anwendung offener radioaktiver Stoffe am Menschen, davon mindestens neun Monate auf dem betreffenden Organsystem.

Neu ist ab dem 1.1.1988 aufgrund der neuen Röntgenverordnung, daß auch die Ärzte, die röntgendiagnostisch tätig sind, eine Fachkunde benötigen, und zwar gleichgültig, ob sie als Vollradiologe, oder aber als Teilradiologe tätig sind, bzw. tätig werden wollen.

Nach der bisherigen Regelung sind nämlich die Ärzte im allgemeinen aufgrund ihrer Approbation als fachkundig betrachtet worden, wenn sie ihre Ausbildung nach der Approbationsordnung von 1970 beendet hatten. Nach der neuen Regelung muß jeder Arzt, der eigenständig röntgendiagnostisch arbeitet, eine Fachkunde **nachweisen**. Darunter fallen nicht nur diejenigen, die eine Praxis eröffnen, oder aber als Chefarzt oder dessen Vertreter (Oberarzt) tätig werden wollen, sondern auch die Ärzte, die während des Nachtdienstes beispielsweise röntgendiagnostisch arbeiten.

Die Fachkunde setzt sich, wie auch für die Strahlentherapie und für die Nuklearmedizin, aus Kenntnissen des Strahlenschutzes und aus der Sachkunde zusammen. Während die Kenntnisse im Strahlenschutz durch einen Grundkurs und einen Spezialkurs zu erwerben sind, benötigt man zur Erlangung der Sachkunde eine praktische Tätigkeit in der Röntgendiagnostik, unter Aufsicht eines fachkundigen Arztes.

Die Dauer dieser Tätigkeit ist in der neuen Richtlinie Fachkunde im Strahlenschutz in der Röntgendiagnostik festgelegt:

| | Monate |
|---|---|
| Gesamte Röntgendiagnostik | 42 |
| Schädel | 12 |
| Extremitäten-Diagnostik | 12 |
| Röntgendiagnostik der Extremitäten und Notfalldiagnostik | 18 |
| Gesamtes Skelett | 18 |
| Thorax | 12 |
| Röntgendiagnostik der Harnorgane | 12 |
| Gesamte innere Organe | 24 |
| Röntgendiagnostik des gesamten Skeletts und des Thorax | 24 |
| gesamtes Skelett und innere Organe | 30 |
| Computertomographie zusätzlich (abgesehen vom Gesamtgebiet der Röntgendiagnostik) | 12 |
| Mammographie | 6 |

Diese Ausbildungszeiten müssen ab dem 1.1.1988 von Ärzten, die radiologisch oder teilradiologisch tätig werden wollen, nachgewiesen werden (Anlage H).

Für diejenigen Ärzte, die bisher schon röntgenologisch tätig gewesen sind, gibt es Übergangsvorschriften. Der § 43 Abs. 2 der RöV besagt, „... wer vor Inkrafttreten dieser Verordnung als Arzt ... Röntgenstrahlen angewendet hat und die vor dem Inkrafttreten dieser Verordnung ... die erforderliche Fachkunde im Strahlenschutz besitzt, darf die Tätigkeit ... fortsetzen."

Wer jedoch zu diesem Personenkreis gehört, ist nicht näher definiert. Deswegen ist man gut beraten gewesen, wenn man sich vor Inkrafttreten dieser Verordnung die Fachkunde hat bescheinigen lassen.

Nach Auskunft der Ärztekammer (Westfalen-Lippe) sollen „alle Ärzte, die ihre ärztliche Prüfung aufgrund des 4. oder 6. Abschnitts der Approbationsordnung aus 1970 abgelegt haben, von der Teilnahme an den Strahlenschutzkursen nach der RöV und den hierzu ergangenen Fachkunderichtlinien befreit sein." Die während des Studiums erlangte Bescheinigung über die Teilnahme an der „praktischen Übung in **Kursus für Radiologie einschließlich Strahlenschutz**" soll die Fachkundebescheinigung sein.

Also haben alle, die ihre Ausbildung (Approbation) bis zum 31.12.87 abgeschlossen haben und den besagten Schein besitzen, sowie bisher schon etwas geröngt haben, Glück gehabt!

Die Röntgenverordnung und Strahlenschutzverordnung erschweren den Durchblick durch den ohnehin schon komplizierten Ausbildungsgang zum Radiologen, haben jedoch mit den Richtlinien der Facharztausbildung formell nichts zu tun.

So kann ein Arzt, der die nuklearmedizinische Fachkunde besitzt, eigenständig nuklearmedizinische Diagnostik durchführen, ohne Facharzt für Nuklearmedizin zu sein. Ebenso kann ein Arzt, der 24 Monate in der Strahlentherapie gearbeitet hat (s. 6.1 und 6.2) und die Fachkunde erworben hat, den Leiter einer Strahlentherapie-Abteilung vertreten, ohne ein Facharzt zu sein. Ein Arzt für Radiologie, der lediglich die vorgeschriebenen 18 Monate (s. 2.3) Weiterbildung in der Strahlentherapie abgeleistet hat, darf dies jedoch nicht!

Es soll nochmals betont werden, daß sich Fachkunde nicht durch den Besuch von Strahlenschutzkursen erwerben läßt, diese sind jedoch ein Teil davon.

Fachkunde kann nur bei einem Arzt erworben werden, der zu deren Vermittlung ermächtigt ist. Deshalb sollte der Arzt, der eine Weiterbildungsstelle antritt, sich vorher erkundigen, ob der betreffende Chefarzt oder niedergelassene Arzt zur Vermittlung der Fachkunde berechtigt ist. Die Landesärztekammern halten Listen der ermächtigten Ärzte in den einzelnen Fachgebieten parat und schicken diese auf Anfrage zu (s. auch 2.4).

Die Weiterbildungszeiten werden in der Regel sowohl auf die Facharztausbildung, als auch auf den Erwerb der Fachkunde angerechnet.

Hat man die Facharztprüfung bestanden und besitzt auch die Fachkunde, so bedeutet dies noch lange nicht, daß man damit als Leiter einer Röntgenabteilung oder Betreiber einer Gamma-Kamera in der Arztpraxis auch Leistungen bei der Kasse abrechnen darf (s. hierzu Kap. 5 und Anlage B).

Zusammenfassend sollen nochmals die **drei wichtigsten Richtlinien und Verordnungen** aufgeführt werden, die die Ausbildung und die Tätigkeit des Radiologen regeln:

- Weiterbildungsordnung für die Facharztausbildung.
- Röntgenverordnung und Strahlenschutzverordnung für die eigenständige Tätigkeit in der Röntgendiagnostik, Strahlentherapie und Nuklearmedizin, wobei der Erwerb der Fachkunde in den einzelnen Richtlinien geregelt wird (s. Anlagen).
- Richtlinien der kassenärztlichen Vereinigung für die Kassenzulassung (s. Anlagen).

Beantragt wird die Fachkunde bei der Ärztekammer.
Fachkunde = Sachkunde + Strahlenschutzkurse

*Folgende Ärzte besitzen bereits die Fachkunde nach RöV:*

1. Ärzte, die ihre Prüfung nach der Approbationsordnung von 1970 abgelegt haben, und bis Ende 1987 schon Röntgenstrahlen angewandt haben = also die meisten Assistenzärzte in der Röntgenologie.
2. Ärzte, die ihre Prüfung vor Inkrafttreten der Appr.Ordn. von 1970 gemacht haben, und bisher schon geröngt haben und die als Strahlenschutzverantwortliche behördlich anerkannt gewesen sind.
3. Ärzte, die ihre Prüfung vor Inkrafttreten der Appr.Ordn. von 1970 gemacht haben und bisher schon geröngt haben und die den Grundkurs und Spezialkurs im Strahlenschutz absolviert haben.

# 7 Die radiologische Abteilung im Krankenhaus

## 7.1 Organisation

Nicht alle Krankenhäuser haben eine eigene radiologische Abteilung mit einem Chefarzt an der Spitze. Für kleinere Krankenhäuser lohnt sich die Einrichtung einer Röntgenabteilung nicht, dort steht der Röntgenapparat, wo er gerade gebraucht wird: in der Inneren Abteilung oder in der Chirurgie, und wird vom Internisten, Chirurgen, Urologen benutzt.

Es gibt auch große Krankenhäuser mit 400–500 Betten und mehr, die immer noch keine eigenständige Radiologie haben. Der Trend geht jedoch dazu, solche Abteilungen einzurichten.

Ihr Chefarzt ist den Chefärzten der anderen Disziplinen gleichgestellt.

Wie sieht nun die Arbeit in einer solchen radiologischen Klinik aus?

Nehmen wir als Beispiel ein Haus mit 500 Betten, also ein Schwerpunktkrankenhaus.

Dem Chefarzt sind 1–2 Oberärzte und 3–5 Assistenzärzte untergeordnet. Tätig sind ferner 10–15 medizinisch-technische Assistenten (MTA) und Schreibkräfte.

Folgende Arbeitsplätze sind zum Beispiel vorhanden:

- Thorax-Aufnahmeplatz (Wandstativ mit Bucky-Blende),
- Knochen-Unfallaufnahmeplatz (Bucky-Tisch),
- Magen-Darm-Untersuchung (Durchleuchtungsgerät mit Fernsehkette),
- Angiographie (konventioneller Blattfilmwechsler mit Durchleuchtung),
- Nieren-Galle-Aufnahmeplatz (Bucky-Tisch),
- Mammographie,
- Ultraschalluntersuchung,
- Computertomographie.

Oft sind die Untersuchungsgeräte für die Durchführung mehrerer Untersuchungen geeignet. Die Aufteilung der Arbeit hängt deshalb auch vom Patientengut der Klinik ab.

Die meisten Arbeitsplätze befinden sich in einem separaten Raum.

## 7.2 Arbeitsablauf

Ein typischer Tagesablauf könnte folgendermaßen aussehen:

| | |
|---|---|
| 8.00– 8.30 | Frühbesprechung |
| 8.30–13.00 | Untersuchungen |
| 13.00–14.00 | Besprechung der Befunde |
| 14.00–14.30 | Demonstration |
| 14.30–17.00 | Befundung |

Die Mehrzahl der Untersuchungen am Patienten wird vormittags erledigt. Der Assistenzarzt muß viele Untersuchungen selbst machen: er durchleuchtet z.B. einen Magen, fertigt eine Lymphographie oder Phlebographie an, „schießt“ die Bilder für eine Myelographie.

Zu seinen Aufgaben gehört oft auch die Angiographie. Dabei wird zunächst der Patient über die Art der Untersuchung aufgeklärt, dann wird ein geeignetes Gefäß gesucht, meist die Arteria Femoralis, diese eröffnet und ein Katheter eingeführt. Danach injiziert man das Kontrastmittel und fertigt eine Serie von Aufnahmen an. Dies alles erfolgt unter Operationsbedingungen, d.h. der Patient wird mit sterilen Tüchern abgedeckt, der Untersucher zieht einen sterilen OP-Kittel und sterile Handschuhe an. Nach 4–5 solchen Untersuchungen, die sich über den ganzen Vormittag erstrecken, sind alle Beteiligten ziemlich erschöpft.

Andere Röntgenaufnahmen werden von Röntgenassistentinnen durchgeführt, z.B. Extremitäten-, Schädel- und Thoraxaufnahmen. Sie müssen dann von den Ärzten begutachtet und die Befunde diktiert werden. Ganze Stapel von Röntgenbilder warten darauf, möglichst noch am gleichen Tag befundet zu werden, oft 40–50 Patientenaufnahmen, pro Arzt, und dies Tag für Tag.

„Radiologie heißt Wegschaffen!“ – pflegte der Chefarzt einer großen Universitätsklinik zu seinen Assistenten zu sagen.

Mittags erfolgt die Besprechung der Befunde, die in der Demonstration gezeigt werden sollen. Die Demonstration ist eine tägliche Zusammenkunft mit den Kollegen der anderen Fachrichtungen der Klinik, bei der die Befunde der jeweiligen Patienten besprochen werden.

Hierzu werden die Bilder an einem Leuchtkasten aufgehängt und von einem Röntgenologen, in der Regel vom Oberarzt, vorgestellt.

Nachmittags wird dann diktiert. Dazu braucht man etwas Ruhe, ein eigenes Zimmer gibt es natürlich nicht. Fast alle diktieren ihre Befunde im Diktierraum, welcher häufig zugleich als Kaffee-, Lese-, Frühstücksraum und manchmal auch noch als Umkleideraum fungiert.

Feierabend ist, besonders wenn jemand von den Kollegen im Urlaub ist oder krank ist, oft erst lange nach Dienstschluß. Überstunden werden natürlich nicht bezahlt, man kann sie allenfalls „abfeiern“.

Alle 4–5 Tage fällt ein Nachtdienst an. Dafür steht ein Dienstzimmer zur Verfügung. In vielen Häusern kann man jedoch auch während des Dienstes die Klinik verlassen, wenn man in Reichweite des „Piepsers“ bleibt und innerhalb von 15–20 Minuten wieder in der Klinik ist. In diesen Fällen erhält man eine Vergütung von 12,5 % des Stundensatzes, also etwa 3–4 DM pro Stunde (Bereitschaftsstufe D). Eine Diskussion über Samstagsarbeit erübrigt sich in der Radiologie: es gibt sie regelmäßig!

In größeren Kliniken gibt es eine Arbeitsteilung, d.h. der auszubildende Assistenzarzt durchläuft die einzelnen Arbeitsplätze, wie Thorax-, Magen-Darm-Diagnostik, usw. nacheinander. In kleineren Krankenhäusern muß er alles gleichzeitig machen, lernt dabei oft schneller.

In der Regel erhalten Berufsanfänger nur zeitlich befristete Arbeitsverträge, die Vergütung beträgt fast durchweg BAT III.

## 7.3 Universitätsklinik – wissenschaftliche Tätigkeit

Bewirbt man sich um eine Stelle an einer Universitätsklinik, so muß man Abstriche beim Gehalt machen, zumindest als Anfänger.

Die Gehaltsgruppe ist für Anfänger BAT III, also eine Stufe niedriger als früher üblich gewesen. Darüber hinaus gehen die Unikliniken zunehmend dazu über, nur noch Halbtagesstellen zu vergeben, und dies auch noch befristet auf 1–2 Jahre.

Man bekommt also nur die Hälfte der Vergütung, die Zeit wird jedoch voll auf die Facharztausbildung angerechnet, sofern man auch voll arbeitet.

Außerdem wird erwartet, daß man wissenschaftlich arbeitet.

Was ist eigentlich wissenschaftliche Arbeit? Universitätskliniken haben bekanntlich den Auftrag, wissenschaftliche Arbeit zu leisten. Das Produkt dieser wissenschaftlichen Arbeit sind die Veröffentlichungen in Fachzeitschriften und als Vorträge. Jeder Professor ist bestrebt, jährlich eine ansehnliche Zahl von Publikationen herauszubringen. Er schreibt sie natürlich nicht alle selbst, sondern beteiligt die Mitarbeiter seines Institutes.

Von einem Assistenzarzt an einer Universitätsklinik wird also erwartet, daß er sich an den wissenschaftlichen Projekten seines Institutes beteiligt.

Ausgewählte Patienten müssen nach einem bestimmten Schema untersucht und die Ergebnisse protokolliert werden.

Das Archiv soll auf interessante Krankheitsbilder hin durchforstet werden.

Messungen z.B. am Computertomographen werden durchgeführt, Dias und Fotos für Vorträge gesammelt, Zeichnungen angefertigt.

Natürlich muß die tägliche Routine erledigt werden, die Patienten müssen untersucht und die Befunde diktiert werden. Erst danach kann man sich der Wissenschaft widmen. Es bleibt nicht aus, daß man dabei nicht pünktlich Feierabend machen kann, denn die Geräte werden oft erst nach 16 Uhr frei für wissenschaftliche Aufgaben. Manchmal muß man am Wochenende auch etwas tun, Manuskripte anfertigen, Literatur lesen.

Wissenschaftliche Tätigkeit bedeutet also Mehrarbeit, bei gleicher Bezahlung.

Angeleitet werden die Assistenzärzte meistens von den Oberärzten, die besonders eifrig wissenschaftlich tätig sind. Erfahrene Assistenten betreuen ihrerseits Doktoranden, die am Institut tätig sind. Eine Mehrbezahlung gibt es nicht.

Eine schöne Veröffentlichung in einem renommierten Fachblatt, wie z.B. die „Fortschritte auf dem Gebiet der Röntgenstrahlen“ kurz RöFo genannt, oder „Der Radiologe“ oder in der „European Journal of Radiology“ ist jedoch für alle Beteiligten sehr befriedigend.

Auch lernt man eine ganze Menge über das Spezialgebiet, das man bearbeitet hat.

Es ist keineswegs so, daß man durch wissenschaftliche Arbeit den Praxisbezug verlieren und ein weniger guter Arzt werden würde. Im Gegenteil: Leute, die wissenschaftlich tätig sind, sind oft auch die besseren Mediziner.

Der Mehreinsatz wird dadurch belohnt, daß man als Absolvent eines Universitätsklinikums nachher bessere Stellen bekommt. Auch darf man Kongresse besuchen, sich einige freie Tage herausschlagen, möglicherweise bekommt man manchmal eine kleine Zuwendung als Lohn für die Mühe.

Wer jedoch nicht bereit ist, diese Mühe auf sich zu nehmen, ist an einem städtischen Krankenhaus oft besser aufgehoben. Wer pünktlich Feierabend machen möchte, der meide die Universitätskliniken.

Englisch können muß man als „Wissenschaftler“ auch, und vor allem viel lesen.

Eine Assistenztätigkeit an einem Universitätsklinikum soll also, wie in Amerika, auch bei uns mehr und mehr zu einer Ehre werden, und nicht nur der bloßen Weiterbildung dienen.

Deshalb sind alle Stellen an Unikliniken befristet.

Es ist keineswegs fast unmöglich, eine Stelle an einer Uniklinik zu bekommen. Man muß bei der Bewerbung nur betonen, daß man bereit ist, wissenschaftlich zu arbeiten. Eine gute Promotion ist ebenfalls eine gute Empfehlung.

## 8 Berufsrisiken

Der Radiologe arbeitet mit Röntgenapparaten, die Strahlen erzeugen. In der Strahlentherapie bestrahlt er Patienten mit „Kobaltbomben“ oder mit dem Linearbeschleuniger, und in der Nuklearmedizin verabreicht er radioaktive Substanzen, um Krankheiten zu diagnostizieren und zu heilen.

Er ist dabei trotz Strahlenschutzmaßnahmen, teilweise einer geringen Strahlendosis ausgesetzt.

Wie gefährlich ist nun diese Strahlenbelastung für den Radiologen, der jahrzehntelang berufstätig ist? Hat der Radiologe ein erhöhtes Berufsrisiko? Erkranken Personen in der Radiologie gar häufiger an bösartigen Geschwülsten, als ihre Kollegen aus anderen Fachbereichen?

Während der Geburtsjahre der Radiologie um die Jahrhundertwende wußte man nur sehr wenig über die biologischen Wirkungen der ionisierenden Strahlen. Heute weiß man, mit welcher Sorglosigkeit damals Ärzte und Patienten den „neuen“ Strahlen begegneten.

Mancher Arzt prüfte seine „Röhre“ vor einer Röntgenaufnahme, in dem er seine Hand in den Strahlengang hielt. Zeichneten sich die Knochen scharf auf der Fotoplatte oder Schirm ab, so war das Gerät gut eingestellt. Diese Art von Qualitätskontrolle führte mit der Zeit zu einer schwer heilenden Strahlenkrankheit der Hände.

Doch schon wenig später erkannte man die schädliche Wirkung ionisierender Strahlen auf Lebewesen und konnte nun Schutzmaßnahmen ergreifen.

Diese blieben aber wegen der noch wenig entwickelten Technik oft unzulänglich. So saß der Arzt bei der Röntgen-Durchleuchtung noch bis spät in die fünfziger Jahre hinein vor dem Leuchtschirm direkt gegenüber der Röntgenröhre. Obwohl durch Bleischürze, Brille und Handschuhe geschützt, saß er im Strahlengang und wurde diesem täglich für Stunden ausgesetzt. Auch beim Experimentieren ließ sich eine Strahlenbelastung kaum vermeiden.

Bis zum Ende der fünfziger Jahre sind auf der ganzen Welt die Namen von 359 Ärzten, Physikern, Ingenieuren und Assistenten bekannt geworden, die im Dienst der Patienten und der Wissenschaft durch die Einwirkung von ionisierenden Strahlen ihr Leben ließen. An sie erinnert eine Gedenktafel im St. Georg Krankenhaus in Hamburg.

Erst die Elektronik brachte eine entscheidende Wende: Anstelle des Leuchtschirmes traten die elektronischen Bildverstärker und Fernsehkamera, und der Radiologe konnte nun das Bild gefahrlos auf dem Sichtschirm betrachten.

Die elektronische Verstärkung half außerdem, die Strahlenbelastung auf rund ein Zehntel zu senken: der Patient hatte auch von der modernen Technik profitiert.

Bei einer Röntgenaufnahme der Hand, oder bei der Anfertigung eines Urogrammes tritt weder für den Arzt, noch für die medizinisch-technische Assistentin eine Strahlenbelastung auf, denn diese dürfen sich während der Aufnahme nicht im Raum aufhalten. Die Bedienung erfolgt von außen. Oft müssen jedoch Patienten während der Aufnahme gestützt werden.

Die heutigen Röntgenfilme und Verstärkerfolien liefern sehr gute Bilder bei einem Bruchteil der Strahlendosis früherer Jahre.

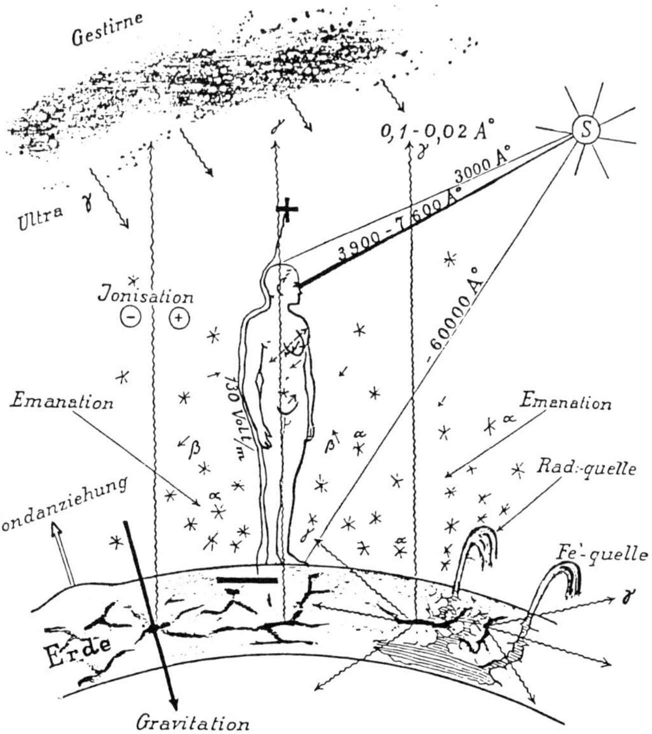


Abb. 2 Der Mensch als Wanderer zwischen strahlenden Welten, aus „Handbuch der gesamten Strahlenheilkunde". Herausgeg. von Prof. Dr. Paul Lazarus, Verlag von J.E. Bergmann, München 1928

Die einzige wirkliche Gefährdungsquelle bilden in einer modern eingerichteten Röntgenabteilung bei Beachtung der Strahlenschutzvorschriften heute nur noch die Durchleuchtungsgeräte. Bei einer Magendurchleuchtung, Myelographie, Angiographie, Kolon-Kontrastuntersuchung müssen der Arzt und sein Helfer nach wie vor neben dem Röntgengerät stehen. Trotz elektronischer Bildverstärkung tritt nach wie vor eine geringe Streustrahlung auf, d.h. die Strahlung, die auf Patient und Bildverstärker auftritt, wird in der Materie gestreut, und die Photonen und Sekundärelektronen fliegen nun in alle Richtungen. Die Dosis, die dabei an die Umgebung weitergegeben wird, ist zwar klein, im Laufe einer längeren Untersuchung summiert sich der Effekt jedoch. Deswegen müssen alle Personen Bleischürzen tragen. In den Strahlengang mit der Hand zu langen, ist ohnehin nicht gestattet. Der Röntgenapparat ist mit Bleivorhängen gegenüber Streustrahlung ausgestattet, diese müssen aber auch zugezogen sein!

Auch soll das Bestrahlungsfeld so klein wie möglich gehalten werden und die Bestrahlungszeit dadurch begrenzt werden, daß man immer nur intermittierend durchleuchtet und dann die Strahlung wieder ausschaltet.

Die Gefährdung, die heute von den Röntgenapparaten ausgeht, besteht weniger durch die Geräte selbst, sondern mehr im sorglosen Umgang mit ihnen.

Der Patient soll so kurz wie nötig durchleuchtet werden. So steht es in den Anweisungen zum Strahlenschutz, den jeder Arzt kennen muß. Immer wieder beobachtet man, daß manche Ärzte „gründlich" durchleuchten, die Strahlung nicht einmal ausschalten, wenn sie den Patienten umlagern und mit der Hand in den Strahlengang greifen.

Auf der anderen Seite weigern sich medizinisch-technische Assistentinnen oft, bei Durchleuchtungen zu helfen, denn sie wollen nicht den „Strahlen" ausgesetzt werden. Oft muß ein zweiter Arzt bei einer Untersuchung Hilfsdienste verrichten, die eigentlich Aufgabe der Helferin wären.

Tatsache ist: Röntgenstrahlen sind trotz moderner Technik nicht ungefährlich, wenn man sorglos mit ihnen umgeht.

Bei Einhaltung der Strahlenschutzvorschriften ist jedoch auch eine jahrzehntelange ununterbrochene Tätigkeit in der Röntgendiagnostik ohne nachteilige Wirkung auf die Gesundheit.

Es ist in den letzten 20 Jahren kein einziger Fall in der Bundesrepublik bekannt geworden, daß ein Radiologe oder eine medizinisch-technische Assistentin an einer Strahlenkrankheit erkrankt, geschweige denn daran gestorben wäre.

Ärzte in der Röntgendiagnostik weisen auch keine höhere Inzidenz an Krebserkrankungen auf, als die übrige Bevölkerung. Die Lebenserwartung eines Radio-

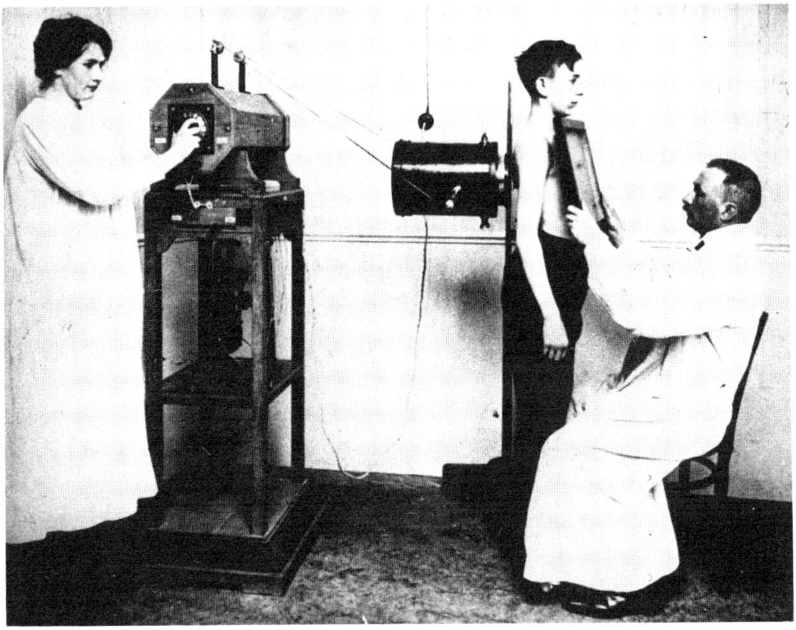

Abb. 3 Lungendurchleuchtung anno 1912 (Foto: Siemens AG)

logen ist im Durchschnitt zwar etwas niedriger, als die der Durchschnittsbevölkerung, dies ist jedoch bei allen anderen Ärzten auch der Fall.

Auch die Kinder von Röntgenärzten und Assistentinnen weisen keine höhere Mißbildungsrate auf, als der Durchschnitt in der Bevölkerung, gleich wie lange sie auch in der Radiologie gearbeitet haben sollten.

Schwangere dürfen sich nicht beruflich im Kontrollbereich aufhalten. Deswegen kommt dann auch mancher arbeitssuchende Kollege in den Genuß einer „Schwangerschaftsvertretung".

Welche Gefährdung ergibt sich für den Arzt jedoch in der Strahlentherapie? Die Tumorvernichtungsdosis, die heute verabreicht wird, beträgt zwischen 4500 und 6000 rad (45–60 Gray). Diese Dosis ist die zehnfache der tödlichen Ganzkörperdosis, die nur rund 500 rad beträgt. Sie wird jedoch nur begrenzt auf ein Organ eingestrahlt und ist deswegen nicht tödlich.

Die Energie der Röntgenstrahlen, die mit einem Linearbeschleuniger erzeugt wird, beträgt bis zu 20 MeV, also das 200fache der in der Röntgendiagnostik üblichen Energie.

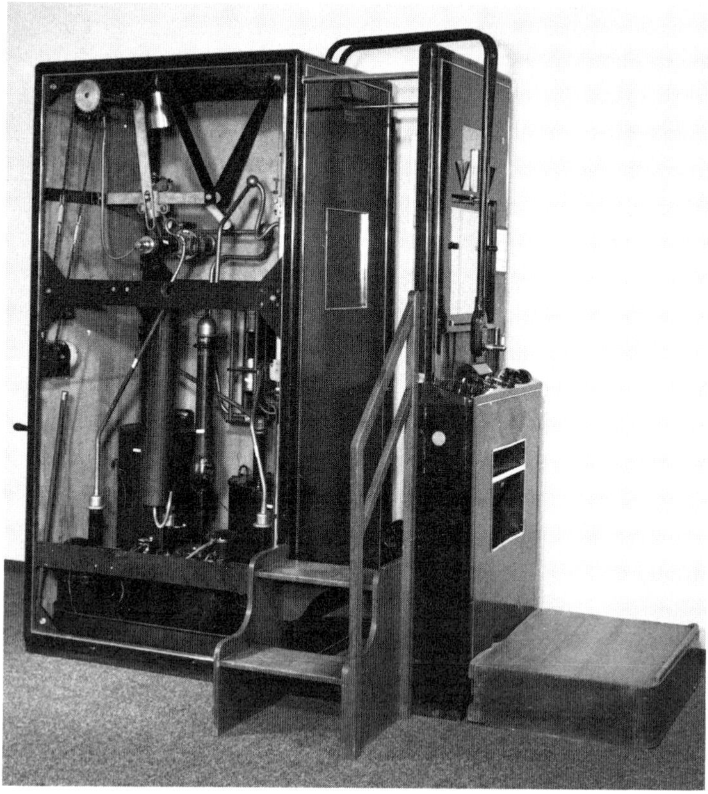

Abb. 4 Durchleuchtungsgerät aus dem Jahr 1930 (C.H.F. Müller)

Trotz dieser hohen Energien und Strahlendosen ist die Gefährdung für den Strahlentherapeut und die Assistentin in der Strahlentherapie noch geringer, als in der Röntgendiagnostik. Eigentlich dürften diese gar keine Strahlendosis abbekommen, denn die Bedienung der Geräte erfolgt von außen. Solange die Strahlung eingeschaltet ist, bleibt der Zugang zum Strahlenbunker durch eine tonnenschwere Tür gesperrt. Zuträglich für die Gesundheit von Arzt und Patient in der Strahlentherapie ist die Vorschrift der Strahlenschutzverordnung, nach der über den Betrieb eines medizinischen Beschleunigers zur Strahlentherapie ein fachkundiger Physiker wachen soll.

Das höchste Berufsrisiko für viele Radiologen dürfte das Tragen der kiloschweren Bleischürzen zum Strahlenschutz darstellen: Bandscheibenschäden könnten die Folgen sein.

Der Arzt in der Röntgendiagnostik muß auch gut zu Fuß sein, denn er „rennt“ oft von einer Untersuchung zur anderen und steht manchmal stundenlang bei einer Angiographie am Röntgenapparat.

# 9 Ärztliche Verbände

Alle berufstätigen Ärzte sind Pflichtmitglieder einer Landesärztekammer. Die Hauptaufgabe der Ärztekammer ist u.U. die Weiterbildung sowie die Förderung der Fortbildung und die Kontrolle der Ausbildung von Arzthelferinnen. Die Landesärztekammern sind in der Bundesärztekammer (BÄK) zusammengeschlossen (Zusammenschluß von Körperschaften des öffentlichen Rechts). Das oberste Gremium dieser BÄK ist der „Deutsche Ärztetag", bestehend aus 250 Delegierten. Einer der Fachausschüsse der BÄK ist z.B. die „Arzneimittelkommission der Deutschen Ärzteschaft", die seit 1955 Arzneimittelnebenwirkungen erfaßt und bewertet.

Die kassenärztlichen Vereinigungen sind auch wie die Ärztekammern Körperschaften des öffentlichen Rechts, also rechtsfähige Verbände unter staatlicher Aufsicht. Mitglieder sind allerdings nur die zugelassenen oder beteiligten Ärzte (ordentliche Mitglieder).

Weitere ärztliche Verbände, und zwar solche mit (im Gegensatz zur Ärztekammer und KV) **freiwilliger Mitgliedschaft**, sind

- der Hartmannbund, Verband der Ärzte Deutschlands e.V.
  Dieser geht auf eine Organisation zurück, deren Nachfolge die kassenärztlichen Vereinigungen angetreten haben.
- Verband der niedergelassenen Ärzte Deutschlands (NAV).
- Verband der leitenden Krankenhausärzte Deutschlands e.V.
- Marburger Bund e.V.
  Er vertritt die angestellten und beamteten Ärzte Deutschlands und wird aktiv als Tarifpartner gegenüber den verschiedenen Arbeitgeberverbänden. Der Marburger Bund berät seine Mitglieder in vielfältiger Weise, seine Arbeit hat in vielen Bereichen Kollegen vor Schaden bewahrt. Mit der „Deutschen Angestellten Gewerkschaft" (DAG) besteht enge Zusammenarbeit.

Der bedeutendste **Fachverband** ist die **„Deutsche Röntgengesellschaft"**.

Die Gründung der „Deutschen Röntgengesellschaft" geht auf eine Zeit zurück, als Deutschland in der Medizin eine unbestrittene, international führende Stellung einnahm. Fünf Jahre nach der Entdeckung der Röntgenstrahlen (1885) in Würzburg gab *Max Immelmann* den Anstoß zur Gründung einer „Röntgen-Vereinigung zu Berlin". Aus dieser Gesellschaft ging 1905 die Deutsche Röntgengesellschaft hervor, welche im gleichen Jahr den ersten Deutschen Röntgenkongreß durchführte. Die Sitzungsberichte, auch älteren Datums, sind auch heute noch sehr aufschlußreich, z.B. der Röntgenkongreß von 1939 in Stuttgart, bei dem die Frage Radiologie als eigenständiges Fach, bzw. das Fortbestehen von Röntgeninstituten in verschiedenen Fachkliniken, kontrovers diskutiert wurde. Schon damals erhob man die Forderung nach Zentralisierung der Radiologie in der Klinik.

Die Deutsche Röntgengesellschaft hat verschiedene **Sektionen**, z.B.

- Strahlendiagnostik,
- Radioonkologie,
- Nuklearmedizin,
- Strahlenbiologie, Strahlenphysik und -technik.

Außerdem bestehen verschiedene **Arbeitsgemeinschaften** und **Ausschüsse**:

- Aufnahmeausschuß,
- Aufklärung und Rechtsfragen,
- Qualitätskriterien in der Röntgendiagnostik,
- Standesangelegenheiten,
- Stipendienausschuß,
- Strahlenbiologie,
- Ultraschall und Radiologie.

Es gibt eine Reihe weiterer **wissenschaftlicher Gesellschaften** nach medizinischer Fachrichtung, z.B.

- Deutsche Gesellschaft für medizinische Physik,
- Deutsche Gesellschaft für Neuroradiologie,
- Deutsche Gesellschaft für pädiatrische Radiologie e.V.,
- Deutsche Gesellschaft für Biomedizinische Technik.

# 10 Neue Geräte und Verfahren – Radiologie im Wandel

## 10.1 Entwicklung der Röntgentechnik

*Wilhelm Konrad Röntgen* entdeckte die **Röntgenstrahlen** im Jahre 1896. Schon bald darauf wurden sie in der Medizin eingesetzt: Eine Vakuumröhre erzeugte die Strahlung; das Schattenbild des untersuchten Organs wurde auf einer Fotoplatte festgehalten.

1936 entwickelte *de Abreau* die **Röntgen-Durchleuchtung**: anstatt ein Foto anzufertigen, wurde das Schattenbild direkt auf einem lichtempfindlichen Schirm dargestellt. In den sechziger Jahren ersetze man den Schirm durch eine Fernsehkamera, der ein elektronischer Bildverstärker vorgeschaltet war: die **Bildverstärker-Durchleuchtung** entstand. Der Untersucher mußte nicht mehr im direkten Strahlengang stehen, sondern konnte das Bild auf einem Fernsehschirm betrachten.

Nach wie vor ist die Röntgenaufnahme jedoch die wichtigste Methode in der radiologischen Diagnostik, auch wenn neue Methoden, wie Sonographie, Computertomographie, Subtraktionsangiographie und Kernspintomographie hinzugekommen sind.

Wohin entwickelt sich die Radiologie? Wird die Röntgenabteilung zu einem vollcomputerisierten Betrieb?

Was muß der Radiologe können?

## 10.2 Computertomographie

Obwohl der Computertomograph auch nur ein Röntgenapparat ist, unterscheidet er sich von den herkömmlichen Röntgengeräten wesentlich: Er erzeugt Schnittbilder des Körpers. Diese 1972 entwickelte Methode hat die Radiologie revolutioniert. Obwohl ein CT-Gerät 1,5–2,0 Millionen DM kostet, standen Anfang 1987 in Deutschland bereits 559 Geräte in Praxen und Kliniken.

In jedem größeren Krankenhaus steht ein Computertomograph. Deshalb ist der Umgang mit diesen Geräten für jeden Radiologen ein „Muß". Er sollte in der Lage sein, eine CT-Untersuchung zu leiten, und die Bilder zu beurteilen. Die Bedienung des Gerätes ist Aufgabe der MTR (Medizinisch-technischer Radiologieassistent).

Während einer 8-Stunden-Schicht werden etwa 10–15 Patienten, darunter viele Schwerkranke, untersucht.

Für den Hausgebrauch erlernbar ist die Technik in 4–6 Monaten. Sollen allerdings die Untersuchungen auch kassenärztlich abgerechnet werden, so verlangt die kassenärztliche Bundesvereinigung, daß der Antragsteller mindestens

**vier Monate Weiterbildung** für die Abrechnung von Schädeluntersuchungen, zuzüglich noch sechs Monate Weiterbildung in Neuroradiologie,
**sechs Monate Weiterbildung** für die Abrechnung von Ganzkörper-Untersuchungen

nachweisen muß (s. auch Anlage B).

In der Regel erfüllen nur Radiologen diese Voraussetzungen.

Die Computertomographie gehört heute bereits zu der konventionellen Radiologie.

Die Technik entwickelte sich **trotz der Konkurrenz** Sonographie und Kernspintomographie rasant weiter: für Notfall-Untersuchungen ist nach wie vor ein CT-Gerät unentbehrlich. Die Geräte der 4. Generation erzeugen bereits dreidimensionale Bilder. Die Untersuchungszeiten werden immer kürzer, sie liegen heute bei 3–10 Sekunden pro Schicht. Der schnellste CT-Scanner, der Imatron, bildet zur Zeit eine Schicht in 50 msec, oder 24 Schichten/sec ab.

## 10.3 Interventionelle Radiologie

Die radiologischen Untersuchungen sind an sich unblutig, allenfalls wird Kontrastmittel über eine Vene injiziert.

Eine Ausnahme bildet die Angiographie, bei der ein Katheter über eine Arterie vorgeschoben und damit Kontrastmittel in interessierende Gefäßabschnitte eingebracht wird.

Die konventionelle Angiographie macht immer mehr der **digitalen Subtraktionsangiographie (DSA)** Platz. Die Bildaufnahme erfolgt hier nicht auf einen Film, sondern über einen Computer. Sehr schnelle Aufnahmesequenzen in verschiedenen Phasen des Kontrastmittel-Durchganges sind möglich, Bilder können elektronisch voneinander subtrahiert werden, so daß sich die Gefäße sehr deutlich darstellen lassen.

DSA muß der heutige Radiologe also auch „können".

Eindeutige Vorteile bietet die DSA-Technik gegenüber der Blattfilm-Angiographie bei der **Dilatation** verengter Gefäßabschnitte. Diese Methode, nach dem Erfinder auch „Dotterung" genannt, gewinnt als Alternative zur Gefäßchirurgie immer mehr Raum. Heute wagen sich geübte Angiographie-Spezialisten neben der Dilatation von Herzkranzgefäßen auch an Hirnarterien.

Die interventionelle Methode der Vasodilatation mittels Katheter, die **perkutane transluminale Angioplastie** (PTA), ist eine therapeutische Methode in der Hand des Radiologen.

## 10.4 Sonographie

Obwohl die Sonographie schon lange in der Medizin auf zahlreichen Gebieten eingesetzt wird, muß sie als bildgebendes Verfahren auch im Zusammenhang mit der Radiologie erwähnt werden.

Vieles, was früher ausschließlich mit Hilfe von Röntgenstrahlen untersucht worden ist, wird heute „geschallt". Bei Oberbauchbeschwerden, Nierenerkrankungen z.B. ist heute die Sonographie das bildgebende Verfahren, das zuerst eingesetzt wird.

In der Herzdiagnostik, bei Schilddrüsenuntersuchungen und in der Gefäßdiagnostik verdrängt die Ultraschall-Methode andere, bisher gebräuchliche Verfahren.

Ärzte fast aller Fachrichtungen benutzen Sonographie-Geräte und rechnen Leistungen bei der KV (Kassenärztliche Vereinigung) ab.

Auch für den Radiologen ist die Sonographie unentbehrlich. Nach Angaben der **Deutschen Röntgengesellschaft** untersuchen rund 50 % der niedergelassenen Radiologen pro Jahr mehr als 1000 Patienten mit Ultraschall. Deshalb muß ein Radiologe auch die wichtigsten Ultraschall-Untersuchungen beherrschen. Ein Ultraschall-Gerät steht in jeder Klinik, freilich oft unter der Regie der Internisten oder Gynäkologen. Der Radiologe muß mitunter darum kämpfen, an das Gerät heranzukommen.

Es werden zahlreiche **Ultraschall-Seminare** angeboten, in denen gegen beträchtliches Entgelt, erfahrene Fachleute die Anfänger einweisen. Die Teilnahme ist eine der Voraussetzungen für den Erwerb der Fachkunde, ohne die keine Leistungen abgerechnet werden können. Die andere Voraussetzung besteht im Nachweis der erfolgten Untersuchungszahl (z.B. für die hirnversorgenden Arterien werden z.B. Sonographien an 200 Patienten gefordert).

Über die genauen Voraussetzungen für die Erbringung kassenärztlicher Leistungen in der Ultraschalldiagnostik unterrichtet die Richtlinie der Kassenärztlichen Bundesvereinigung (Anlage F).

Wohlgemerkt: ein Ultraschall-Gerät kaufen und damit Patienten untersuchen darf jeder Arzt. Diese Untersuchungen jedoch auch bei der Kasse abrechnen darf nur derjenige, der die Voraussetzungen hierzu erfüllt.

## 10.5 Kernspintomographie

Dieses neueste bildgebende Verfahren ist in den 70er Jahren in Amerika entwickelt worden. *Lauterbur* erzeugte 1973 die ersten Bilder, routinereif ist die Methode seit ca. 1982. Heute stehen weltweit 600 Geräte im Einsatz, 60 davon in der Bundesrepublik (1987).

Wohl kein anderes Verfahren hat die Radiologen, und nicht nur sie, derart fasziniert, wie die Kernspintomographie, auch **magnetische Resonanztomographie (MRT)** genannt. Einen Kernspintomographen zu besitzen, ist für viele Radiologen das Höchste.

Die Methode basiert auf einem total anderen physikalischen Prinzip als die Computertomographie, obwohl sich die Bilder beider bildgebenden Verfahren stark ähneln.

Paramagnetische Atomkerne, wie Wasserstoff, richten sich in einem starken Magnetfeld in Richtung des Feldes aus. Wird jetzt ein Hochfrequenz-Radioimpuls eingestrahlt, so nehmen die Kerne Energie auf und beginnen eine Taumelbewegung (Präzession) um die eigene Achse.

Nach Abschalten des anregenden Radiopulses kehren die Kerne unter Energieabgabe an das Molekulgitter wieder in ihren Ausgangszustand zurück, sie relaxieren. Dabei wird in einer Meßspule ein schwaches Signal, das Kernresonanz-Signal, induziert. Aus einer Vielzahl solcher Resonanzsignale verschiedener Frequenzen erzeugt der Computer Bilder. Diese sind anatomischen Gefrierschnitten vergleichbar. Sie können in jeder beliebigen Ebene erzeugt werden, man erhält also nicht nur Querschnitts-, sondern auch sagittale und koronare Bilder der untersuchten Körperpartie.

Tatsächlich können aus den Bildern oft diagnostische Aussagen, besonders im Bereich des Zentralnervensystems, gewonnen werden, die mit anderen Methoden nicht möglich sind. Für die Diagnostik von Hirntumoren, der multiplen Sklerose, der Epilepsie ist diese neue Methode fast konkurrenzlos.

Neben der Bilderzeugung kann der Kernspintomograph auch Gefäße, ähnlich wie in der Angiographie, darstellen sowie das Vorhandensein anderer Kerne, als Wasserstoff, z.B. Phosphor, Natrium, Fluor, nachweisen und analysieren. Mit Hilfe der **Kernresonanz-Spektroskopie** können biochemische Analysen am lebenden Organismus ohne jeden Eingriff von außen vorgenommen werden. Dazu sind freilich sehr starke Elektromagnete notwendig, die 4–5 Mio DM kosten. Der Patient wird dabei lediglich Radioimpulsen im Kurzwellenbereich ausgesetzt, die nach bisherigen Erkenntnissen keine Gefährdung darstellen.

Die Kosten sind freilich astronomisch: ein mittleres Gerät kostet allein, ohne die baulichen Maßnahmen, ca. 2,5 Mio DM, ein großes Gerät mit 1,5 Tesla Magneten ca. 4,5 Mio DM. Pro Tag können ca. 12 Patienten während der normalen Tagesschicht und bei voll eingefahrener Mannschaft, untersucht werden, woraus ersichtlich wird, was eine Untersuchung wirklich kostet: 800–1000 DM. Somit ist die Kernspintomographie eine der teuersten diagnostischen Methoden überhaupt.

Die magnetische Resonanztomographie ist zweifellos noch sehr entwicklungsfähig, die physikalischen Grenzen sind noch längst nicht erreicht, so daß diese faszinierende Methode eine weitere Verbreitung erfahren wird.

Gehört die Kernspintomographie nun zur Radiologie, obwohl sie gar nicht mit ionisierenden Strahlen arbeitet? Diese Frage kann man folgendermaßen beantworten: Die Bilder, die entstehen, kann ein Röntgenologe mit CT-Kenntnissen am besten interpretieren. CT und MRT sind, was die Abbildung von Körperschichten und die Bildinterpretation betrifft, verwandte Methoden. Deswegen ist es sinnvoll, die Kernspintomographie zu den Aufgaben des Radiologen und des Nuklearmediziners zu zählen.

Nach der bisherigen Regelung konnten nur diejenigen Röntgenologen oder Nuklearmediziner kernspintomographische Leistungen kassenärztlich abrechnen, die eine einjährige Weiterbildung in MRT mit anschließender Prüfung nachweisen konnten. Die meisten Apparate stehen heute in einer Röntgenabteilung oder in einer radiologischen Praxis. Über die genauen Voraussetzungen zur Durchführung der Kernspintomographie in der kassenärztlichen Versorgung unterrichtet die Richtlinie der KBV (Anlage G).

## 10.6 Digitales Röntgen

Nachdem nun auch die Kernspintomographie schon zu den „etablierten" Methoden gehört, heißt das neue Zauberwort in der Röntgenologie „digitales Röntgen"! Zwar ist die digitale Radiographie keine völlig neue Methode, sondern lediglich eine Weiterentwicklung bereits existierender Techniken, aber sie wird für die Arbeit des Radiologen umwälzende Änderungen mit sich bringen.

Bisher wurde der Patient durchleuchtet, und das Ergebnis dieser Prozedur, das Röntgenbild, entweder auf einer Fotoplatte festgehalten, oder auf einem Bildschirm dargestellt.

Übrig blieb für die Dokumentation und die Befundung nur ein Film, nachdem der Patient die Abteilung wieder verlassen hatte.

Eine Nachbearbeitung dieser Bilder, eine Berechnung von Meßparametern oder ein Ausgleich von Fehlbelichtungen war bisher nicht möglich.

Durch den Einsatz von **Computern** läßt sich ein Bild jedoch weiter verarbeiten. Dazu wird es digitalisiert und gespeichert und steht für weitere Auswertungen und Bildmanipulationen zur Verfügung. Der Arzt braucht nur das Bild aus dem elektronischen Archiv zurückzuholen und kann beispielsweise aus einer Thoraxaufnahme die Knochenstrukturen subtrahieren und erhält auf diese Weise ein besser zu beurteilendes Bild der Lunge.

Ein Verfahren ist die **digitale Lumineszenzradiographie (DLR)**. Die Aufnahme des Bildes erfolgt mit einem normalen Röntgenapparat, jedoch nicht auf einem Film, sondern auf eine Speicherfolie. Diese wird dann in einem Abtastgerät gelesen und im Computer abgespeichert. Die Bilder können auf dem Bildschirm betrachtet werden.

Das Bild kann, nachdem der Patient die Röntgenabteilung längst verlassen hat, wieder abgerufen und vergrößert, geglättet, farbig dargestellt, auf Dichteunterschiede ausgewertet und neu abfotografiert werden. Anstelle der Papiertüten für die Ablage der Bilder tritt das elektronische Archiv.

Solch ein **Archivierungssystem ist das PACS** (Picture Archiving and Communications System), das mit Hilfe von optischen Speicherplatten großer Kapazität arbeitet. Eine einzige solche Platte von der Größe einer Schallplatte kann die gesamte Tagesproduktion einer großen Röntgenabteilung an Bildern abspeichern.

Die Bilder müssen also nicht mehr vom Archiv auf die entsprechenden Stationen gebracht werden, sondern können vom Stationsarzt direkt mit Hilfe des Computers auf einem Bildschirmgerät abgerufen werden.

Experten sagen voraus, daß die meisten Röntgenaufnahmen in 8–10 Jahren digitalisiert erfolgen werden. Solche Geräte gibt es schon heute zu kaufen.

Fest steht, daß der künftige Radiologe viel mehr am Bildschirm arbeiten wird als dies bisher der Fall war. Ein solcher **radiologischer Arbeitsplatz** wird aus mehreren Bildschirmen zur gleichzeitigen Betrachtung von Bildern, sowie aus einer Tastatur bestehen. Allerdings müssen die Befunde nach wie vor diktiert werden, da man mit **automatisierter Diagnoseerstellung** enttäuschende Resultate erzielt hat.

Das schließt nicht aus, daß Normalbefunde fertig programmiert sofort ausgedruckt werden können, bzw. für die Routinebefundung der wichtigsten Bilder Textbausteine zur Verfügung stehen werden.

Die Röntgenologie wird trotz Sonographie und Kernspintomographie weiterhin die wichtigste bildgebende Methode bleiben.

Über 80% aller röntgenologischen Leistungen werden heute noch mit Film und Folie erstellt, wie vor 80 Jahren.

Die Radiologie wandelt sich, neue Methoden kommen hinzu, Computer werden eingesetzt, Leuchtkasten und Röntgenfilm bleiben jedoch auch erhalten.

## 10.7 Organisationsformen der radiologischen Versorgung in der Zukunft

Der schon heute zu beobachtende Trend zur Zentralisierung der radiologischen Diagnostik in den Kliniken dürfte sich in der Zukunft weiter fortsetzen.

Auch werden noch mehr kleinere und mittlere Krankenhäuser sich dazu entschließen, eine eigene radiologische Abteilung zu schaffen, unter der Leitung eines voll weitergebildeten Radiologen. So wird die Zahl der radiologischen Abteilungen trotz abnehmender Zahl der Krankenhäuser höchstwahrscheinlich noch etwas zunehmen.

In den großen Kliniken einschließlich der Universitätskliniken, ist die Trennung zwischen Diagnostik und Therapie schon weitgehend vollzogen. Die Zusammenfassung von Therapie und Diagnostik wird sich noch an mittleren Krankenhäusern halten.

Die hohen Investitionskosten und die Vielfalt der vom Radiologen verlangten Untersuchungsverfahren hemmen die Gründung von radiologischen Einzelpraxen.

Radiologische Gemeinschaftspraxen können die hohen finanziellen Belastungen, etwa bei der Anschaffung eines Computertomographen, sowie den großen Arbeitsaufwand besser tragen.

Um die radiologische Versorgung von kleineren Krankenhäusern zu lösen, sowie das Risiko der niedergelassenen Radiologen zu verringern, ist der Vorschlag gemacht worden, Gemeinschaftspraxen an solchen Krankenhäusern anzusiedeln.

## 10.8 Forschung in der Radiologie

Wenn man die radiologische Literatur im In- und Ausland aufmerksam studiert und auf Kongressen entsprechende Vergleiche anstellt, dann fallen dem Beobachter zur Situation der radiologischen Forschung hierzulande u.a. zwei Dinge auf:

- Was die Anzahl und Vielfalt der klinischen Forschungen betrifft, so sind die Amerikaner zur Zeit führend.
- Grundlagenforschung spielt sich überwiegend in den Forschungslabors der Industrie ab.

In der Bundesrepublik gibt es ca. 25–30 radiologische Arbeitsgruppen, unter Einbeziehung der Strahlenphysiker, die regelmäßig forschen, d.h. von denen regelmäßig Publikationen erscheinen. Rechnet man pro Gruppe vier Ärzte und/oder Physiker, so sind es ca. 100–120 Personen, die heute in der Bundesrepublik in der Klinik wirklich forschend tätig sind. Diese Zahl umfaßt gerade 3% aller in der Radiologie tätigen Ärzte und Physiker, ausgenommen die Industrie.

Nach den Vereinigten Staaten besitzt die Bundesrepublik zusammen mit Japan die größte Dichte an medizinischen Großgeräten. Insgesamt waren 1987 2550 Großgeräte in der Radiologie in Betrieb. Die Forschung spielt sich überwiegend mit Hilfe von „Großgeräten" ab. Grob gerechnet kommen also 25 „forschungsfähige" Großgeräte pro forschenden Radiologen. Hier besteht noch ein riesiges Forschungspotential, das z.Z. ungenutzt bleibt.

Es ist selten, daß – abgesehen von den Herstellern medizinischer Geräte – über wirkliche Neuentwicklungen, über neue Verfahren, Innovationen berichtet wird. Die meisten Publikationen beinhalten Fallstudien, klinische Berichte, Vergleiche.

Die Geräte sind derart kompliziert geworden, daß Neuentwicklungen fast nur noch in gut ausgerüsteten Labors möglich sind, worüber in erster Linie nur die Industrie verfügt. Früher konnte der Radiologe oder der Physiker in seiner Werkstatt im Keller noch Apparate und Vorrichtungen bauen. Heute ist dies wegen der Komplexität der Materie nur noch in größeren physikalisch-technischen Werkstätten möglich.

Deshalb sind die forschenden Radiologen auf eine enge Zusammenarbeit mit den Geräteherstellern angewiesen, eine Kooperation, die in der Radiologie schon seit den Anfängen gut funktioniert hat.

Bei den Forschungsthemen überwiegt z.Z. eindeutig die magnetische Resonanztomographie. Ein Großteil der Publikationen und der Vorträge befaßt sich mit diesem Verfahren, erst in letzter Zeit ist eine Gegensteuerung von seiten der Redaktionen und Kongreß-Komitees zu beobachten.

### *Preise und Wettbewerbe in der Radiologie*

| | | |
|---|---|---|
| Röntgen-Preis | Uni Gießen | jährlich |
| Agfa-Gaevert-Preis | Berliner Röntgengesellschaft | jährlich |
| Paul-Krause-Preis | Rheinisch-Westfälische Röntgengesellschaft | alle 2 Jahre |
| Röntgen-Plakette | Kuratorium des Deutschen Röntgenmuseums in Lennep | alle 2 Jahre |
| Albers-Schönberg-Medaille | Deutsche Röntgengesellschaft | alle 2 Jahre |
| Hermann-Rieder-Medaille | Deutsche Röntgengesellschaft | alle 2 Jahre |
| Hermann-Holthusen-Ring | Deutsche Röntgengesellschaft | jährlich |
| Wilhelm-Conrad-Röntgen-Preis | Deutsche Röntgengesellschaft | jährlich |
| Hans-Langendorf-Preis | Verein Deutscher Strahlenschutzärzte | jährlich |
| Georg von Hevesy-Preis | G. v. Hevesy-Stiftung Zürich | jährlich |

## Literatur

**Kapitel 1**

Arztrecht in Westfalen-Lippe. In: Mitteilungen der Ärztekammer Westfalen-Lippe 11/86

**Kapitel 2**

Richtlinie über den Inhalt der Weiterbildung. Ärztekammer Westfalen-Lippe, 1981

**Kapitel 3**

Empfehlungen des Hochschulausschusses bezüglich der Rahmenbedingungen zur Gebietsarztprüfung. Informationen DRG 3/86

*Thurn, P., E. Bücheler:* Einführung in die Röntgendiagnostik. Thieme, Stuttgart 1982

**Kapitel 4**

*Jablonski, K.:* Vom PJ zur Weiterbildung. Jungjohann, Neckarsulm 1986

*Bruckenberger, E.:* Geringer Anstieg bei medizinisch-technischen Großgeräten. Dtsch. Ärztebl. 10 (1987) 84

**Kapitel 5**

Zulassungsordnung für Kassenärzte. In: Arztrecht in Westfalen-Lippe 11/86

**Kapitel 6**

*Becker, U., K. Ewen:* Einführung in die neue Röntgenverordnung. Röntgenblätter 40 (1987)
Röntgenverordnung vom 8.1.1987. Bundesgesetzblatt 1987, Teil I
*Hucko, E.:* Röntgenverordnung vom 8.1.1987. Bundesanzeiger 1987
*Schlungbaum, W.:* Wer darf Röntgenstrahlen am Menschen anwenden? DBÄ 4/1988

**Kapitel 7**

Projektgruppe TKB: Medizintechnik im Krankenhaus. Senator für Gesundheit und Umweltschutz Berlin, 1981

**Kapitel 8**

*Even, K., V. Reinecke, O. Rosenbaum:* Grundlagen des praktischen Strahlenschutzes. Enke, Stuttgart 1975
Ehrenbuch der Röntgenologen und Radiologen aller Nationen. Urban & Schwarzenberg, München 1959

**Kapitel 9**

*Goerke, H.:* 75 Jahre Deutsche Röntgengesellschaft. Thieme, Stuttgart 1980

**Kapitel 10**

Umfrage der Arbeitsgemeinschaft Ultraschall. Informationen DRG 1/1987
*Steiner, G., W. Fiegler:* Kernspintomographie, aus: *W. Menke*, Handbuch Medizintechnik, Ecomed, Landsberg 1987
*Tiemann, J.:* Elektronische Radiologie. In: Frankfurter Gespräche über digitale Radiographie 1986. Byk Gulden, Konstanz 1986
*Steiner, G., W. Menke:* Beschaffung in der Kernspintomographie – Stand und Entwicklungstendenzen. Krankenhaus-Technik 8/87
*Frik, W.:* Aufgaben und Berufsbild des Radiologen gestern heute und morgen. 68. Deutscher Röntgenkongreß, Hamburg 1987
*Sauer, R.:* Vorschlag für eine radioonkologische Bedarfsplanung. Strahlentherapie 162 (1986)

# Anlage A

## Bundesärztekammer (Arbeitsgemeinschaft der Westdeutschen Ärztekammern)

## WEITERBILDUNGSORDNUNG

## Wortlaut nach den Beschlüssen des 90. Deutschen Ärztetages

### § 1 Ziel der Weiterbildung

1. Ziel der Weiterbildung ist es, Ärzten nach Abschluß ihrer Berufsausbildung im Rahmen einer mehrjährigen Berufstätigkeit unter Anleitung dazu ermächtigter Ärzte eingehende Kenntnisse und Erfahrungen in den Gebieten, Teilgebieten und Bereichen zu vermitteln, für die zur Ankündigung einer speziellen ärztlichen Tätigkeit besondere Arztbezeichnungen geführt werden dürfen.

2. Die Bezeichnung Arzt, Weiterbilder oder die Gebietsbezeichnungen finden bei Ärztinnen in der jeweils zutreffenden Form Anwendung.

### § 2 Gebiete, Teilgebiete und Bereiche der Weiterbildung

1. Der Arzt kann sich in folgenden Gebieten und Teilgebieten weiterbilden:

1. 1 Allgemeinmedizin
1. 2 Anästhesiologie
1. 3 Arbeitsmedizin
1. 4 Augenheilkunde
1. 5 Chirurgie
   Teilgebiete:
   1.5.1 Gefäßchirurgie
   1.5.2 Kinderchirurgie
   1.5.3 Plastische Chirurgie
   1.5.4 Thorax- und Kardiovaskularchirurgie
   1.5.5 Unfallchirurgie
1. 6 Frauenheilkunde und Geburtshilfe
1. 7 Hals-Nasen-Ohrenheilkunde
   Teilgebiet:
   1.7.1 Phoniatrie und Pädaudiologie
1. 8 Haut- und Geschlechtskrankheiten
1. 9 Hygiene
1.10 Innere Medizin:
   Teilgebiete:
   1.10.1 Endokrinologie
   1.10.2 Gastroenterologie
   1.10.3 Hämatologie
   1.10.4 Kardiologie
   1.10.5 Lungen- und Bronchialheilkunde
   1.10.6 Nephrologie
   1.10.7 Rheumatologie
1.11 Kinderheilkunde
   Teilgebiet:
   1.11.1 Kinderkardiologie
1.12 Kinder- und Jugendpsychiatrie
1.13 Klinische Pharmakologie
1.14 Laboratoriumsmedizin
1.15 Mikrobiologie und Infektionsepidemiologie
1.16 Mund-Kiefer-Gesichtschirurgie
1.17 Neurochirurgie
1.18 Neurologie
1.19 Neuropathologie
1.20 Nuklearmedizin
1.21 Öffentliches Gesundheitswesen
1.22 Orthopädie
   Teilgebiet:
   1.22.1 Rheumatologie
1.23 Pathologie
1.24 Pharmakologie und Toxikologie
1.25 Psychiatrie
1.26 Radiologische Diagnostik
   Teilgebiete:
   1.26.1 Kinderradiologie
   1.26.2 Neuroradiologie
1.27 Rechtsmedizin
1.28 Strahlentherapie
1.29 Urologie

2. In den folgenden Bereichen kann eine Weiterbildung zur Erlangung des Rechts auf Führen einer Zusatzbezeichnung erfolgen:

2. 1 Allergologie
2. 2 Balneologie und Medizinische Klimatologie
2. 3 Betriebsmedizin
2. 4 Chirotherapie
2. 5 Flugmedizin
2. 6 Homöopathie
2. 7 Medizinische Genetik
2. 8 Medizinische Informatik
2. 9 Naturheilverfahren
2.10 Physikalische Therapie
2.11 Plastische Operationen
2.12 Psychoanalyse
2.13 Psychotherapie
2.14 Sozialmedizin
2.15 Sportmedizin
2.16 Stimm- und Sprachstörungen
2.17 Transfusionsmedizin
2.18 Tropenmedizin

3. Inhalt und Umfang der Gebiete, Teilgebiete und Bereiche sowie die Weiterbildungszeiten sind in der Anlage zur Weiterbildungsordnung festgelegt.

### § 3 Art, Inhalt, Dauer und zeitlicher Ablauf der Weiterbildung

1. Mit der Weiterbildung kann erst nach der Approbation als Arzt oder – bei abgeschlossener Berufsausbildung – nach der Erteilung der Erlaubnis zur Ausübung des ärztlichen Berufes begonnen werden; der Beginn der Weiterbildung zum Mund-Kiefer-Gesichtschirurgen setzt auch die Bestallung als Zahnarzt oder die Erlaubnis zur Ausübung des zahnärztlichen Berufes voraus.

2. Hat ein „Arzt im Praktikum" Tätigkeiten nachgewiesen, die den Anforderungen dieser Weiterbildungsordnung genügen, so sind diese Tätigkeiten im Sinne einer Verkürzung der Mindestweiterbildungszeit auf die Weiterbildung anzurechnen.

3. Die Weiterbildung muß gründlich und umfassend sein. Sie umfaßt insbesondere die Vertiefung der Kenntnisse und Fähigkeiten in der Verhütung, Erkennung und Behandlung von Krankheiten, Körperschäden und Leiden einschließlich der Wechselbeziehung zwischen Mensch und Umwelt sowie in der Begutachtung und den notwendigen Maßnahmen der Rehabilitation.

4. Dauer und Inhalt der Weiterbildung richten sich nach den Bestimmungen der Anlage zur Weiterbildungsordnung. Die dort angegebenen Weiterbildungszeiten sind Mindestzeiten. Tätigkeitsabschnitte unter sechs Monaten können nur dann auf die Weiterbildungszeit angerechnet werden, wenn dies in der Anlage zur Weiterbildungsordnung vorgesehen ist. Eine Unterbrechung der Weiterbildung infolge Krankheit, Schwangerschaft, Sonderbeurlaubung, Wehrdienst usw. kann grundsätzlich nicht auf die Weiterbildungszeit angerechnet werden. Dies gilt nicht für Unterbrechungen von insgesamt nicht mehr als 4 Wochen im Kalenderjahr.

5. Die Weiterbildung hat sich auf die Vermittlung und den Erwerb von Kenntnissen und Fähigkeiten in den für das Gebiet, das Teilgebiet oder den Bereich in der Anlage zur Weiterbildungsordnung festgelegten Tätigkeitsbereichen zu erstrecken.

6. Die Weiterbildung in den Gebieten und Teilgebieten ist grundsätzlich ganztägig und in hauptberuflicher Stellung durchzuführen. Dies gilt auch für eine Weiterbindung in Bereichen, soweit in der Anlage zur Weiterbildungsordnung nichts anderes bestimmt ist. Wenn eine ganztägige Weiterbildung aus persönlichen Gründen unzumutbar ist, kann die Weiterbildung für eine Zeit von höchstens vier Jahren halbtägig erfolgen, wobei diese Zeit bis zur Hälfte anrechnungsfähig ist. Eine Teilzeitweiterbildung kann grundsätzlich nur dann angerechnet werden, wenn sie vorher der zuständigen Ärztekammer angezeigt und von dieser als anrechnungsfähig bestätigt worden ist.

Eine Teilzeitweiterbildung kann während des gleichen Zeitraums nur in einem Gebiet oder Teilgebiet abgeleistet werden.

7. Während der Weiterbildungszeit in den Gebieten sind die Weiterbildungsstätte und der Weiterbilder wenigstens einmal zu wechseln, soweit in der Anlage zur Weiterbildungsordnung nichts anderes bestimmt ist. Die Ärztekammer kann im Einzelfall Ausnahmen von dieser Verpflichtung zulassen, wenn es mit den Zielen der Weiterbildung vereinbar ist und die Erfüllung der Verpflichtung für den Weiterzubildenden eine besondere Härte bedeuten würde.

8. Eine Zeit ärztlicher Tätigkeit, in welcher auch eigene Praxis ausgeübt wird, ist auf Weiterbildungszeiten für Gebiete und Teilgebiete nicht anrechnungsfähig.

9. Anrechnungsfähige Zeiten für ein Gebiet sollen in der Regel am Anfang der Weiterbildungszeit abgeleistet werden. Dementsprechend soll die Weiterbildung in einem Teilgebiet auch in der Regel auf der Weiterbildung im zugehörigen Gebiet aufbauen; sie kann nach Maßgabe

der Anlage zur Weiterbildungsordnung teilweise in dem Gebiet durchgeführt werden, dem das Teilgebiet zugehört.

10. Innerhalb der vorgeschriebenen Weiterbildungszeit für ein Gebiet muß grundsätzlich mindestens ein Jahr unter Leitung von Ärzten abgeleistet werden, die im vollen Umfang zur Weiterbildung ermächtigt sind.

11. Sofern in der Anlage zur Weiterbildungsordnung die Ableistung von Kursen vorgeschrieben wird, ist eine vorherige Anerkennung des jeweiligen Kurses und dessen Leiters durch die für den Ort der Veranstaltung zuständige Ärztekammer erforderlich.

## § 4 Arztbezeichnungen

1. Für die in § 2 genannten Gebiete werden die folgenden Arztbezeichnungen festgelegt:

1. 1 Allgemeinarzt oder Arzt für Allgemeinmedizin
1. 2 Anästhesist oder Arzt für Anästhesiologie
1. 3 Arbeitsmediziner oder Arzt für Arbeitsmedizin
1. 4 Augenarzt oder Arzt für Augenheilkunde
1. 5 Chirurg oder Arzt für Chirurgie
1. 6 Frauenarzt oder Arzt für Frauenheilkunde und Geburtshilfe
1. 7 Hals-Nasen-Ohrenarzt oder Arzt für Hals-Nasen-Ohrenheilkunde
1. 8 Hautarzt oder Arzt für Haut- und Geschlechtskrankheiten
1. 9 Hygieniker oder Arzt für Hygiene
1.10 Internist oder Arzt für Innere Medizin
1.11 Kinderarzt oder Arzt für Kinderheilkunde
1.12 Kinder- und Jugendpsychiater oder Arzt für Kinder- und Jugendpsychiatrie
1.13 Klinischer Pharmakologe oder Arzt für Klinische Pharmakologie
1.14 Laborarzt oder Arzt für Laboratoriumsmedizin
1.15 Arzt für Mikrobiologie und Infektionsepidemiologie
1.16 Mund-Kiefer-Gesichtschirurg oder Arzt für Mund-Kiefer-Gesichtschirurgie
1.17 Nurochirurg oder Arzt für Neurochirurgie
1.18 Neurologe oder Arzt für Neurologie
1.19 Neuropathologe oder Arzt für Neuropathologie
1.20 Nuklearmediziner oder Arzt für Nuklearmedizin
1.21 Arzt für Öffentliches Gesundheitswesen
1.22 Orthopäde oder Arzt für Orthopädie
1.23 Pathologe oder Arzt für Pathologie
1.24 Pharmakologe oder Toxikologe oder Arzt für Pharmakologie und Toxikologie
1.25 Psychiater oder Arzt für Psychiatrie
1.26 Arzt für Radiologische Diagnostik
1.27 Rechtsmediziner oder Arzt für Rechtsmedizin
1.28 Arzt für Strahlentherapie
1.29 Urologe oder Arzt für Urologie

2. Die Bezeichnung Nervenarzt oder Arzt für Neurologie und Psychiatrie darf führen, wer die Anerkennung als Neurologe und die als Psychiater erworben hat.

Die Bezeichnung Radiologe oder Arzt für Radiologie darf führen, wer die Anerkennung als Arzt für Radiologische Diagnostik und die als Arzt für Strahlentherapie erworben hat.

## § 5 Führen mehrerer Arztbezeichnungen

1. Besitzt ein Arzt von einer Ärztekammer die Anerkennung zum Führen von Arztbezeichnungen für mehrere Gebiete, darf er folgende Arztbezeichnungen nebeneinander führen:

**Allgemeinarzt**
allein

**Anästhesist**
mit Augenarzt oder Chirurg oder Frauenarzt oder Hals-Nasen-Ohrenarzt oder Hygieniker oder Internist oder Klinischer Pharmakologe oder Arzt für Mikrobiologie und Infektionsepidemiologie oder Mund-Kiefer-Gesichtschirurg oder Neurochirurg oder Arzt für Öffentliches Gesundheitswesen oder Orthopäde oder Pharmakologe und Toxikologe oder Urologe

**Arbeitsmediziner**
mit Augenarzt oder Chirurg oder Hautarzt oder Hals-Nasen-Ohrenarzt oder Hygieniker oder Internist oder Klinischer Pharmakologe oder Arzt für Mikrobiologie und Infektionsepidemiologie oder Neurologe oder Arzt für Öffentliches Gesundheitswesen oder Orthopäde oder Pharmakologe und Toxikologe

**Augenarzt**
mit Anästhesist oder Arbeitsmediziner oder Hygieniker oder Neurologe oder Arzt für Öffentliches Gesundheitswesen

**Chirurg**
mit Anästhesist oder Arbeitsmediziner oder Frauenarzt oder Hals-Nasen-Ohrenarzt oder Hygieniker oder Arzt für Mikrobiologie und Infektionsepidemiologie oder Mund-Kiefer-Gesichtschirurg oder Neurochirurg oder Arzt für Öffentliches Gesundheitswesen oder Orthopäde oder Radiologe oder Arzt für Radiologische Diagnostik oder Arzt für Strahlentherapie oder Urologe

**Frauenarzt**
mit Anästhesist oder Chirurg oder Arzt für Öffentliches Gesundheitswesen oder Radiologe oder Arzt für Radiologische Diagnostik oder Arzt für Strahlentherapie oder Urologe

**Hals-Nasen-Ohrenarzt**
mit Anästhesist oder Arbeitsmediziner oder Chirurg oder Mund-Kiefer-Gesichtschirurg oder Arzt für Öffentliches Gesundheitswesen oder Radiologe oder Arzt für Radiologische Diagnostik oder Arzt für Strahlentherapie

**Hautarzt**
mit Arbeitsmediziner oder Internist oder Kinderarzt oder Laborarzt oder Arzt für Öffentliches Gesundheitswesen

**Hygieniker**
mit Anästhesist oder Arbeitsmediziner oder Chirurg oder Internist oder Kinderarzt oder Laborarzt oder Arzt für Mikrobiologie und Infektionsepidemiologie oder Arzt für Öffentliches Gesundheitswesen oder Urologe

**Internist**
mit Anästhesist oder Arbeitsmediziner oder Hautarzt oder Hygieniker oder Kinderarzt oder Klinischer Pharmakologe oder Laborarzt oder Arzt für Mikrobiologie und Infektionsepidemiologie oder Nervenarzt oder Neurologe oder Nuklearmediziner oder Arzt für Öffentliches Gesundheitswesen oder Pharmakologe und Toxikologe oder Psychiater oder Radiologe oder Arzt für Radiologische Diagnostik oder Arzt für Strahlentherapie

**Kinderarzt**
mit Hautarzt oder Hygieniker oder Internist oder Kinder- und Jugendpsychiater oder Klinischer Pharmakologe oder Laborarzt oder Arzt für Mikrobiologie und Infektionsepidemiologie oder Neurologe oder Nuklearmediziner oder Arzt für Öffentliches Gesundheitswesen oder Pharmakologe und Toxikologe oder Radiologe oder Arzt für Radiologische Diagnostik oder Arzt für Strahlentherapie

**Kinder- und Jugendpsychiater**
mit Kinderarzt oder Klinischer Pharmakologe oder Nervenarzt oder Neurologe oder Arzt für Öffentliches Gesundheitswesen oder Pharmakologe und Toxikologe oder Psychiater oder Rechtsmediziner

**Klinischer Pharmakologe**
mit Anästhesist oder Arbeitsmediziner oder Internist oder Kinderarzt oder Kinder- und Jugendpsychiater oder Nervenarzt oder Neurologe oder Arzt für Öffentliches Gesundheitswesen oder Pharmakologe und Toxikologe oder Psychiater oder Rechtsmediziner

**Laborarzt**
mit Hautarzt oder Hygieniker oder Internist oder Kinderarzt oder Arzt für Mikrobiologie und Infektionsepidemiologie oder Nuklearmediziner oder Arzt für Öffentliches Gesundheitswesen

**Arzt für Mikrobiologie und Infektionsepidemiologie**
mit Anästhesist oder Arbeitsmediziner oder Chirurg oder Hygieniker oder Internist oder Kinderarzt oder Laborarzt oder Arzt für Öffentliches Gesundheitswesen

**Mund-Kiefer-Gesichtschirurg**
mit Anästhesist oder Chirurg oder Hals-Nasen-Ohrenarzt oder Arzt für Öffentliches Gesundheitswesen

**Neurochirurg**
mit Anästhesist oder Chirurg oder Neurologe oder Neuropathologe oder Arzt für Öffentliches Gesundheitswesen oder Orthopäde oder Radiologe oder Arzt für Radiologische Diagnostik oder Arzt für Strahlentherapie

**Neurologe**
mit Arbeitsmediziner oder Augenarzt oder Internist oder Kinder- und Jugendpsychiater oder Klinischer Pharmakologe oder Neurochirurg oder Neuropathologe oder Arzt für Öffentliches Gesundheitswesen oder Pharmakologe und Toxikologe oder Psychiater oder Radiologe oder Arzt für Radiologische Diagnostik oder Arzt für Strahlentherapie

**Neuropathologe**
mit Neurochirurg oder Neurologe oder Arzt für Öffentliches Gesundheitswesen oder Pathologe oder Rechtsmediziner

**Nuklearmediziner**
mit Internist oder Kinderarzt oder Laborarzt oder Arzt für Öffentliches Gesundheitswesen oder Radiologe oder Arzt für Radiologische Diagnostik oder Arzt für Strahlentherapie

**Arzt für Öffentliches Gesundheitswesen**
mit allen Arztbezeichnungen ausgenommen Allgemeinarzt

**Orthopäde**
mit Anästhesist oder Arbeitsmediziner oder Chirurg oder Neurochirurg oder Arzt für Öffentliches Gesundheitswesen oder Radiologe oder Arzt für Radiologische Diagnostik oder Arzt für Strahlentherapie

**Pathologe**
mit Neuropathologe oder Arzt für Öffentliches Gesundheitswesen oder Rechtsmediziner

**Pharmakologe und Toxikologe**
mit Anästhesist oder Arbeitsmediziner oder Internist oder Kinderarzt oder Kinder- und Jugendpsychiater oder Klinischer Pharmakologe oder Nervenarzt oder Neurologe oder Arzt für Öffentliches Gesundheitswesen oder Psychiater oder Rechtsmediziner

**Psychiater**
mit Internist oder Kinder- und Jugendpsychiater oder Klinischer Pharmakologe oder Neurologe oder Arzt für Öffentliches Gesundheitswesen oder Pharmakologe oder Toxikologe oder Rechtsmediziner

**Arzt für Radiologische Diagnostik**
mit Chirurg oder Frauenarzt oder Hals-Nasen-Ohrenarzt oder Internist oder Kinderarzt oder Neurochirurg oder Neurologe oder Nuklearmediziner oder Arzt für Öffentliches Gesundheitswesen oder Orthopäde oder Urologe oder Radiologe oder Arzt für Strahlentherapie

**Rechtsmediziner**
mit Kinder- und Jugendpsychiater oder Klinischer Pharmakologe oder Nervenarzt oder Neurologe oder Neuropathologe oder Arzt für Öffentliches Gesundheitswesen oder Pathologe oder Pharmakologe und Toxikologe oder Psychiater

**Arzt für Strahlentherapie**
mit Chirurg oder Frauenarzt oder Hals-Nasen-Ohrenarzt oder Internist oder Kinderarzt oder Neurologe oder Neurochirurg oder Nuklearmediziner oder Radiologe oder Arzt für Radiologische Diagnostik oder Urologe

**Urologe**
mit Anästhesist oder Chirurg oder Frauenarzt oder Hygieniker oder Arzt für Öffentliches Gesundheitswesen oder Radiologe oder Arzt für Radiologische Diagnostik oder Arzt für Strahlentherapie

2. Teilgebietsbezeichnungen nach § 2, Abs. 1 dürfen nur zusammen mit der Bezeichnung des Gebietes geführt werden, dem die Teilgebiete zugehören. Für ein Gebiet dürfen nicht mehr als

zwei Teilgebietsbezeichnungen nebeneinander geführt werden. Führt ein Arzt zwei Gebietsbezeichnungen, darf er daneben für jedes dieser Gebiete nur eine Teilgebietsbezeichnung führen.

3. Zusatzbezeichnungen nach § 2, Abs. 2 dürfen nur zusammen mit der Berufsbezeichnung „Arzt" oder einer Gebietsbezeichnung geführt werden. Neben einer Gebietsbezeichnung darf eine Zusatzbezeichnung jedoch nur geführt werden, wenn der betreffende Bereich in das Gebiet fällt, dessen Bezeichnung der Arzt führt.

## § 6 Ermächtigung zur Weiterbildung

1. Die Weiterbildung in den Gebieten und Teilgebieten wird unter verantwortlicher Leitung der von der Ärztekammer ermächtigten Ärzte in einem Universitätszentrum, einer Universitätsklinik oder gegebenenfalls in einer hierzu von den zuständigen Behörden oder Stellen zugelassenen Einrichtung der ärztlichen Versorgung (Weiterbildungsstätten) durchgeführt. Das Erfordernis einer Ermächtigung gilt auch für eine Weiterbildung in Bereichen, soweit in der Anlage zur Weiterbildungsordnung nichts anderes bestimmt ist.

Die Weiterbildung im Gebiet Allgemeinmedizin sowie in Gebieten, auf die sich das Recht der Europäischen Gemeinschaften nicht bezieht, kann in dem in der Anlage zur Weiterbildungsordnung festgelegten Umfang bei einem ermächtigten niedergelassenen Arzt erfolgen. Satz 3 gilt auch für diejenigen Gebiete, auf die sich das Recht der Europäischen Gemeinschaften bezieht, soweit die für sie festgesetzte Mindestweiterbildungszeit die nach dem Recht der Europäischen Gemeinschaften geforderte Weiterbildungszeit übersteigt.

2. Die Ermächtigung zur Weiterbildung kann nur erteilt werden, wenn der Arzt fachlich und persönlich geeignet ist. Der Arzt, der für ein Gebiet, Teilgebiet oder einen Bereich zur Weiterbildung ermächtigt wird, muß in seinem Gebiet, Teilgebiet oder Bereich umfassende Kenntnisse und Erfahrungen besitzen, die ihn befähigen, eine gründliche Weiterbildung zu vermitteln. Er soll diese Kenntnisse und Erfahrungen in langjähriger Tätigkeit nach Abschluß der Weiterbildung in verantwortlicher Stellung erworben haben. Die Ermächtigung kann nur für das Gebiet oder Teilgebiet erteilt werden, dessen Bezeichnung der Arzt führt. Sie kann jedoch nur für ein Gebiet oder ein Teilgebiet erteilt werden.

3. Der ermächtigte Arzt ist verpflichtet, die Weiterbildung persönlich zu leiten sowie zeitlich und inhaltlich entsprechend dieser Weiterbildungsordnung zu gestalten. Wird die Ermächtigung mehreren Ärzten an einer Weiterbildungsstätte gemeinsam erteilt, so muß die ordnungsgemäße Durchführung und Überwachung der Weiterbildung durch die ermächtigten Ärzte sichergestellt sein.

4. Für den Umfang der Weiterbildungsermächtigung ist maßgebend, inwieweit die an Inhalt, Ablauf und Zielsetzung der Weiterbildung gestellten Anforderungen durch den ermächtigten Arzt unter Berücksichtigung des Versorgungsauftrages (Anzahl sowie Erkrankungs- und Verletzungsarten der Patienten) sowie der personellen und materiellen Ausstattung der Weiterbildungsstätte erfüllt werden können.

Der Weiterbilder hat Veränderungen in Struktur und Größe der Weiterbildungsstätte unverzüglich der Ärztekammer anzuzeigen.

Auf Verlangen sind dieser entsprechende Auskünfte zu erteilen.

5. Die Ermächtigung wird dem Arzt auf Antrag erteilt. Der antragstellende Arzt hat das Gebiet, Teilgebiet oder den Bereich und die Weiterbildungszeit, für die er die Ermächtigung beantragt, näher zu bezeichnen. Die Ärztekammer führt ein Verzeichnis der ermächtigten Ärzte, aus dem die Weiterbildungsstätte, das Gebiet, Teilgebiet oder der Bereich, für das sie zur Weiterbildung ermächtigt sind, sowie der Umfang der Ermächtigung hervorgehen.

## § 7 Widerruf der Ermächtigung

1. Die Ermächtigung zur Weiterbildung ist ganz oder teilweise zu widerrufen, wenn oder soweit ihre Voraussetzungen nicht mehr gegeben sind, insbesondere, wenn

1.1 ein Verhalten vorliegt, das die fachliche und/oder persönliche Eignung des Arztes als Weiterbilder ausschließt

1.2 Tatsachen vorliegen, aus denen sich ergibt, daß die in der Anlage zur Weiterbildungsordnung an den Inhalt der Weiterbildung im Gebiet, Teilgebiet oder Bereich gestellten Anforderungen nicht oder nicht mehr erfüllt werden können.

2. Mit der Beendigung der Tätigkeit eines ermächtigten Arztes an der Weiterbildungsstätte, der Auflösung der Weiterbildungsstätte oder des Widerrufs der Zulassung als Weiterbildungsstätte erlischt die Ermächtigung zur Weiterbildung.

**§ 8 Erteilung von Zeugnissen über die Weiterbildung**

1. Der ermächtigte Arzt hat dem in Weiterbildung befindlichen Arzt über die unter seiner Verantwortung abgeleistete Weiterbildungszeit ein Zeugnis auszustellen, das die erworbenen Kenntnisse und Fähigkeiten darlegt und zur Frage der fachlichen Eignung ausführlich Stellung nimmt. Das Zeugnis muß im einzelnen Angaben enthalten über:

1.1 die Dauer der abgeleisteten Weiterbildungszeit sowie Unterbrechungen der Weiterbildung durch Krankheit, Schwangerschaft, Sonderbeurlaubung, Wehrdienst usw.

1.2 die in dieser Weiterbildungszeit im einzelnen vermittelten und erworbenen Kenntnisse und Fähigkeiten sowie die erbrachten ärztlichen Leistungen in Diagnostik und Therapie.

2. Auf Antrag des in der Weiterbildung befindlichen Arztes oder der Ärztekammer ist nach Ablauf je eines Weiterbildungsjahres ein Zeugnis auszustellen, das den Anforderungen des § 8, Abs. 1 entspricht.

**§ 9 Anerkennung von Arztbezeichnungen**

1. Eine Gebiets-, Teilgebiets- oder Zusatzbezeichnung nach § 2 darf führen, wer nach abgeschlossener Weiterbildung die Anerkennung durch die Ärztekammer erhalten hat.

Dem Antrag auf Anerkennung sind alle während der Weiterbildung ausgestellten Zeugnisse und Nachweise beizufügen.

2. Die Entscheidung über den Antrag auf Anerkennung einer Gebiets- oder Teilgebietsbezeichnung trifft die Ärztekammer aufgrund der vorgelegten Zeugnisse und einer sie ergänzenden Prüfung. Abweichend von Satz 1 wird die Anerkennung als Arzt für Öffentliches Gesundheitswesen aufgrund des Zeugnisses über das Bestehen der Staatsärztlichen Prüfung erteilt.

3. Die Anerkennung einer in § 2, Abs. 3 festgelegten Zusatzbezeichnung erfolgt grundsätzlich ohne Prüfung allein aufgrund der vorgelegten Zeugnisse und Nachweise. Bestehen Zweifel an der Eignung des Antragstellers, kann die Durchführung einer Prüfung angeordnet werden.

**§ 10 Prüfungsausschuß und Widerspruchsausschuß**

1. Die Ärztekammer bildet zur Durchführung der Prüfung einen Prüfungsausschuß. Bei Bedarf sind mehrere Prüfungsausschüsse zu bilden.

2. Die Mitglieder des Prüfungsausschusses und ihre Stellvertreter bestellt die Ärztekammer; dabei ist die Reihenfolge der Stellvertreter festzusetzen. Der zuständige Fachminister kann ein weiteres Mitglied bestimmen.

Der Prüfungsausschuß entscheidet in der Besetzung mit drei Ärzten, von denen zwei die Anerkennung für das zu prüfende Gebiet, Teilgebiet oder den Bereich besitzen müssen. Die Prüfung kann auch bei Abwesenheit des vom zuständigen Fachminister bestimmten Mitgliedes durchgeführt werden.

3. Die Ärztekammer bestimmt den Vorsitzenden des Prüfungsausschusses.

4. Der Prüfungsausschuß beschließt mit einfacher Stimmenmehrheit. Bei Stimmengleichheit gibt die Stimme des Vorsitzenden den Ausschlag.

5. Die Mitglieder des Prüfungsausschusses entscheiden unabhängig und sind an Weisungen nicht gebunden.

6. Zur Beratung bei der Entscheidung über Widersprüche gegen Prüfungsentscheidungen wird bei der Ärztekammer ein Widerspruchsausschuß gebildet. Er beschließt in der Besetzung mit drei Ärzten, von denen zwei die Anerkennung für das geprüfte Gebiet, Teilgebiet oder für den Bereich haben müssen. Die Mitglieder, ihre Stellvertreter und den Vorsitzenden bestimmt die Ärztekammer.

7. Die Bestellung der Mitglieder, ihrer Stellvertreter und des Vorsitzenden des Prüfungsausschusses sowie der Mitglieder, ihrer Stellvertreter und des Vorsitzenden des Widerspruchsausschusses erfolgt schriftlich für die Dauer der Wahlperiode der Ärztekammer.

**§ 11 Zulassung zur Prüfung**

1. Über die Zulassung zur Prüfung entscheidet die Ärztekammer. Die Zulassung wird ausgesprochen, wenn die Weiterbildung ordnungsgemäß abgeschlossen sowie durch Zeugnisse und Nachweise gemäß § 8 belegt ist. Eine Ablehnung der Zulassung ist dem Antragsteller mit Begründung schriftlich mitzuteilen.

2. Die Zulassung ist zurückzunehmen, wenn ihre Voraussetzungen zu Unrecht als gegeben angenommen waren.

### § 12 Prüfung

1. Die Ärztekammer setzt den Termin der Prüfung im Einvernehmen mit dem Vorsitzenden des Prüfungsausschusses fest. Die Prüfung soll in angemessener Frist nach der Zulassung stattfinden. Der Antragsteller ist zum festgesetzten Termin mit einer Frist von mindestens zwei Wochen zu laden.

2. Die Prüfung ist mündlich. Sie soll für jeden Antragsteller in der Regel dreißig Minuten dauern. Es soll nicht mehr als vier Antragsteller gleichzeitig geprüft werden.

3. Inhalt, Umfang und Ergebnis der durchlaufenen Weiterbildungsabschnitte werden durch die vorgelegten Zeugnisse nachgewiesen. Die während der Weiterbildung erworbenen Kenntnisse werden in einem Fachgespräch durch den Prüfungsausschuß überprüft. Nach Abschluß der Prüfung entscheidet der Prüfungsausschuß aufgrund der vorgelegten Zeugnisse und der ergänzenden mündlichen Darlegungen des Antragstellers, ob dieser die vorgeschriebene Weiterbildung erfolgreich abgeschlossen und die vorgeschriebenen besonderen oder zusätzlichen Kenntnisse in dem von ihm gewählten Gebiet, Teilgebiet oder Bereich erworben hat.

4. Kommt der Prüfungsausschuß mehrheitlich zu dem Ergebnis, daß der Antragsteller die vorgeschriebene Weiterbildung nicht erfolgreich abgeschlossen hat, so beschließt er, ob und gegebenenfalls wie lange die Weiterbildungszeit des Antragstellers zu verlängern ist und welche besonderen Anforderungen an diese verlängerte Weiterbildung zu stellen sind.

5. Die Dauer der verlängerten Weiterbildungszeit beträgt mindestens 3 Monate in Gebieten, Teilgebieten und Bereichen, höchstens 2 Jahre in Gebieten; in Teilgebieten und Bereichen höchstens 1 Jahr.

Die besonderen Anforderungen müssen sich auf die in der Prüfung festgestellten Mängel beziehen. Sie können die Verpflichtung beinhalten, bestimmte Weiterbildungsinhalte abzuleisten, bestimmte ärztliche Tätigkeiten unter Anleitung durchzuführen und/oder Wissenslücken auszugleichen.

6. Wenn der Antragsteller der Prüfung ohne ausreichenden Grund fernbleibt oder sie ohne ausreichenden Grund abbricht, gilt die Weiterbildung als nicht erfolgreich abgeschlossen.

### § 13 Prüfungsentscheidung

1. Der Vorsitzende des Prüfungsausschusses teilt der Ärztekammer das Ergebnis der Prüfung mit.

2. Bei Bestehen der Prüfung stellt die Ärztekammer dem Antragsteller eine Urkunde über das Recht zum Führen der Arztbezeichnung aus.

3. Bei Nichtbestehen der Prüfung erteilt die Ärztekammer dem Antragsteller einen schriftlichen Bescheid mit Begründung einschließlich der vom Prüfungsausschuß beschlossenen Auflagen gem. § 12, Abs. 5.

4. Gegen den Bescheid der Ärztekammer nach Abs. 3 kann der Antragsteller Widerspruch nach Maßgabe der gesetzlichen Vorschriften der Verwaltungsgerichtsordnung (§§ 68–73) einlegen. Über den Widerspruch entscheidet die Ärztekammer nach Anhörung des Widerspruchsausschusses.

### § 14 Wiederholungsprüfung

Eine nicht erfolgreich abgeschlossene Prüfung kann frühestens nach drei Monaten wiederholt werden. Für die Wiederholungsprüfung gelten die §§ 10–13 sinngemäß.

### § 15 Anerkennung bei gleichwertiger Weiterbildung

1. Wer in einem von § 3 abweichenden Weiterbildungsgang eine Weiterbildung abgeschlossen hat, erhält auf Antrag die Anerkennung durch die Ärztekammer, wenn die Weiterbildung gleichwertig ist. Auf das Verfahren der Anerkennung finden die §§ 10–14 entsprechende Anwendung.

2. Eine nicht abgeschlossene, von § 3 abweichende Weiterbildung kann unter vollständiger oder teilweiser Anrechnung der bisher abgeleisteten Weiterbildungszeiten nach den Vorschriften dieser Weiterbildungsordnung abgeschlossen werden. Über die Anrechnung der bisher abgeleisteten Weiterbildungszeiten entscheidet die Ärztekammer nach Anhörung des Prüfungsausschusses.

## § 16 Weiterbildung außerhalb des Bundesgebietes

1. Wer als Staatsangehöriger eines Mitgliedstaates der Europäischen Gemeinschaften ein in einem Mitgliedstaat erworbenes fachbezogenes Diplom, ein Prüfungszeugnis oder einen sonstigen Befähigungsnachweis für ein Gebiet, Teilgebiet oder einen Bereich besitzt, erhält auf Antrag die Anerkennung, soweit nach dieser Weiterbildungsordnung in diesem Gebiet, Teilgebiet oder Bereich eine entsprechende Anerkennung möglich ist. Wenn dabei die Mindestdauer der Weiterbildung nach den Richtlinien der Europäischen Gemeinschaften nicht erfüllt worden ist, kann die Ärztekammer von dem Arzt eine Bescheinigung der zuständigen Stelle des Heimat- oder Herkunftstaates darüber verlangen, daß die betreffende ärztliche Tätigkeit tatsächlich und rechtmäßig während eines Zeitraums ausgeübt worden ist, der der doppelten Differenz zwischen der tatsächlichen Dauer der Weiterbildung und der genannten Mindestdauer der Weiterbildung entspricht.

2. Die von den Staatsangehörigen eines Mitgliedstaates der Europäischen Gemeinschaften in einem der Mitgliedstaaten abgeleisteten Weiterbildungszeiten, die noch nicht zu einem Befähigungsnachweis gemäß Absatz 1, Satz 1 geführt haben, sind nach Maßgabe des § 15, Abs. 2 auf die im Geltungsbereich dieser Weiterbildungsordnung festgesetzten Weiterbildungszeiten anzurechnen.

3. Eine Weiterbildung im Ausland außerhalb eines Mitgliedstaates der Europäischen Gemeinschaften kann ganz oder teilweise angerechnet werden, wenn sie den Grundsätzen dieser Weiterbildungsordnung entspricht und eine Weiterbildung von mindestens 12 Monaten in einem angestrebten Gebiet, Teilgebiet oder Bereich in der Bundesrepublik abgeleistet wurde. Gleiches gilt für die Weiterbildung in einem Mitgliedstaat der Europäischen Gemeinschaften, wenn sie von einem Arzt abgeleistet wurde, der nicht Staatsangehöriger eines Mitgliedstaates ist.

4. Eine von deutschen Ärzten in der Deutschen Demokratischen Republik oder Berlin (Ost) abgeschlossene Weiterbildung ist anzuerkennen, wenn sie einer Weiterbildung nach Maßgabe dieser Weiterbildungsordnung gleichwertig ist. Das gilt auch für Ärzte, die nicht die deutsche Staatsangehörigkeit besitzen, aber zum Personenkreis des Art. 116, Abs. 1 Grundgesetz gehören, wenn sie außerhalb des Geltungsbereiches des Grundgesetzes eine Weiterbildung abgeschlossen haben. Bei nicht gleichwertiger oder nicht abgeschlossener Weiterbildung gilt für die Anrechnung von Weiterbildungszeiten § 15 Abs. 2 entsprechend.

## § 17 Aberkennung der Arztbezeichnung

1. Die Anerkennung einer Arztbezeichnung kann zurückgenommen werden, wenn die für die Anerkennung erforderlichen Voraussetzungen nicht gegeben waren. Vor der Entscheidung der Ärztekammer über die Zurücknahme sind der nach § 10 gebildete Prüfungsausschuß und der Arzt zu hören.

2. In dem Rücknahmebescheid ist festzulegen, welche Weiterbildungsabschnitte der betroffene Arzt ableisten muß, um eine ordnungsgemäße Weiterbildung nachzuweisen. Für den Rücknahmebescheid und das Verfahren finden im übrigen § 13, Abs. 3 und 4 entsprechende Anwendung.

## § 18 Pflichten der Ärzte

1. Wer eine Gebietsbezeichnung führt, darf grundsätzlich nur in diesem Gebiet, wer eine Teilgebietsbezeichnung führt, darf im wesentlichen nur in diesem Teilgebiet tätig werden.

Ärzte, die mehr als eine Gebietsbezeichnung oder Teilgebietsbezeichnung führen, müssen in diesen Gebieten oder Teilgebieten tätig sein.

2. Programmierte Untersuchungen zur Vorsorge oder zur Früherkennung von Krankheiten, die in verschiedene Gebiete fallen, dürfen diejenigen Ärzte durchführen, zu deren Gebieten wesentliche Teile des Programms gehören, wenn die Ärzte die notwendigen Kenntnisse, Erfahrungen und Einrichtungen auch für die Durchführung des übrigen Programms besitzen. Die Ärztekammer stellt für die einzelnen Untersuchungsprogramme fest, bei welchen Gebieten die Voraussetzungen nach Satz 1 gegeben sind.

## § 19 Übergangs- und Schlußbestimmungen

1. Die bisher ausgesprochenen Anerkennungen von Arztbezeichnungen bleiben gültig mit der Maßgabe, daß die in dieser Weiterbildungsordnung bestimmten entsprechenden Arztbezeichnungen zu führen sind.

2. Wer bei Einführung einer neuen Arztbezeichnung in diese Weiterbildungsordnung in dem Gebiet, Teilgebiet oder Bereich, für das bzw. für den diese Arztbezeichnung eingeführt worden ist, innerhalb der letzten acht Jahre vor der Einführung mindestens die gleiche Zeit regelmäßig an Weiterbildungsstätten oder vergleichbaren Einrichtungen tätig war, welche der jeweiligen Mindestdauer der Weiterbildung entspricht, kann auf Antrag die Anerkennung zum Führen dieser Arztbezeichnung erhalten. Abweichendes ist in der Anlage zur Weiterbildungsordnung für einzelne Gebiete, Teilgebiete oder Bereiche bestimmt.

Der Antragsteller hat den Nachweis einer regelmäßigen Tätigkeit für die in Satz 1 angegebene Mindestdauer in dem jeweiligen Gebiet, Teilgebiet oder Bereich zu erbringen. Aus dem Nachweis muß hervorgehen, daß der Antragsteller in dieser Zeit überwiegend im betreffenden Gebiet, Teilgebiet oder Bereich tätig gewesen ist und dabei umfassende Kenntnisse und Erfahrungen erworben hat.

3. Wer bei Inkrafttreten dieser Weiterbildungsordnung die Bezeichnung Lungenarzt oder Arzt für Lungen- und Bronchialheilkunde führt, ist berechtigt, sie beizubehalten.

Wer sich bei Inkrafttreten dieser Weiterbildungsordnung in der Weiterbildung zum Lungenarzt befindet, kann sie nach der bisherigen Weiterbildungsordnung abschließen, sofern er mehr als die Hälfte der Mindestweiterbildungszeit abgeleistet hat.

Auf Antrag kann ein Arzt unter Aufgabe des Rechtes zum Führen der Bezeichnung Lungenarzt oder Arzt für Lungen- und Bronchialheilkunde die Berechtigung erhalten, die Bezeichnung Internist/Lungen- und Bronchialheilkunde zu führen, wenn er im Zeitpunkt der Antragstellung nach Gebietsanerkennung mindestens drei Jahre in der Lungenheilkunde tätig gewesen ist. In diesem Falle darf der Arzt die Gebietsbezeichnung nur zusammen mit der Teilgebietsbezeichnung führen.

4. Wer bei Inkrafttreten dieser Weiterbildungsordnung die Bezeichnung Radiologe oder Arzt für Radiologie führt, ist berechtigt, sie beizubehalten. Auf Antrag kann der Arzt unter Verzicht auf das Recht zum Führen der Bezeichnung Radiologe oder Arzt für Radiologie die Berechtigung erhalten, die Bezeichnung Arzt für Radiologische Diagnostik zu führen.

Wer bei Inkrafttreten dieser Weiterbildungsordnung als Radiologe die Teilgebietsbezeichnung Strahlentherapie führt, ist berechtigt, sie beizubehalten. Auf Antrag kann der Arzt unter Aufgabe des Rechtes zum Führen der Bezeichnung Radiologe oder Arzt für Radiologie und der Teilgebietsbezeichnung Strahlentherapie die Berechtigung erhalten, die Bezeichnung Arzt für Strahlentherapie zu führen.

Wer sich bei Inkrafttreten dieser Weiterbildungsordnung in der Weiterbildung zum Radiologen befindet, kann sie nach der bisherigen Weiterbildungsordnung abschließen, sofern er mehr als die Hälfte der Mindestweiterbildungszeit abgeleistet hat. Er erhält dann das Recht zum Führen der Bezeichnung Arzt für Radiologische Diagnostik.

5. Wer bei Einführung der Teilgebietsbezeichnung Kinderradiologie in diese Weiterbildungsordnung in diesem Teilgebiet mindestens 5 Jahre regelmäßig tätig war, ohne Radiologe zu sein, kann auf Antrag die Anerkennung zum Führen der Bezeichnung Arzt für Radiologische Diagnostik erhalten, jedoch nur in Verbindung mit der Teilgebietsbezeichnung Kinderradiologie. In diesem Fall darf der Arzt die Gebietsbezeichnung nur zusammen mit der Teilgebietsbezeichnung führen. Der Arzt muß sich gegenüber der Ärztekammer verpflichten, die Berufsausübung im Gebiet der Radiologischen Diagnostik auf das Teilgebiet der Kinderradiologie zu beschränken. Für den Radiologen ist abweichend von Abs. 2 eine regelmäßige Tätigkeit in der Kinderradiologie von 3 Jahren erforderlich. Entsprechendes gilt für das Teilgebiet Neuroradiologie.

6. Wer bei Inkrafttreten dieser Weiterbildungsordnung die Bezeichnung Pathologe oder Arzt für Pathologie mit der Teilgebietsbezeichnung Neuropathologie führt, kann auf Antrag die Anerkennung zum Führen der Bezeichnung Neuropathologe oder Arzt für Neuropathologie erhalten.

7. Wer bei Inkrafttreten dieser Weiterbildungsordnung die Bezeichnung Pharmakologe und Toxikologe oder Arzt für Pharmakologie und Toxikologie mit der Teilgebietsbezeichnung Klinische Pharmakologie führt, kann auf Antrag die Anerkennung zum Führen der Bezeichnung Arzt für Klinische Pharmakologie erhalten.

8. Wer sich bei Inkrafttreten dieser Weiterbildungsordnung im Rahmen der bisherigen Bestimmungen in der Weiterbildung zum Nervenarzt befindet und den neurologischen oder psychiatrischen Teil nach den bisherigen Bestimmungen abgeschlossen hat, muß die ergänzende Weiterbildung im entsprechenden anderen Gebiet nach den bisherigen Bestimmungen dieser neuen Weiterbildungsordnung abschließen.

9. Alle Anträge nach diesen Übergangsvorschriften müssen innerhalb von zwei Jahren nach Inkrafttreten dieser Weiterbildungsordnung gestellt werden. Anträge zur Umstellung von Arztbezeichnungen können bis zum 31.12.1993 gestellt werden.

## I. Gebiete und Teilgebiete

### 20. Nuklearmedizin

**Definition:**
Die Nuklearmedizin umfaßt die Anwendung radioaktiver Substanzen und kernphysikalischer Verfahren in der Medizin zur Funktions- und Lokalisationsdiagnostik sowie offener Radionuklide in der Therapie und den Strahlenschutz.

**Weiterbildungszeit:**
5 Jahre an einer Weiterbildungsstätte gem. § 6 Abs. 1.

4 Jahre Nuklearmedizin. Angerechnet werden kann bis zu 1 Jahr Weiterbildung in Röntgendiagnostik.

1 Jahr Weiterbildung ist im Gebiet Innere Medizin abzuleisten.

### 26. Radiologische Diagnostik

**Definition:**
Die Radiologische Diagnostik umfaßt die Erkennung von Erkrankungen mit Hilfe ionisierender Strahlen und kernphysikalischer Verfahren sowie den Strahlenschutz mit seinen physikalischen, biologischen und medizinischen Grundlagen.

**Weiterbildungszeit:**
5 Jahre an einer Weiterbildungsstätte gemäß § 6 Abs. 1.

1 Jahr klinische Weiterbildung im Stationsdienst (Akutkrankenhaus) in Chirurgie oder Innerer Medizin oder Kinderheilkunde oder Neurochirurgie oder Neurologie.

4 Jahre Radiologische Diagnostik. Angerechnet werden können 6 Monate Weiterbildung entweder in Nuklearmedizin oder Strahlentherapie.

**Inhalt und Ziel der Weiterbildung:**
Vermittlung, Erwerb und Nachweis eingehender Kenntnisse und Erfahrungen in der Radiologischen Diagnostik, den radiologischen Spezialverfahren einschließlich des Strahlenschutzes sowie in der Sonographie, soweit sie im Rahmen radiologisch-diagnostischer Untersuchungen erforderlich ist.

Vermittlung und Erwerb von Kenntnissen in der Magnetresonanz, der Diagnostik mit radioaktiven Stoffen und der Indikation zur Strahlentherapie.

### 26.1 Teilgebiet Kinderradiologie

**Weiterbildungszeit:**
2 Jahre an einer Weiterbildungsstätte gemäß § 6 Abs. 1.

1 Jahr der Weiterbildung im Teilgebiet muß zusätzlich zur Gebietsweiterbildung abgeleistet und 1 Jahr Kinderheilkunde nachgewiesen werden.

**Inhalt und Ziel der Weiterbildung:**
Vermittlung, Erwerb und Nachweis spezieller Kenntnisse und Erfahrungen in der radiologischen Diagnostik bei Kindern einschließlich radiologischer Spezialverfahren und besonderer Strahlenschutzmaßnahmen beim Kind sowie in der Sonographie, soweit sie im Rahmen kinderradiologischer Untersuchungen erforderlich ist.

### 26.2 Teilgebiet Neuroradiologie

**Weiterbildungszeit:**
2 Jahre an einer Weiterbildungsstätte gemäß § 6 Abs. 1.

1 Jahr der Weiterbildung im Teilgebiet muß zusätzlich zur Gebietsweiterbildung abgeleistet und 1 Jahr Neurochirurgie oder Neurologie nachgewiesen werden.

**Inhalt und Ziel der Weiterbildung:**
Vermittlung, Erwerb und Nachweis spezieller Kenntnisse und Erfahrungen in der neuroradiolo-

gischen Diagnostik bei Erkrankungen und Veränderungen des Nervensystems und seiner Hüllen sowie radiologischer Spezialverfahren einschließlich des Strahlenschutzes sowie in der Sonographie, soweit sie im Rahmen neuroradiologischer Untersuchungen erforderlich ist.

## 28. Strahlentherapie

**Definition:**
Die Strahlentherapie umfaßt die Strahlenbehandlung einschließlich derjenigen mit strahlensensibilisierenden Substanzen mit Schwerpunkt in der Onkologie sowie den Strahlenschutz mit seinen physikalischen, biologischen und medizinischen Grundlagen.

**Weiterbildungszeit:**
5 Jahre an einer Weiterbildungsstätte gemäß § 6 Abs. 1, davon 1 Jahr klinische Weiterbildung im Stationsdienst (Akutkrankenhaus) in der Chirurgie oder Innerer Medizin oder Kinderheilkunde oder Neurochirurgie oder Neurologie.
1 Jahr Radiologische Diagnostik.
3 Jahre Strahlentherapie.

**Inhalt und Ziel der Weiterbildung:**
Vermittlung, Erwerb und Nachweis eingehender Kenntnisse und Erfahrungen in der Strahlenbiologie und Strahlenphysik einschließlich der Bestrahlungsplanung, in der Röntgen-Weichstrahltherapie und der Nahbestrahlung, der Orthovolttherapie, der Teletherapie mit Teilchenbeschleunigern und radioaktiven Quellen und der Brachytherapie, im Schwerpunkt zur Behandlung von Tumoren im Rahmen der Onkologie bei interdisziplinären Therapiekonzepten sowie den Strahlenschutz mit seinen physikalischen, biologischen und medizinischen Grundlagen.

# Anlage B 1

## RICHTLINIEN
## der Kassenärztlichen Bundesvereinigung für Radiologie und Nuklearmedizin

vom 8. Dezember 1979
in der ab 1. Februar 1984 geltenden Fassung

Die Kassenärztliche Bundesvereinigung erläßt über die an die Röntgeneinrichtungen bzw. an die apparative Ausstattung zur Durchführung nuklearmedizinischer Leistungen zu stellenden Anforderungen (§ 24 Abs. 1 Bundesmantelvertrag – BMV –) sowie über den Nachweis der fachlichen Voraussetzungen für die Berechtigung zur Ausführung von Röntgenleistungen*) und nuklearmedizinischen Leistungen (§ 24 Abs. 2 BMV) in der kassenärztlichen Versorgung Richtlinien mit folgendem Inhalt:

A Allgemeine Bestimmungen
B Fachliche Voraussetzungen für die Erbringung von Röntgenleistungen und nuklearmedizinischen Leistungen
C Apparate-Richtlinien
D Verfahren
E Inkrafttreten, Übergangsregelung

### A
### Allgemeine Bestimmungen

#### § 1
#### Inhalt

Die Richtlinien regeln die Voraussetzungen für die Ausführung von Röntgenleistungen und nuklearmedizinischen Leistungen in der kassenärztlichen Versorgung. Daneben sind die gesetzlichen Bestimmungen über den Strahlenschutz zu beachten.

Die Ausführung und Abrechnung von Röntgenleistungen und nuklearmedizinischen Leistungen im Rahmen der kassenärztlichen Versorgung durch die an der kassenärztlichen Versorgung teilnehmenden Ärzte ist erst nach Erteilung der Genehmigung durch die Kassenärztliche Vereinigung zulässig.

#### § 2
#### Anforderungen an die fachliche Befähigung

Röntgenleistungen und nuklearmedizinische Leistungen dürfen in der kassenärztlichen Versorgung nur von solchen Ärzten ausgeführt werden, die gegenüber der für sie zuständigen Kassenärztlichen Vereinigung nachweisen, daß sie die fachlichen Voraussetzungen zur Leistungserbringung erfüllen. Die Anforderungen an die fachliche Befähigung zur Erbringung von Röntgenleistungen einschließlich der Mammographie und Computertomographie sowie der nuklearmedizinischen Leistungen ergeben sich aus Abschnitt B dieser Richtlinien.

Das Verfahren regelt sich nach Abschnitt D dieser Richtlinien.

---

*) Röntgenleistungen im Sinne dieser Richtlinien sind neben denjenigen Leistungen, die für ionisierende Strahlen mit Röntgenstrahlen erzeugt werden, alle übrigen diagnostischen und therapeutischen radiologischen Leistungen, soweit bei diesen die Strahlenquelle – unabhängig von ihrer Art – außerhalb des Körpers liegt, und solche, bei denen umschlossene radioaktive Stoffe in den Körper eingeführt werden.

## § 3
## Anforderungen an die apparative Ausstattung

Röntgenleistungen und nuklearmedizinische Leistungen dürfen in der kassenärztlichen Vereinigung nur von solchen Ärzten ausgeführt werden, die der für sie zuständigen Kassenärztlichen Vereinigung nachweisen, daß ihnen eine ausreichende apparative Einrichtung zur Verfügung steht. Die nach dem jeweiligen Stand der Wissenschaft und Technik zu stellenden Anforderungen an diese apparativen Einrichtungen ergeben sich aus Abschnitt C dieser Richtlinien.

Auf Grund dieses Nachweises bestätigt die zuständige Kassenärztliche Vereinigung, ob die apparative Ausstattung unter Berücksichtigung der zu erbringenden Leistung des Arztes den jeweiligen Mindestanforderungen nach Abschnitt C dieser Richtlinien entspricht. Die Bestätigung kann sich auf bestimmte Leistungen begrenzen. Das Verfahren regelt sich nach Abschnitt D dieser Richtlinien.

# B
# Fachliche Voraussetzungen für die Erbringung von Röntgenleistungen und nuklearmedizinischen Leistungen

## § 4
## Allgemeine Röntgendiagnostik

(1) Soweit die Weiterbildungsordnung eine Weiterbildung in Teilgebieten der Röntgendiagnostik für die Anerkennung zum Führen einer Arztbezeichnung in einem Gebiet zwingend vorschreibt und die Ableistung einer entsprechenden Weiterbildung durch ausreichende Zeugnisse belegt ist, gelten die erforderlichen Kenntnisse durch die Erteilung der Arztbezeichnung als nachgewiesen. Die Vorlage von Zeugnissen kann durch eine Auskunft der Ärztekammer, daß die beantragten Leistungen Bestandteil der Weiterbildung gewesen sind, ersetzt werden.

(2) Soweit die Weiterbildungsordnung eine solche Weiterbildung für die Anerkennung zum Führen einer Arztbezeichnung nicht vorschreibt oder eine Weiterbildung entsprechend der Weiterbildungsordnung nicht stattgefunden hat, sind folgende fachliche Voraussetzungen zu erfüllen:

a) Für die Röntgendiagnostik der Extremitäten eine mindestens 12monatige ständige Tätigkeit in der Röntgendiagnostik unter der Leitung eines zur chirurgischen, orthopädischen oder radiologischen Weiterbildung ermächtigten Arztes.
b) Für die Röntgendiagnostik des gesamten Skeletts eine mindestens 18monatige ständige Tätigkeit in der Röntgendiagnostik unter der Leitung eines zur chirurgischen, orthopädischen oder radiologischen Weiterbildung ermächtigten Arztes.
c) Für die Röntgendiagnostik der Thorax-Organe, des Gallensystems und des Magen-Darm-Traktes eine mindestens 12monatige ständige Tätigkeit in der internen Röntgendiagnostik unter der Leitung eines zur internen oder radiologischen Weiterbildung ermächtigten Arztes.
d) Für die Röntgendiagnostik des Harntraktes eine mindestens 12monatige ständige Tätigkeit in der Röntgendiagnostik unter der Leitung eines zur urologischen, internen oder radiologischen Weiterbildung ermächtigten Arztes.
e) Für die Röntgendiagnostik der Thorax-Organe, des Gallensystems, des Magen-Darm-Traktes und des Harntraktes eine ständige Tätigkeit in der Röntgendiagnostik von insgesamt 18 Monaten unter der Leitung entsprechend ermächtigter Ärzte, soweit ausreichende Kenntnisse in allen Bereichen erworben worden sind.
f) Für die Röntgendiagnostik des gesamten Skeletts, der Thorax-Organe und des Harntraktes eine ständige Tätigkeit in der Röntgendiagnostik von insgesamt 24 Monaten unter der Leitung entsprechend ermächtigter Ärzte, soweit ausreichende Kenntnisse in allen Bereichen erworben worden sind.
g) Für die Röntgendiagnostik des gesamten Skeletts und der Thorax-Organe, des Gallensystems und des Magen-Darm-Traktes eine ständige Tätigkeit in der Röntgendiagnostik von insgesamt 30 Monaten unter der Leitung entsprechend ermächtigter Ärzte, soweit ausreichende Kenntnisse in allen Bereichen erworben worden sind.
h) Für die gesamte Röntgendiagnostik eine ständige Tätigkeit in der Röntgendiagnostik von insgesamt 36 Monaten unter der Leitung entsprechend ermächtigter Ärzte, soweit ausreichende Kenntnisse in allen Bereichen erworben worden sind.

Für röntgendiagnostische Leistungen, die unter Buchst. a) bis g) nicht aufgeführt sind, ist die fachliche Befähigung nach Maßgabe des § 14 Abs. 2 zu führen.

(3) Die über eine röntgenologische Tätigkeit vorzulegenden Zeugnisse müssen Angaben über die unter Anleitung ausgeübte und die selbständige Tätigkeit am Röntgengerät, die Zusammensetzung des Krankengutes, der Untersuchungsarten und über den Umfang der vom Antragsteller erbrachten Untersuchungen enthalten und von dem zur Weiterbildung ermächtigten Arzt unterzeichnet sein. Als radiologische Tätigkeit im Sinne dieser Richtlinien gilt nicht die alleinige Teilnahme an Röntgenbildbesprechungen (sog. Film-Visiten) oder die Teilnahme an röntgenologischen Einführungs- oder Fortbildungskursen.

## § 5
## Mammographie

(1) Soweit in der Weiterbildungsordnung keine Bestimmungen über die Weiterbildungsvoraussetzungen zur Ausführung von Mammographien enthalten sind, müssen Antragsteller, die als Fachradiologen oder teilradiologisch tätig sind, eine mindestens dreimonatige ganztägige, alle übrigen eine mindestens sechsmonatige ganztägige Tätigkeit unter der Leitung eines zur Weiterbildung ermächtigten Arztes nachweisen und dabei folgende Voraussetzungen erfüllen:

a) Bei mindestens 500 Patienten müssen unter Aufsicht die Palpation und Inspektion der Mammae vorgenommen,
b) in mindestens 500 Fällen muß unter Aufsicht die selbständige Befundung der Röntgenbilder durchgeführt,
c) bei mindestens 100 Patienten muß der Strahlengang persönlich eingestellt worden sein.

(2) §§ 4 Abs. 3 und 14 Abs. 2 gelten entsprechend. Die Voraussetzungen nach Abs. 1a) bis c) können durch ein Kolloquium nicht ersetzt werden.

## § 6
## Computer-Tomographie

(1) Soweit in der Weiterbildungsordnung keine Bestimmungen über Weiterbildungsvoraussetzungen zur Ausführung von Computer-Tomographien enthalten sind, muß der Arzt

a) für die Computer-Tomographie des Kopfes eine viermonatige ganztägige Tätigkeit
b) für die Ganzkörper-Computer-Tomographie eine sechsmonatige ganztägige Tätigkeit

am Computertomographen unter der Leitung eines zur Weiterbildung ermächtigten Arztes nachweisen; Voraussetzung ist, daß der Antragsteller zusätzlich für die Leistung nach a) eine 1 1/2 jährige und für die Leistung nach b) eine 2 1/2 jährige Weiterbildung in radiologischer Diagnostik nachweist.

Zur Ausführung der Computer-Tomographie des Kopfes sowie zur Ausführung der Ganzkörper-Computer-Tomographie – soweit sie auch den Kopf einbezieht – ist innerhalb der nach Satz 1 geforderten Weiterbildungszeiten oder zusätzlich eine sechsmonatige neuroradiologische Weiterbildung nachzuweisen.

(2) §§ 4 Abs. 3 und 14 Abs. 2 gelten entsprechend.

## § 7
## Strahlentherapie

Die Befähigung zur Ausführung strahlentherapeutischer Leistungen wird erbracht

1. für Weichstrahlen- einschließlich Grenzstrahlentherapie, Nahstrahlungstherapie und konventionelle Tiefentherapie durch die Berechtigung zum Führen der Gebietsbezeichnung „Arzt für Radiologie“ sowie einer anderen Gebietsbezeichnung, wenn und soweit die Weiterbildungsordnung eine strahlentherapeutische Weiterbildung zwingend vorschreibt und die Ableistung einer entsprechenden Weiterbildung durch ausreichende Zeugnisse belegt ist. Die Vorlage von Zeugnissen kann durch eine Auskunft der Ärztekammer, daß die beantragten Leistungen Bestandteil der Weiterbildung gewesen sind, ersetzt werden.
   Soweit die Weiterbildungsordnung eine solche Weiterbildung für die Anerkennung zum Führen einer Arztbezeichnung nicht vorschreibt oder eine Weiterbildung entsprechend der Weiterbildungsordnung nicht stattgefunden hat, sind folgende fachliche Voraussetzungen zu erfüllen:
   a) für Weichstrahlen- einschließlich Grenzstrahlentherapie und Nahstrahlungstherapie mindestens 6 Monate Weiterbildung in der Strahlentherapie unter der Leitung eines dazu ermächtigten Arztes

b) für die konventionelle Röntgentiefentherapie mindestens 1 Jahr in der Strahlentherapie unter der Leitung eines dazu ermächtigten Arztes

2. für die Teletherapie und die sonstige Anwendung umschlossener radioaktiver Stoffe durch die Fachkundebescheinigung nach § 6 Absatz 2 der Strahlenschutzverordnung und die dazu ergangenen Ausführungsvorschriften in der jeweils geltenden Fassung

3. für die Hochvolttherapie mit Beschleunigern durch die Fachkundebescheinigung nach § 19 Absatz 2 der Strahlenschutzverordnung und die dazu ergangenen Ausführungsvorschriften in der jeweils geltenden Fassung.

### § 8
### Nuklearmedizinische Diagnostik und Therapie

Soweit der Arzt nicht die Voraussetzungen zum Führen der Arztbezeichnung „Arzt für Nuklearmedizin" erfüllt, ist die Befähigung zur Ausführung nuklearmedizinischer Leistungen durch die Fachkundebescheinigung nach § 6 Absatz 2 der Strahlenschutzverordnung und die dazu ergangenen Ausführungsvorschriften in der jeweils geltenden Fassung nachzuweisen.

Sofern eine Fachkundebescheinigung für die alleinige in-vitro-Diagnostik nicht ausgestellt wird, ist hierfür eine mindestens dreimonatige ganztägige Weiterbildung bei einem dazu ermächtigten Arzt nachzuweisen.

§§ 4 Absatz 3 und 14 Absatz 2 gelten entsprechend.

Die Kassenärztliche Vereinigung kann auch vom Arzt für Nuklearmedizin die Vorlage der Fachkundebescheinigung verlangen, soweit eine solche neben der Anerkennung zum Führen der Gebietsbezeichnung ausgestellt wird.

## C
## Apparate-Richtlinien

### § 9
### Röntgendiagnostik

Die Ausstattung und die Anforderungen an Einrichtungen zur Röntgendiagnostik richten sich nach Anwendungsklassen. Für die einzelnen Anwendungsklassen gelten folgende Mindestanforderungen:

| Anwendungsklassen | Mindestausstattung | Mindestanforderung an die Ausstattung der Untersuchungsgeräte |
|---|---|---|
| **Klasse I**<br>Zahnaufnahmen, Weichteil-Profilaufnahmen des Gesichtsschädels, Aufnahmen des Kiefergelenks sowie Aufnahmen des Gliedmaßenskeletts, ausgenommen Schultergelenk, Hüftgelenk und Oberschenkel | Generatorleistung von 0,4 kW bei 60 kV. Brennfleck maximal 1,5 mm Kantenlänge. | Einrichtung zur Begrenzung des Nutzstrahlenbündels und zur Voranzeige des dem Untersuchungszweck angepaßten Strahleneintrittsfeldes.<br>Für Zahnaufnahmen ist ein „Zahntubus" ausreichend. |
| **Klasse Ia**<br>Panorama-Aufnahmen der Zähne und/oder der Kiefer | Panorama-Aufnahmegerät mit intraoraler Röhre. | Spezialröntgeneinrichtung |
| **Klasse Ib**<br>Panorama-Schichtaufnahmen der Zähne und/oder der Kiefer | Panorama-Schichtaufnahmegerät mit eng eingeblendetem Strahlenbündel. | Spezialröntgeneinrichtung |

| Anwendungsklassen | Mindestausstattung | Mindestanforderung an die Ausstattung der Untersuchungsgeräte |
|---|---|---|
| **Klasse II**<br>Aufnahmen des Skeletts, Nativaufnahmen des Bauchraumes, Aufnahmen des Harnapparates, Aufnahmen zur Lymphographie, Aufnahmen der Thoraxorgane bei Kindern bis zum 6. Lebensjahr | 30 kW bei 100 kV am 6-Puls- oder 12-Puls-Generator oder äquivalente Welligkeit mit einer der Kurzzeitnennleistung des Generators entsprechenden Drehanodenröhre. Brennfleck nicht über 2,0 mm Kantenlänge. | Belichtungsautomatik und Möglichkeit zur freien Wahl der Aufnahmedaten für Spezialeinstellungen.<br>Einrichtung zur Begrenzung des Nutzstrahlenbündels und zur Voranzeige des dem Untersuchungszweck angepaßten Strahleneintrittsfeldes.<br>Rasteraufnahmeeinrichtung mit Streustrahlenlaufraster (bei mindestens 60 Linien/cm – bzw. 40 Linien/cm für Wirbelsäulenganzaufnahmen – genügt ein feststehender Streustrahlenraster); ein Mindest-FFA von 1 m, für Aufnahmen der Thoraxorgane von 1,5 m, muß eingehalten werden können.<br>Für Röntgenaufnahmen des Harnapparates Aufnahmemöglichkeit im Stehen. |
| **Klasse III**<br>Gesamte Röntgendiagnostik<br>Ausgenommen sind: Aufnahmen zur arteriellen angiographischen Röntgenuntersuchung, zur Venographie des Körperstammes und Aufnahmen der weiblichen und männlichen Brust | 30 kW bei 100 kV am 6-Puls- oder 12-Puls-Generator oder äquivalente Welligkeit mit einer der Kurzzeitnennleistung des Generators entsprechenden Drehanodenröhre. Brennfleck nicht über 2,0 mm Kantenlänge.<br>Einrichtung zur Röntgen-Fernseh-Durchleuchtung mit automatischer Dosisleistungsregelung.<br>Bei Aufzeichnungen vom Ausgangsschirm des Röntgenbildverstärkers: Caesiumjodid-Eingangsschirm und Auflösung von mindestens 2 Lp/mm über das gesamte Bildformat. | Belichtungsautomatik und Möglichkeit zur freien Wahl der Aufnahmedaten für Spezialeinstellungen.<br>Einrichtung zur Begrenzung des Nutzstrahlenbündels und zur Voranzeige des dem Untersuchungszweck angepaßten Strahleneintrittsfeldes.<br>Rasteraufnahmeeinrichtungen mit Streustrahlenlaufraster (bei mindestens 60 Linien/cm – bzw. 40 Linien/cm für Wirbelsäulenganzaufnahmen – genügt ein feststehender Streustrahlenraster); ein Mindest-FFA von 1 m, für Aufnahmen der Thoraxorgane von 1,5 m, muß eingehalten werden können.<br>Für Röntgenuntersuchungen des Verdauungstraktes stufenlose Umlegbarkeit des Durchleuchtungsgeräts bis zur Kopftieflage und Zielaufnahmegerät oder BV-Aufnahmesystem mit automatischer Umschaltung der Betriebsdaten der Röntgenröhre von der Durchleuchtung zur Aufnahme. |
| **Klasse IV**<br>Gesamte Röntgendiagnostik. Ausgenommen sind Aufnahmen der weiblichen und männlichen Brust | 50 kW bei 100 kV am 6-Puls- oder 12-Puls-Generator oder äquivalente Welligkeit mit einer der Kurzzeitnennleistung des Gene- | Belichtungsautomatik und Möglichkeit zur freien Wahl der Aufnahmedaten für Spezialeinstellungen.<br>Einrichtung zur Begrenzung des Nutzstrahlenbündels und zur Vor- |

| Anwendungsklassen | Mindestausstattung | Mindestanforderung an die Ausstattung der Untersuchungsgeräte |
|---|---|---|
| | rators entsprechenden Drehanodenröhre, Brennfleck nicht über 1,5 mm Kantenlänge.<br>Bei Zweiebenen-Simultan-Serienangiographie müssen beide Röhren (ggf. zusammen) die volle Ausnutzung der Generatornennleistung gestatten.<br>Für zerebrale Angiographien: Einrichtung zur Anfertigung von Aufnahmen in zwei Ebenen bei demselben Kontrastmitteldurchfluß.<br>Einrichtung zur Röntgen-Fernseh-Durchleuchtung mit automatischer Dosisleistungsregelung.<br>Bei Aufzeichnungen von Ausgangsschirmen des Röntgenbildverstärkers: Caesiumjodid-Eingangsschirm und Auflösung von mindestens 2 Lp/mm über das gesamte Bildformat. | anzeige des dem Untersuchungszweck angepaßten Strahleneintrittsfeldes.<br>Rasteraufnahmeeinrichtungen mit Streustrahlenlaufraster (bei mindestens 60 Linien/cm – bzw. 40 Linien/cm für Wirbelsäulenganzaufnahmen – genügt ein feststehender Streustrahlenraster); ein Mindest-FFA von 1 m, für Aufnahmen der Thoraxorgane von 1,5 m, muß eingehalten werden können.<br>Für Röntgenuntersuchungen des Verdauungstraktes stufenlose Umlegbarkeit des Durchleuchtungsgerätes bis zur Kopftieflage und Zielaufnahmegerät oder BV-Aufnahmesystem mit automatischer Umschaltung der Betriebsdaten der Röntgenröhre von der Durchleuchtung zur Aufnahme.<br>Automatischer Film- oder Kassettenwechsler oder BV-Aufnahmesystem für Serienaufnahmen bzw. Kinematographie-Einrichtung. |
| **Klasse V**<br>Durchleuchtungskontrolle und Kontrollaufnahmen bei Versorgung von Verletzungen der Gliedmaßen | (Fahrbare) Röntgeneinrichtung mit Röntgen-Fernseh-Durchleuchtung. Betriebsspannung an der Röntgenröhre regelbar bis mindestens 75 kV. | |
| **Klasse VI**<br>Durchleuchtungskontrolle und Kontrollaufnahmen im Verlauf von Operationen, bei Versorgung von Verletzungen der Gliedmaßen oder des Rumpfes | (Fahrbare) Röntgeneinrichtung mit Röntgen-Fernseh-Durchleuchtung. Betriebsspannung an der Röntgenröhre regelbar bis mindestens 90 kV. | |
| **Klasse VII**<br>Aufnahmen der weiblichen und männlichen Brust (Mammographie) | Generator: 1 kW bei 30 kV, Kantenlänge des Brennflecks höchstens 1/500 x FFA.<br>Spannung mindestens von 25 bis 35 kV regelbar. | Belichtungsautomatik und Möglichkeit zur freien Wahl der Aufnahmedaten für Spezialeinstellungen.<br>Spezialtubus zur Mammographie mit exzentrischer Begrenzung des Nutzstrahlenbündels.<br>Gesamtfilterung kleiner als 1,0 mm AlGW.<br>Streustrahlenraster bei Verwendung von Film-Folien-Kombinationen. |

| Anwendungsklassen | Mindestausstattung | Mindestanforderung an die Ausstattung der Untersuchungsgeräte |
|---|---|---|
| **Klasse VIII**<br>Computer-Tomographie des Kopfes | Kurzzeitnennleistung größer/gleich 2 kW bei 100 kV, Röhrenspannung mindestens 120 kV, Expositionszeit pro Schicht höchstens 20 Sekunden. Strahler mit Schutzgehäuse und Strahlenfilterung gemäß DIN 6811.<br>Räumliche Auflösung, gemessen an einem AAPM-Phantom*) von 20 cm Durchmesser bei einer Schichtdicke von maximal 13 mm:<br>– bei hohem Kontrast mind. 2,0 mm<br>– bei niedrigem Kontrast (0,5 %) mind. 10 mm.<br>Oberflächendosis bei vorgenannten Auflösungsbestimmungen nicht mehr als 3,0 rd (0,03 Gy). | Einrichtung zur röhrennahen Begrenzung des Nutzstrahlenbündels: Festeingebaute Blende oder Wechselblende mit Indikator der Blendenöffnung z.B. in Form einer Schichtdickenanzeige. Meßfeld mindestens 20 cm Durchmesser.<br>Möglichkeit zur Darstellung von Schichten bis zur Senkrechten auf die axiale Ebene.<br>Datenspeicherungs- und Dokumentationsmöglichkeit des Schichtbildes.<br>Alphanumerische Angaben auf dem Bildschirm zur Identifikation des Patienten und zur Angabe der Fensterlage und -breite.<br>Lagerungstisch mit Einstellhilfe zur genauen Schichtebenen-Einstellung und -Reproduktion. |
| **Klasse IX**<br>Computer-Tomographie des ganzen Körpers (einschl. des Kopfes) | Leistung während der Expositionszeit 4 kW bei 100 kV. Röhrenspannung mindestens 120 kV. Expositionszeit pro Schicht höchstens 5 Sekunden.<br>Strahler mit Schutzgehäuse und Strahlenfilterung gemäß DIN 6811.<br>Räumliche Auflösung, gemessen an einem AAPM-Phantom*) von 20 cm Durchmesser bei Kopfeinstellung und 35 cm Durchmesser bei Ganzkörpereinstellung und einer Schichtdicke von max. 13 mm:<br>– bei hohem Kontrast mind. 2,0 mm für Kopfeinstellung und 2,5 mm für Ganzkörpereinstellung<br>– bei niedrigem Kontrast (0,5 %) mind. 10 mm für Kopfeinstellung und 15 mm für Ganzkörpereinstellung.<br>Oberflächendosis bei vorgenannten Auflösungsbestimmungen nicht mehr als 3,0 rd (0,03 Gy). | Einrichtung zur röhrennahen Begrenzung des Nutzstrahlenbündels: Festeingebaute Blende oder Wechselblende mit Indikator der Blendenöffnung, z.B. in Form einer Schichtdickenanzeige. Meßfeld mindestens 20 cm Durchmesser bei Kopfeinstellung, mindestens 40 cm Durchmesser bei Ganzkörpereinstellung.<br>Der Winkel zwischen der Abtastebene und der Längsachse des Lagerungstisches muß mindestens um 15° zum rechten Winkel verändert werden können. Datenspeicherungs- und Dokumentationsmöglichkeit des Schichtbildes.<br>Alphanumerische Angaben auf dem Bildschirm zur Identifikation des Patienten, Kennzeichnung der Körperseite und zur Angabe von Fensterlage und -breite, Lagerungstisch mit Einstellhilfe zur genauen Schichtebenen-Einstellung und -Reproduktion. |

*) Phantom der „American Association of Physicists in Medicine“

**Übergangsbestimmungen für Diagnostik-Einrichtungen**

1. Ärzte, die bei Inkrafttreten dieser Richtlinien eine Röntgeneinrichtung verwenden, die diesen Richtlinien nicht entspricht, aber den Richtlinien entsprochen hat, die bis zu diesem Zeitpunkt gegolten haben, dürfen diese Einrichtung bis zum 30. Juni 1988 weiterverwenden, wenn sie die Röntgeneinrichtung bis zum 1. Juli 1984 dergestalt umändern, daß höher empfindliche Empfängersysteme eingesetzt werden. Unter höher empfindlichen Empfängersystemen ist zu verstehen, daß Verstärkerfolien mit einer Abschaltdosis in der Größenordnung von ca. 2 mR (entsprechend den klassischen sogenannten Universalfolien) durch Verstärkerfolien mindestens gleich großer Auflösung mit einer etwa doppelt so hohen Empfindlichkeit, d.h. einer Abschaltdosis von ca. 1 mR, ersetzt werden. Geschieht dies nicht, endet die Übergangsfrist mit dem 31. Dezember 1985. Eine Verpflichtung nach den alten Richtlinien, Röntgeneinrichtungen den darin enthaltenen Anforderungen zeitgerecht anzupassen, bleibt unberührt.
2. Ärzte, die eine Röntgeneinrichtung verwenden, für die zur Lungendurchleuchtung bei Erwachsenen kein Röntgenbildverstärker vorgeschrieben war, können diese Einrichtung bis zum 30. Juni 1988 weiterverwenden.
3. Ärzte, die zur Anfertigung von Thoraxaufnahmen eine Röntgeneinrichtung verwenden, welche zum Zeitpunkt des Inkrafttretens dieser Richtlinien eine Rasteraufnahmeeinrichtung von 40 Linien/cm enthält, können diese Einrichtung auch weiterhin verwenden.
4. Ärzte, die eine Röntgeneinrichtung mit einer Mindestleistung von 30 kW bei 100 kV am 2-Puls-(4-Ventil-)Generator und mit einer zuverlässig zu schaltenden Kurzzeit von 20 msec. verwenden, welche bis zum 1. Juli 1984 mit höher empfindlichen Empfängersystemen ausgerüstet ist, können diese Einrichtung weiterverwenden. Zehn Jahre nach Inkrafttreten dieser Richtlinien ist zu überprüfen, ob diese Röntgeneinrichtung noch den Anforderungen dieser Richtlinien genügt.
5. Ärzte, die eine Röntgeneinrichtung der Anwendungsklasse VIII verwenden, die diesen Richtlinien nicht entspricht, können diese Einrichtung bis zum 31. Dezember 1986 weiterverwenden.
6. Ärzte, die eine Röntgeneinrichtung der Anwendungsklasse IX verwenden, die diesen Richtlinien nicht entspricht, können diese Einrichtung bis zum 31. Dezember 1988 weiterverwenden.

## § 10
## Strahlentherapie

Die Ausstattung und Anforderungen an die Bestrahlungsgeräte richten sich nach Anwendungsbereichen. Für die einzelnen Anwendungsbereiche gelten folgende Mindestanforderungen:

| Anwendungsbereich | Mindestausstattung | Mindestanforderung an die Ausstattung des Therapiegerätes |
|---|---|---|
| **I. Weichstrahlen- einschl. Grenzstrahlentherapie** | | |
| a) Grenzstrahlentherapie Gewebshalbwerttiefe (GHWT) unter 0,6 mm | Betriebsspannung an der Röntgenröhre bis 12 kV, Röhren mit Lindemann- oder Beryllium-Fenster. | Für den Verwendungszweck erforderliche Tubusse. |
| b) Weichstrahlentherapie (GHWT) von 3 bis 18 mm | Betriebsspannung an der Röntgenröhre mindestens zwischen 30 und 50 kV regelbar. Eigenfilterung der Röntgenröhre max. 0,3 mm Al-Gleichwert. | Für den Verwendungszweck erforderliche Filter und Tubusse. Sicherung gegen unbeabsichtigte Bestrahlungen ohne Filter oder mit falschem Filter. |
| c) Beta-Strahler z.B. 90 Sr | Applikator/Strahlenschutzbehälter | |

| Anwendungsbereich | Mindestausstattung | Mindestanforderung an die Ausstattung des Therapiegerätes |
|---|---|---|
| **II. Nahbestrahlungstherapie** | Spezialröhre mit einer Betriebsspannung zwischen 50 und 100 kV. | Spezialtubusse. |
| **III. Orthovolttherapie**<br>Nur anwendbar bei der Bestrahlung gutartiger Erkrankungen oder zur symptomatischen bzw. palliativen Bestrahlung von bösartigen Geschwülsten oder von Metastasen | Betriebsspannung an der Röntgenröhre von mindestens 120 kV bis 180 kV regelbar. | Für den Verwendungszweck erforderliche Filter und Tubusse. Filtersicherung. |
| **IV. Hochvolttherapie** | Betriebsspannung bei Teilchenbeschleunigern mindestens 1,0 MV.<br>Strahler mit Quantenenergien von mindestens 0,5 MeV z.B. $^{137}Cs$, $^{60}Co$. | Dem Verwendungszweck angepaßte Filter und Tubusse, Filtersicherung. |
| **V. Brachytherapie**<br>mit radioaktiven Stoffen z.B. Radium, Tantal, Afterloading System u.a. mit $^{192}Ir$ | je nach verwendeter Substanz und Anwendungsmethode | |

Die Anforderungen der Röntgenverordnung und der Strahlenschutzverordnung einschließlich der zugehörigen Richtlinien sowie der DIN-Normen müssen nachweislich erfüllt sein, um strahlentherapeutische Leistungen über die KV abrechnen zu können.

## § 11
## Nuklearmedizin

Die Ausstattung und Anforderungen an die Untersuchungsgeräte zur nuklearmedizinischen Diagnostik richten sich nach Anwendungsklassen.

Für die einzelnen Anwendungsklassen gelten folgende Mindestanforderungen:

| Anwendungsklassen | Mindestausstattung | Mindestanforderungen an die Ausstattung der Untersuchungsgeräte |
|---|---|---|
| **Klasse I**<br>Alle Anwendungsgebiete der Diagnostik außer Compartmentanalysen und Nachweis von inkorporierten Radionukliden | Curiemeter | Meßbereich 370 KBq (10 $\mu$ Ci) bis mindestens 11 GBq (300 mCi) bis zu einem Volumen von 50 ml; Durchmesser des Probenschachtes in der Meßkammer mindestens 35 mm, Kalibrierung für verschiedene Gamma-Strahler |
| | Gamma-Kamera | Durchmesser des effektiven Aufnahmefeldes mindestens 12″ (300 mm); Datenverarbeitungssystem (Computer) für mindestens 16 Einzelaufnahmen pro Sekunde |
| | In-vivo-Meßplatz | Mindestens eine kollimierte Meßsonde für Gammastrahlung mit Stativ, Differentialdiskriminator und elektronischem Zähler |

| Anwendungsklassen | Mindestausstattung | Mindestanforderungen an die Ausstattung der Untersuchungsgeräte |
|---|---|---|
| | In-vitro-Meßplatz | Bohrlochmeßplatz für Gamma-Strahler mit Differentialdiskriminator, Szintillationskristall von mindestens 1 1/2″ (37,5 mm) Durchmesser und mindestens 2″ (50 mm) Dicke zur Aufnahme eines Röhrchens, in dem die Aktivität von mindestens 2 ml in annähernder 4 II-Geometrie gemessen werden kann |
| | Bei Verwendung von Beta-Strahlern: Flüssig-Szintillationszähler | Zählausbeute von mindestens 40 % für $H_3$ und mindestens 80 % für $C_{14}$ |
| **Klasse II** Organgebundene Teilgebiete in der Diagnostik mit Beschränkung auf im einzelnen festgelegte Untersuchungsverfahren mit Radionuklide | Bei Verwendung von Generatorsäulen Curiemeter | Meßbereich 370 KBq (10 $\mu$ Ci) bis mindestens 11 GBq (300 mCi) bis zu einem Volumen von 50 ml; Durchmesser des Probenschachtes in der Meßkammer mindestens 35 mm, Kalibrierung für verschiedene Gamma-Strahler |
| **a) Blut oder blutbildende Organe** | In-vivo-Meßplatz | Mindestens eine kollimierte Meßsonde für Gammastrahlung mit Stativ, Differentialdiskriminator und elektronischem Zähler |
| | In-vitro-Meßplatz | Bohrlochmeßplatz für Gamma-Strahler mit Differentialdiskriminator, Szintillationskristall von mindestens 1 1/2″ (37,5 mm) Durchmesser und mindestens 2″ (50 mm) Dicke zur Aufnahme eines Röhrchens, in dem die Aktivität von mindestens 2 ml in annähernder 4 II-Geometrie gemessen werden kann |
| **b) Herz** Szintigraphie | Gamma-Kamera | Durchmesser des effektiven Aufnahmefeldes mindestens 10″ (250 mm) (oder Multikristallkamera) Registrierung mit analoger Bildausgabe (z.B. Szintifoto) |
| Funktionsszintigraphie | Gamma-Kamera | Durchmesser des effektiven Aufnahmefeldes mindestens 10″ (250 mm) (oder Multikristallkamera) mit Datenverarbeitungssystem (Computer) für mindestens 16 Einzelaufnahmen pro Sekunde |
| Funktionsmessung | Gamma-Kamera oder | Durchmesser des effektiven Aufnahmefeldes mindestens 10″ (250 mm) (oder Multikristallkamera) mit Datenverarbeitungssystem (Computer) für mindestens 16 Einzelaufnahmen pro Sekunde |
| | In vivo-Meßplatz | Mindestens eine kollimierte Meßsonde für Gammastrahlung mit Stativ, Meßgeräte und elektronischen Komponenten zur Verarbeitung der Meßdaten |

| Anwendungsklassen | Mindestausstattung | Mindestanforderungen an die Ausstattung der Untersuchungsgeräte |
|---|---|---|
| **c) Hirn** | | |
| Szintigraphie | Gamma-Kamera oder | Durchmesser des effektiven Aufnahmefeldes mindestens 10″ (250 mm) (oder Multikristallkamera), Registrierung mit analoger Bildausgabe (z.B. Szintifoto) |
| | Scanner | Szintillationssonde mit einem Kristall von mindestens 5″ (125 mm) Durchmesser und mindestens 2″ (50 mm) Dicke; der Energie der verwendeten Radionuklide angepaßte Kollimatoren |
| Sequenzszintigraphie | Gamma-Kamera | Durchmesser es effektiven Aufnahmefeldes mindestens 10″ (250 mm) (oder Multikristallkamera), Serienfotoeinrichtung oder Multiformat-Kamera |
| Funktionsszintigraphie | Gamma-Kamera | Durchmesser des effektiven Aufnahmefeldes mindestens 10″ (250 mm) (oder Multikristallkamera) mit Datenverarbeitungssystem (Computer) für mindestens 16 Einzelaufnahmen pro Sekunde |
| Funktionsmessung | Gamma-Kamera oder | Durchmesser des effektiven Aufnahmefeldes mindestens 10″ (250 mm) (oder Multikristallkamera) mit Datenverarbeitungssystem (Computer) für mindestens 16 Einzelaufnahmen pro Sekunde |
| | In-vivo-Meßplatz | Meßplatz mit mehreren Einzelsonden (speziell zur Hirnfunktionsmessung) und Mehrkanal-Registriervorrichtung |
| **d) Leber** | | |
| Szintigraphie | Gamma-Kamera oder | Durchmesser des effektiven Aufnahmefeldes mindestens 10″ (250 mm) (oder Multikristallkamera), Registrierung mit analoger Bildausgabe (z.B. Szintifoto) |
| | Scanner | Szintillationssonde mit einem Kristall von mindestens 5″ (125 mm) Durchmesser und mindestens 2″ (50 mm) Dicke; der Energie der verwendeten Radionuklide angepaßte Kollimatoren |
| Sequenzszintigraphie | Gamma-Kamera | Durchmesser des effektiven Aufnahmefeldes mindestens 12″ (300 mm), Serienfotoeinrichtung oder Multiformat-Kamera |
| Funktionsszintigraphie | Gamma-Kamera | Durchmesser des effektiven Aufnahmefeldes mindestens 12″ (300 mm) mit Datenverarbeitungssystem (Computer) für mindestens 16 Einzelaufnahmen pro Sekunde |
| Funktionsmessung | In-vitro-Meßplatz und | Bohrlochmeßplatz für Gamma-Strahler mit Differentialdiskriminator, Szintillationskristall von mindestens 1 $^{1}/_{2}$″ (37,5 mm) Durchmesser und mindestens 2″ (50 mm) Dicke zur Aufnahme eines Röhr- |

| Anwendungsklassen | Mindestausstattung | Mindestanforderungen an die Ausstattung der Untersuchungsgeräte |
|---|---|---|
| | | chens, in dem die Aktivität von mindestens 2 ml in annähernder 4 II-Geometrie gemessen werden kann |
| | Gamma-Kamera | Durchmesser des effektiven Aufnahmefeldes mindestens 12″ (300 mm), elektronische Komponenten zur Erstellung von Funktionskurven |
| **e) Niere** | | |
| Szintigraphie | Gamma-Kamera oder | Durchmesser des effektiven Aufnahmefeldes mindestens 10″ (250 mm) (oder Multikristallkamera), Registrierung mit analoger Bildausgabe (z.B. Szintifoto) |
| | Scanner | Szintillationssonde mit einem Kristall von mindestens 5″ (125 mm) Durchmesser und mindestens 2″ (50 mm) Dicke; der Energie der verwendeten Radionuklide angepaßte Kollimatoren |
| Sequenzszintigraphie | Gamma-Kamera | Durchmesser des effektiven Aufnahmefeldes mindestens 12″ (300 mm), Serienfotoeinrichtung oder Multiformat-Kamera |
| Funktionsszintigraphie | Gamma-Kamera | Durchmesser des effektiven Aufnahmefeldes mindestens 12″ (300 mm) mit Datenverarbeitungssystem (Computer) für mindestens 16 Einzelaufnahmen pro Sekunde |
| Funktionsmessung | In-vitro-Meßplatz und | Bohrlochmeßplatz für Gamma-Strahler mit Differentialdiskriminator, Szintillationskristall von mindestens 1 $^1/_2$″ (37,5 mm) Durchmesser und mindestens 2″ (50 mm) Dicke zur Aufnahme eines Röhrchens, in dem die Aktivität von mindestens 2 ml in annähernder 4 II-Geometrie gemessen werden kann |
| | Gamma-Kamera oder | Durchmesser des effektiven Aufnahmefeldes mindestens 12″ (300 mm), elektronische Komponenten zur Erstellung von Funktionskurven |
| | In-vitro-Meßplatz | Kollimierte Meßsonden (mindestens 2) für Gamma-Strahlung mit Stativen, Differentialdiskriminatoren und Ausgabe über Ratemeter mit Schreiber oder Zähler mit Drucker |
| **f) Schilddrüse** | | |
| Szintigraphie | Gamma-Kamera oder | Durchmesser des effektiven Aufnahmefeldes mindestens 10″ (250 mm) (oder Multikristallkamera), Registrierung mit analoger Bildausgabe (z.B. Szintifoto) |
| | Scanner | Szintillationssonde mit einem Kristall von mindestens 3″ (75 mm) Durchmesser und mindestens 2″ (50 mm) Dicke; |

| Anwendungsklassen | Mindestausstattung | Mindestanforderungen an die Ausstattung der Untersuchungsgeräte |
|---|---|---|
| | | der Energie der verwendeten Radionuklide angepaßte Kollimatoren |
| Funktionsmessung | In-vivo-Meßplatz und | Mindestens eine kollimierte Meßsonde für Gammastrahlung mit Stativ, Differentialdiskriminator und elektronischem Zähler |
| | In-vitro-Meßplatz | Bohrlochmeßplatz für Gamma-Strahler mit Differentialdiskriminator, Szintillationskristall von mindestens 1 1/2″ (37,5 mm) Durchmesser und mindestens 2″ (50 mm) Dicke zur Aufnahme eines Röhrchens, in dem die Aktivität von mindestens 2 ml in annähernder 4 II-Geometrie gemessen werden kann |
| **g) Skelett** | Gamma-Kamera oder | Durchmesser des effektiven Aufnahmefeldes mindestens 10″ (250 mm) (oder Multikristallkamera), Registrierung mit analoger Bildausgabe (z.B. Szintifoto) |
| | Scanner | Szintillationssonde mit einem Kristall von mindestens 5″ (125 mm) Durchmesser und mindestens 2″ (50 mm) Dicke; der Energie der verwendeten Radionuklide angepaßte Kollimatoren; Vorrichtung zur Ganzkörper-Szintigraphie |
| **h) Milz** | Gamma-Kamera oder | Durchmesser des effektiven Aufnahmefeldes mindestens 10″ (250 mm) (oder Multikristallkamera), Registrierung mit analoger Bildausgabe (z.B. Szintifoto) |
| | Scanner | Szintillationssonde mit einem Kristall von mindestens 5″ (125 mm) Durchmesser und mindestens 2″ (50 mm) Dicke; der Energie der verwendeten Radionuklide angepaßte Kollimatoren |
| **i) Pankreas** | Gamma-Kamera oder | Durchmesser des effektiven Aufnahmefeldes mindestens 12″ (300 mm), elektronische Komponenten zur Auswertung der Doppelnuklid-Szintigraphie |
| | Scanner | Szintillationssonde mit einem Kristall von mindestens 5″ (125 mm) Durchmesser und mindestens 2″ (50 mm) Dicke; der Energie der verwendeten Radionuklide angepaßte Kollimatoren; 2 Differentialdiskriminatoren; Subtraktionseinheit (Einrichtung zur Doppelnuklid-Szintigraphie) |
| **j) Lunge** | | |
| Szintigraphie | Gamma-Kamera oder | Durchmesser des effektiven Aufnahmefeldes mindestens 10″ (250 mm), Registrierung mit analoger Bildausgabe (z.B. Szintifoto) |

| Anwendungsklassen | Mindestausstattung | Mindestanforderungen an die Ausstattung der Untersuchungsgeräte |
|---|---|---|
| | Scanner | Szintillationssonde mit einem Kristall von mindestens 5″ (125 mm) Durchmesser und mindestens 2″ (50 mm) Dicke; der Energie der verwendeten Radionuklide angepaßte Kollimatoren |
| Sequenzszintigraphie | Gamma-Kamera | Durchmesser des effektiven Aufnahmefeldes mindestens 12″ (300 mm), Serienfotoeinrichtung oder Multiformat-Kamera |
| Funktionsszintigraphie | Gamma-Kamera | Durchmesser des effektiven Aufnahmefeldes mindestens 12″ (300 mm) mit Datenverarbeitungssystem (Computer) für mindestens 16 Einzelaufnahmen pro Sekunde |
| Funktionsmessung | Gamma-Kamera oder | Durchmesser des effektiven Aufnahmefeldes mindestens 12″ (300 mm) (oder Multikristallkamera) mit Datenverarbeitungssystem (Computer) für mindestens 16 Einzelaufnahmen pro Sekunde |
| | In-vivo-Meßplatz | Meßplatz mit mehreren Einzelsonden (speziell zur Lungenfunktionsmessung) und Mehrkanal-Registriervorrichtung |
| **k) Lymphgefäße** | | |
| Szintigraphie | Gamma-Kamera oder | Durchmesser des effektiven Aufnahmefeldes mindestens 10″ (250 mm) (oder Multikristallkamera), Registrierung mit analoger Bildausgabe (z.B. Szintifoto) |
| | Scanner | Szintillationssonde mit einem Kristall von mindestens 5″ (125 mm) Durchmesser und mindestens 2″ (50 mm) Dicke; der Energie der verwendeten Radionuklide angepaßte Kollimatoren |
| **l) Liquorräume** | | |
| Szintigraphie | Gamma-Kamera oder | Durchmesser des effektiven Aufnahmefeldes mindestens 10″ (250 mm) (oder Multikristallkamera), Registrierung mit analoger Bildausgabe (z.B. Szintifoto) |
| | Scanner | Szintillationssonde mit einem Kristall von mindestens 5″ (125 mm) Durchmesser und mindestens 2″ (50 mm) Dicke; der Energie der verwendeten Radionuklide angepaßte Kollimatoren |
| **m) Periphere Gefäße** | | |
| Szintigraphie | Gamma-Kamera oder | Durchmesser des effektiven Aufnahmefeldes mindestens 10″ (250 mm) (oder Multikristallkamera), Registrierung mit analoger Bildausgabe (z.B. Szintifoto) |
| | Scanner | Szintillationssonde mit einem Kristall von mindestens 5″ (125 mm) Durchmesser und mindestens 2″ (50 mm) Dicke; |

| Anwendungsklassen | Mindestausstattung | Mindestanforderungen an die Ausstattung der Untersuchungsgeräte |
|---|---|---|
| | | der Energie der verwendeten Radionuklide angepaßte Kollimatoren |
| Sequenzszintigraphie | Gamma-Kamera | Durchmesser des effektiven Aufnahmefeldes mindestens 12″ (300 mm), Serienfotoeinrichtung oder Multiformat-Kamera |
| Funktionsszintigraphie | Gamma-Kamera | Durchmesser des effektiven Aufnahmefeldes mindestens 12″ (300 mm) mit Datenverarbeitungssystem (Computer) für mindestens 16 Einzelaufnahmen pro Sekunde |
| Funktionsmessung | Gamma-Kamera oder | Durchmesser des effektiven Aufnahmefeldes mindestens 12″ (300 mm), elektronische Komponenten zur Erstellung von Funktionskurven |
| | In-vivo-Meßplatz | Kollimierte Meßsonden (mindestens 2) für Gammastrahlung mit Stativen, Differentialdiskriminatoren und Ausgabe über Ratemeter mit Schreiber oder Zähler mit Drucker |
| Fibrinogentest | In-vivo-Meßplatz | Mindestens eine kollimierte Meßsonde für Gammastrahlung mit Differentialdiskriminator und elektronischem Zähler |
| **Klasse III** | | |
| Compartmentanalysen und Nachweis von inkorporierten Radionukliden | Ganzkörperzähler | Spezielle Abschirmung; Nachweisgrenze für Gammastrahler von mindestens 370 Bq (10 nCi) bei diffuser Verteilung des Strahlers im Körper |
| **Klasse IV** | | |
| In-vitro-Diagnostik | Bei Verwendung von ausschl. $J_{125}$: in-vitro-Meßplatz | Bohrlochmeßplatz für Gamma-Strahler mit Differentialdiskriminator; Szintillationskristall von mindestens 1″ (25 mm) Durchmesser und mindestens 1″ (25 mm) Dicke zur Aufnahme eines Röhrchens, in dem die Aktivität von mindestens 0,5 ml in annähernder 4 Π-Geometrie gemessen werden kann |
| | Bei Verwendung anderer Gammastrahler: in-vitro-Meßplatz | Bohrlochmeßplatz für Gammastrahler mit Differentialdiskriminator; Szintillationskristall von mindestens 1 ½″ (37,5 mm) Durchmesser und mindestens 2″ (50 mm) Dicke zur Aufnahme eines Röhrchens, in dem die Aktivität von mindestens 2 ml in annähernder 4 Π-Geometrie gemessen werden kann |
| | Bei Verwendung von Betastrahlern: Flüssig-Szintillationszähler | Zählausbeute von mindestens 40 % für $H_3$ und mindestens 80 % für $C_{14}$ |

**Übergangsbestimmungen für nuklearmedizinische Untersuchungsgeräte**

Soweit bis zum 17. Mai 1981 für die einzelnen Anwendungsklassen Untersuchungsgeräte Verwendung gefunden haben, die von vorliegenden Mindestanforderungen an die Ausstattung der Untersuchungsgeräte nicht entsprechen, können diese noch bis zum 31. Dezember 1982 verwendet werden, sofern sie den Mindestanforderungen an die apparative Ausstattung nach den Richtlinien vom 8. Dezember 1979 entsprechen.

Soweit Ärzte bis zum 17. Mai 1981 Untersuchungsgeräte verwendet haben, für die nach diesen Richtlinien ein Datenverarbeitungssystem (Computer) vorgesehen ist, können diese Apparaturen bei Nichtvorhandensein eines derartigen Systems noch bis zum 31. Dezember 1983 weiterverwendet werden.

## § 12
## Bildung von Kommissionen für Radiologie und Nuklearmedizin

(1) Zur Durchführung der Verpflichtungen aus § 24 BMV in der jeweils gültigen Fassung werden von jeder Kassenärztlichen Vereinigung Kommissionen als Sachverständigenausschüsse in der erforderlichen Anzahl gebildet.

Benachbarte Kassenärztliche Vereinigungen können gemeinsame Kommissionen einrichten.

(2) Die Zusammensetzung der Kommissionen sowie ihre eventuelle fachspezifische Ausrichtung auf Röntgenleistungen einschließlich Mammographie und Computertomographie sowie auf nuklearmedizinische Leistungen bestimmt sich nach den hierüber zu treffenden Regelungen der zuständigen Kassenärztlichen Vereinigung. Die Kommissionen müssen jedoch mindestens aus drei Mitgliedern bestehen, von denen mindestens eines Arzt für Radiologie und eines teilradiologisch tätig sein muß.

Bei Entscheidungen über nuklearmedizinische Leistungen muß gewährleistet sein, daß ein Arzt mitwirkt, der nuklearmedizinisch tätig ist und die Voraussetzungen für die Anerkennung als Arzt für Nuklearmedizin erfüllt.

Soweit der Vorsitzende und sein Stellvertreter nicht durch die Kassenärztliche Vereinigung berufen werden, wählen die Mitglieder der Kommissionen diese aus ihrer Mitte.

(3) Die Kommissionen können zu ihrer Unterstützung Sachverständige hinzuziehen.

## § 13
## Aufgaben der Kommissionen für Radiologie und Nuklearmedizin

Den Kommissionen obliegt die Beratung der zuständigen Gremien der Kassenärztlichen Vereinigung. Ihre Tätigkeit umfaßt – im Rahmen ihrer Zuständigkeit – dabei insbesondere

a) die Prüfung von Anträgen auf Genehmigung zur Erbringung allgemeiner röntgendiagnostischer und strahlentherapeutischer Leistungen in der kassenärztlichen Praxis

b) die Prüfung von Anträgen auf Genehmigung zur Erbringung besonderer röntgendiagnostischer und strahlentherapeutischer Leistungen, und zwar
   aa) Mammographie
   bb) Computer-Tomographie
   cc) Strahlentherapie mit sehr harten und ultraharten Strahlen

c) die Prüfung von Anträgen auf Genehmigung zur Erbringung nuklearmedizinischer Leistungen (Diagnostik und Therapie)

d) die Überprüfung der apparativen Ausrüstung der Praxis

e) die Qualitätssicherung bei radiologischen und nuklearmedizinischen Leistungen nach näherer Bestimmung durch die Kassenärztliche Vereinigung.

f) die Beurteilung des Vorliegens von Widerrufsgründen für die nach Maßgabe dieser Richtlinien erteilten Genehmigungen.

## § 14
## Genehmigungsverfahren

(1) Über Anträge auf Genehmigung zur Durchführung und Abrechnung röntgenologischer und nuklearmedizinischer Leistungen sowie der apparativen Ausstattung und über den Widerruf einer erteilten Genehmigung entscheiden die zuständigen Stellen der Kassenärztlichen Vereinigung.

(2) Vor Erteilung der Genehmigung zur Durchführung und Abrechnung röntgenologischer und nuklearmedizinischer Leistungen hat die Kommission für Radiologie und Nuklearmedizin die vom Arzt vorgelegten Zeugnisse zu überprüfen. Bestehen aufgrund dieser Zeugnisse zu begründende Zweifel, daß die in Abschnitt B dieser Richtlinien festgelegten Anforderungen an die fachlichen Voraussetzungen erfüllt sind, so soll sich die Kommission durch die Überprüfung der fachlichen Befähigung im Wege eines Kolloquiums von der Qualifikation des Antragstellers überzeugen.

Das gleiche gilt, wenn der Arzt auf Grund eines gegenüber diesen Richtlinien abweichenden Weiterbildungsganges die Genehmigung zur Durchführung und Abrechnung röntgenologischer und nuklearmedizinischer Leistungen beantragt. Die Durchführung des Kolloquiums richtet sich nach den Bestimmungen der Anlage zu diesen Richtlinien.

(3) dem Antrag auf Genehmigung zur Durchführung und Abrechnung von röntgenologischen bzw. nuklearmedizinischen Leistungen sind die Betriebserlaubnis (Bauartzulassung des Röntgenstrahlers und Strahlenschutzmaßnahmen) nach § 4 Absatz 1 der Röntgenverordnung vom 1.3.1973 bzw. Umgangsgenehmigung nach § 3 Absatz 1 der Strahlenschutzverordnung vom 13.10.1976 beizufügen.

Soweit im Zeitpunkt der Antragstellung die Betriebserlaubnis nach § 4 Abs. 1 der Röntgenverordnung bzw. § 3 Absatz 1 der Strahlenschutzverordnung noch nicht vorliegt, ist der Arzt verpflichtet, diese unverzüglich nach Erhalt der zuständigen Stelle der Kassenärztlichen Vereinigung vorzulegen.

Der Arzt hat jede Veränderung an der zugelassenen Röntgenapparatur oder an der nuklearmedizinischen Einrichtung sowie Änderungen der in Satz 1 genannten Genehmigung unverzüglich der Kassenärztlichen Vereinigung mitzuteilen. Die Kassenärztlichen Vereinigungen können die Kommissionen für Radiologie und Nuklearmedizin beauftragen, die in Betrieb befindlichen Apparate daraufhin zu überprüfen, ob sie den Bestimmungen des Abschnitts C dieser Richtlinien entsprechen.

(4) Die Einzelheiten des Genehmigungsverfahrens regelt die zuständige Kassenärztliche Vereinigung.

## § 15
## Abrechnungsfähigkeit von Röntgenleistungen und nuklearmedizinischen Leistungen

(1) Die Ausführung und Abrechnung von Röntgenleistungen und nuklearmedizinischen Leistungen im Rahmen der kassenärztlichen Versorgung durch die an der kassenärztlichen Versorgung teilnehmenden Ärzte ist – soweit durch diese Richtlinien Genehmigungen vorgeschrieben sind – erst nach deren Erteilung durch die Kassenärztliche Vereinigung zulässig.

(2) Wenn es zur Sicherstellung der kassenärztlichen Versorgung erforderlich ist, kann die Kassenärztliche Vereinigung nach pflichtgemäßem Ermessen eine vorläufige oder befristete Genehmigung zur Ausführung und Abrechnung von Röntgenleistungen und nuklearmedizinischen Leistungen erteilen.

(3) Abrechnungsfähig sind nur Leistungen, welche der nach dem jeweiligen Stand der medizinischen Wissenschaft zu fordernden Qualität genügen. Dazu gehört auch, daß der Arzt die Leistung persönlich ausführt, d.h. die technische Durchführung überwacht und bei Mitwirkung einer Hilskraft die im Einzelfall erforderliche Anweisung gibt, zu jeder diagnostischen Leistung persönlich einen Befund und eine Beurteilung niederlegt und zu jeder therapeutischen Leistung ein Bestrahlungsprotokoll erstellt.

(4) Darüber hinaus sind die gesetzlichen und vertraglichen Bestimmungen über die Aufzeichnungs- und Aufbewahrungspflicht sowie über die Gewährung der Einsichtnahme durch die Kassenärztliche Vereinigung bzw. in deren Auftrag durch die Kommissionen für Radiologie und Nuklearmedizin zu beachten.

## E
## Inkrafttreten, Übergangsregelung

### § 16

Diese Richtlinien treten am 1. Februar 1980 in Kraft.

Sie ersetzen die Richtlinien der Kassenärztlichen Bundesvereinigung über die Röntgeneinrichtungen in der Kassenpraxis und über die apparative Mindestausstattung zur nuklearmedizinischen Diagnostik in der kassenärztlichen Versorgung sowie die bisher von den Kassenärztlichen Vereinigungen erlassenen Röntgenrichtlinien.

Die vor Inkrafttreten dieser Richtlinien von den Kassenärztlichen Vereinigungen erteilten Genehmigungen bleiben unberührt. Anträge, die ein Arzt vor Inkrafttreten dieser Richtlinien auf Genehmigung einer apparativen Ausstattung oder auf Genehmigung zur Durchführung und Abrechnung von Röntgenleistungen und nuklearmedizinischen Leistungen gestellt hat, sind auf Grund der im Zeitpunkt der Antragstellung geltenden Bestimmungen zu entscheiden.

## Anlage
(zu § 14 Absatz 2)

### I. Kolloquium in der Röntgendiagnostik

1. Das Kolloquium wird von der Kommission für Radiologie und Nuklearmedizin durchgeführt. Bei diesem Kolloquium sollen anwesend sein der Vorsitzende oder sein Stellvertreter und ein weiteres Mitglied der Kommission sowie möglichst ein Angehöriger des Fachgebietes, dem der betroffene Arzt angehört. Es können Sachverständige zugezogen werden.

   Das im Rahmen des Kolloquiums zu führende Fachgespräch hat sich insbesondere zu erstrecken auf

   a) Kenntnisse der zu verwendenden Filme, Folien, Tuben, Blenden einschl. der Bearbeitungstechnik (z.B. Belichtung, Entwicklung), typischen und atypischen Einstellungsrichtungen sowie der physikalischen Grundlagen der Entstehung des Röntgenbildes

   b) strahlenbiologische Kenntnisse zur Beurteilung der Zulässigkeit der Strahlenanwendung

   c) die Beherrschung der normalen Anatomie und ihrer Varianten, soweit sie für die Deutung von Röntgenbildern erforderlich ist

   d) die Analyse des Röntgenbildes einschließlich der Beschreibung pathologischer Erscheinungen sowie die Fähigkeit, typische Röntgenbilder zu diagnostizieren.

   Dem antragstellenden Arzt sind die klinischen Daten zu den Röntgenaufnahmen jeweils bekanntzugeben.

2. Die Dauer des Kolloquiums richtet sich nach dem Umfang des beantragten radiologischen Leistungsbereichs und den Umständen des Einzelfalles; sie soll jedoch im allgemeinen eine Stunde nicht überschreiten.

3. Die Niederschrift über das Kolloquium muß im einzelnen Angaben über die vorgelegten Aufnahmen sowie den Schwierigkeitsgrad (z.B. Häufigkeit derartiger Befunde) enthalten. Des weiteren muß aus der Niederschrift ersichtlich sein. in welcher Weise der Antragsteller diese Aufnahmen beurteilt hat (Bildanalyse, pathologische Veränderungen, evtl. Diagnose bei typischen Befunden).

## II. Kolloquium in der Strahlentherapie

Das im Rahmen des Kolloquiums zu führende Fachgespräch hat sich insbesondere zu erstrekken auf

a) Kenntnisse der vorhandenen Bestrahlungseinrichtungen einschließlich der Möglichkeiten zur Beeinflussung der räumlichen Dosisverteilung durch die Bestrahlungseinrichtung (z.B. Tubusse, Keilfilter, Schablonen für Mantelfelder usw.)

b) Kenntnisse der Bestrahlungsindikationen, die nach dem jeweiligen Stand von Wissenschaft und Technik eine Verwendung der vorhandenen Bestrahlungseinrichtung oder -einrichtungen zulassen

c) strahlenbiologische Kenntnisse, insbesondere im Hinblick auf Strahlenreaktionen gesunder und kranker Gewebe und – soweit Tumortherapie betrieben wird – Strahlenbiologie der Tumoren sowie Kenntnisse der Tumorklassifikationen unter Berücksichtigung der pathologischen Anatomie

d) Bestrahlungsplanung und Dosimetrie in dem für die vorgesehenen Bestrahlungsarten erforderlichen Umfang (Wahl und Begrenzung des Zielvolumens, Bestrahlungsmethodik, Wahl der Strahlenqualität und Strahlenart, räumliche und zeitliche Dosisverteilung, Gesamtdosis)

e) Nachsorge nach Bestrahlungen, insbesondere Behandlung etwaiger Strahlenreaktionen, Formen der Zusammenarbeit in der Tumornachsorge

f) Protokollierung der Bestrahlung und Aufbewahrung von Aufzeichnungen.

## III. Kolloquium in der Nuklearmedizin

Das im Rahmen des Kolloquiums zu führende Fachgespräch hat sich insbesondere zu erstrekken auf

a) die technische Durchführung der verschiedenen nuklearmedizinischen Untersuchungen, z.B. Wahl des Gerätes, des Kollimators, des Energiebereiches, der Meßzeit, der Zeitkonstante, der Feldgrößen usw.

b) die anzuwendenden Radiopharmazeutika (Nuklid, Verbindung, Verteilungsmuster, Qualitätskontrolle, Strahlenbelastung, Nebenwirkung)

c) die Wertung und Deutung der Meßergebnisse sowie der Analyse von statischen und Sequenz-Szintigrammen einschließlich der Beschreibung pathologischer Erscheinungen unter Berücksichtigung der Fehlermöglichkeiten und Varianten, Kenntnis der Konkurrenzmethoden und des Stellenwertes verschiedener Untersuchungsverfahren (Reihenfolge)
– Dem antragstellenden Arzt sind die klinischen Daten zu den Szintigrammen jeweils bekanntzugeben –

d) die Deutung und Wertung von Aufzeichnungen dynamischer Funktionsabläufe (qualitativ bzw. quantitativ) unter Berücksichtigung der Schwankungsbreiten und Fehlerquellen

e) die möglichen nuklearmedizinisch-therapeutischen Konsequenzen des Untersuchungsbefundes (z.B. die Indikationsstellung zu einer Radiojodtherapie bei Schilddrüsenerkrankung).

# Anlage B 2

Die Vertreterversammlung der Kassenärztlichen Bundesvereinigung hat in ihrer Sitzung am 11. Juli 1987 folgende Richtlinien-Änderungen beschlossen:

## ÄNDERUNG DER RICHTLINIEN der Kassenärztlichen Bundesvereinigung für Radiologie und Nuklearmedizin vom 8. Dezember 1979 in der Fassung vom 8. Dezember 1984

*(veröffentlicht im Dt. Ärztebl. 84, 30; 23. Juli 1987)*

### C
### Apparate-Richtlinien
### § 9
### Röntgendiagnostik

Die Ausstattung und die Anforderungen an Einrichtungen zur Röntgendiagnostik richten sich nach Anwendungsklassen. Für die einzelnen Anwendungsklassen gelten die im folgenden aufgeführten Mindestanforderungen. Die Mindestanforderungen gelten für jeden Arbeitsplatz.

| Anwendungsklassen | Mindestausstattung | Mindestanforderung an die Ausstattung der Untersuchungsgeräte |
|---|---|---|
| **Klasse I**<br>Zahnaufnahmen, Weichteil-Profilaufnahmen des Gesichtsschädels, Aufnahmen der Alveolarfortsätze der Kiefer, Aufnahmen des Gliedmaßenskeletts, ausgenommen Schultergelenk, Hüftgelenk und Oberschenkel | Generatorleistung von 0,4 kW bei 60 kV. Brennfleck maximal 1,5 mm Kantenlänge. | Einrichtung zur Begrenzung des Nutzstrahlenbündels und zur Voranzeige des dem Untersuchungszweck angepaßten Strahleneintrittsfeldes.<br>Für Zahnaufnahmen ist ein „Zahntubus" ausreichend. |
| **Klasse Ia**<br>Panorama-Aufnahmen der Zähne und/oder der Kiefer | Panorama-Aufnahmegerät mit intraoraler Röhre. | Spezialröntgeneinrichtung |
| **Klasse Ib**<br>Panorama-Schichtaufnahmen der Zähne und/oder der Kiefer sowie der Kiefergelenke | Panorama-Schichtaufnahmegerät mit eng eingeblendetem Strahlenbündel. | Spezialröntgeneinrichtung |
| **Klasse II**<br>Aufnahmen des Skeletts, Nativaufnahmen der Weichteile und des Bauchraumes, Aufnahmen des Harnapparates, Aufnahmen zur Lymphographie, Aufnahmen der Thoraxorgane bei Kindern | 30 kW bei 100 kV am 6-Puls- oder 12-Puls-Generator oder äquivalente Welligkeit mit einer der Kurzzeitnennleistung des Generators entsprechenden Drehanodenröhre. Brennfleck nicht über 2,0 mm Kantenlänge. | Belichtungsautomatik und Möglichkeit zur freien Wahl der Aufnahmedaten zur Spezialeinstellungen.<br>Einrichtung zur Begrenzung des Nutzstrahlenbündels und zur Voranzeige des dem Untersuchungszweck angepaßten Strahleneintrittsfeldes.<br>Rasteraufnahmeeinrichtung mit |

| Anwendungsklassen | Mindestausstattung | Mindestanforderung an die Ausstattung der Untersuchungsgeräte |
|---|---|---|
| | | Streustrahlenlaufraster. Bei mindestens 60 Linien/cm genügt ein feststehender Streustrahlenraster, bei Wirbelsäulenganzaufnahmen in solcher von 40 Linien/cm.<br>Ein Mindest-FFA von 1 m, für Aufnahmen der Thoraxorgane von 1,5 m, muß eingehalten werden können.<br>Für Röntgenaufnahmen des Harnapparates Aufnahmemöglichkeit im Stehen. |
| **Klasse III**<br>Gesamte Röntgendiagnostik, insbesondere alle Röntgenuntersuchungen, die eine Durchleuchtung erfordern können. Dazu gehören auch Arthrographie, Myelographie, Phlebographie, Hysterosalpingographie und Sialographie.<br>Ausgenommen sind: Aufnahmen zur arteriellen angiographischen Röntgenuntersuchung, zur Venographie des Körperstammes (Anwendungsklasse IV) und Aufnahmen der weiblichen und männlichen Brust (Anwendungsklasse VII) | 30 kW bei 100 kV am 6-Puls- oder 12-Puls-Generator oder äquivalente Welligkeit mit einer der Kurzzeitnennleistung des Generators entsprechenden Drehanodenröhre.<br>Brennfleck nicht über 2,0 mm Kantenlänge.<br>Einrichtung zur Röntgen-Fernseh-Durchleuchtung mit automatischer Dosisleistungsregelung.<br>Bei Aufzeichnungen vom Ausgangsschirm des Röntgenbildverstärkers: Caesiumjodid-Eingangsschirm und Auflösung von mindestens 2 Lp/mm über das gesamte Bildformat. | Belichtungsautomatik und Möglichkeit zur freien Wahl der Aufnahmedaten für Spezialeinstellungen.<br>Einrichtung zur Begrenzung des Nutzstrahlenbündels und zur Voranzeige des dem Untersuchungszweck angepaßten Strahleneintrittsfeldes.<br>Rasteraufnahmeeinrichtung mit Streustrahlenlaufraster. Bei mindestens 60 Linien/cm genügt ein feststehender Streustrahlenraster, bei Wirbelsäulenganzaufnahmen ein solcher von 40 Linien/cm.<br>Ein Mindest-FFA von 1 m, für Aufnahmen der Thoraxorgane von 1,5 m, muß eingehalten werden können.<br>Für Röntgenuntersuchungen des Verdauungstraktes stufenlose Umlegbarkeit des Durchleuchtungsgeräts bis zur Kopftieflage und Zielaufnahmegerät oder BV-Aufnahmesystem mit automatischer Umschaltung der Betriebsdaten der Röntgenröhre von der Durchleuchtung zur Aufnahme. |
| **Klasse IV**<br>Gesamte Röntgendiagnostik einschließlich Aufnahmen zur arteriellen angiographischen Röntgenuntersuchung und zur Venographie des Körperstammes.<br>Ausgenommen sind: Aufnahmen der weiblichen und männlichen Brust (Anwendungsklasse VII) | 50 kW bei 100 kV am 6-Puls- oder 12-Puls-Generator oder äquivalente Welligkeit mit einer der Kurzzeitnennleistung des Generators entsprechenden Drehanodenröhre, Brennfleck nicht über 1,5 mm Kantenlänge.<br>Bei Zweiebenen-Simultan-Serienangiographie müssen beide Röhren (ggf. zusammen) die volle Ausnutzung | Belichtungsautomatik und Möglichkeit zur freien Wahl der Aufnahmedaten für Spezialeinstellungen.<br>Einrichtung zur Begrenzung des Nutzstrahlenbündels und zur Voranzeige des dem Untersuchungszweck angepaßten Strahleneintrittsfeldes.<br>Rasteraufnahmeeinrichtung mit Streustrahlenlaufraster. Bei mindestens 60 Linien/cm genügt ein feststehender Streustrahlenraster, bei |

| Anwendungsklassen | Mindestausstattung | Mindestanforderung an die Ausstattung der Untersuchungsgeräte |
|---|---|---|
| | der Generatornennleistung gestatten. Für zerebrale Angiographien: Einrichtung zur Anfertigung von Aufnahmen in zwei Ebenen bei demselben Kontrastmitteldurchfluß. Einrichtung zur Röntgen-Fernseh-Durchleuchtung mit automatischer Dosisleistungsregelung. Bei Aufzeichnungen von Ausgangsschirmen des Röntgenbildverstärkers: Caesiumjodid-Eingangsschirm und Auflösung von mindestens 2 Lp/mm über das gesamte Bildformat. | Wirbelsäulenganzaufnahmen ein solcher von 40 Linien/cm. Ein Mindest-FFA von 1 m, für Aufnahmen der Thoraxorgane von 1,5 m, muß eingehalten werden können. Für Röntgenuntersuchungen des Verdauungstraktes stufenlose Umlegbarkeit des Durchleuchtungsgerätes bis zur Kopftieflage und Zielaufnahmegerät oder BV-Aufnahmesystem mit automatischer Umschaltung der Betriebsdaten der Röntgenröhre von der Durchleuchtung zur Aufnahme. Automatischer Film- oder Kassettenwechsler oder BV-Aufnahmesystem für Serienaufnahmen bzw. Kinematographie-Einrichtung. |
| **Klasse V** Durchleuchtungskontrolle und Kontrollaufnahmen bei Versorgung von Verletzungen der Gliedmaßen | (Fahrbare) Röntgeneinrichtung mit Röntgen-Fernseh-Durchleuchtung mit automatischer Dosisleistungsregelung, Betriebsspannung an der Röntgenröhre regelbar bis mindestens 75 kV. | |
| **Klasse VI** Durchleuchtungskontrolle und Kontrollaufnahmen im Verlauf von Operationen, bei Versorgung von Verletzungen der Gliedmaßen oder des Rumpfes. | (Fahrbare) Röntgeneinrichtung mit Röntgen-Fernseh-Durchleuchtung mit automatischer Dosisleistungsregelung. Betriebsspannung an der Röntgenröhre regelbar bis mindestens 90 kV. | |
| **Klasse VII** Aufnahmen der weiblichen und männlichen Brust (Mammographie) | Generator: 1 kW bei 30 kV, Kantenlänge des Brennflecks $\leqq$ 0,6 mm. Spannung mindestens von 25 bis 35 kV regelbar. | Belichtungsautomatik und Möglichkeit zur freien Wahl der Aufnahmedaten für Spezialeinstellungen. Spezialtubus zur Mammographie mit exzentrischer Begrenzung des Nutzstrahlenbündels Gesamtfilterung kleiner als 1,0 mm AIGW, FFA $\geqq$ 60 cm, Streustrahlenlaufraster und Verwendung von Film-Folien-Kombinationen. |
| **Klasse VIII** Computer-Tomographie des Kopfes | Kurzzeitnennleistung größer/gleich 2 kW bei 100 kV, Röhrenspannung mindestens 120 kV. Expositionszeit pro | Einrichtung zur röhrennahen Begrenzung des Nutzstrahlenbündels: Festeingebaute Blende oder Wechselblende mit Indikator der Blenden- |

| Anwendungsklassen | Mindestausstattung | Mindestanforderung an die Ausstattung der Untersuchungsgeräte |
|---|---|---|
| | Schicht höchstens 20 Sekunden. Strahler mit Schutzgehäuse und Strahlenfilterung gemäß DIN 6811.<br>Räumliche Auflösung, gemessen an einem AAPM-Phantom*) von 20 cm Durchmesser bei einer Schichtdicke von maximal 13 mm:<br>– bei hohem Kontrast mind. 2,0 mm<br>– bei niedrigem Kontrast (0,5 %) mind. 10 mm. Oberflächendosis bei vorgenannten Auflösungsbestimmungen nicht mehr als 3,0 rd (0,03 Gy).<br><br>*) Phantom der „American Association of Physicists in Medicine" | öffnung z.B. in Form einer Schichtdickenanzeige. Meßfeld mindestens 20 cm Durchmesser. Möglichkeit zur Darstellung von Schichten bis zur Senkrechten auf die axiale Ebene. Datenspeicherungs- und Dokumentationsmöglichkeit des Schichtbildes.<br>Alphanumerische Angaben auf dem Bildschirm zur Identifikation des Patienten und zur Angabe der Fensterlage und -breite.<br>Lagerungstisch mit Einstellhilfe zur genauen Schichtebenen-Einstellung und -Reproduktion. |
| **Klasse IX**<br>Computer-Tomographie des ganzen Körpers (einschl. des Kopfes) | Leistung während der Expositionszeit 4 kW bei 100 kV. Röhrenspannung mindestens 120 kV. Expositionszeit pro Schicht höchstens 5 Sekunden.<br>Strahler mit Schutzgehäuse und Strahlenfilterung gemäß DIN 6811. Räumliche Auflösung, gemessen an einem AAPM-Phantom*) von 20 cm Durchmesser bei Kopfeinstellung und 35 cm Durchmesser bei Ganzkörpereinstellung und einer Schichtdicke von max. 13 mm:<br>– bei hohem Kontrast mind. 2,0 mm für Kopfeinstellung und 2,5 mm für Ganzkörpereinstellung<br>– bei niedrigem Kontrast (0,5 %) mind. 10 mm für Kopfeinstellung und 15 mm für Ganzkörpereinstellung Oberflächendosis bei vorgenannten Auflösungsbestimmungen nicht mehr als 3,0 rd (0,03 Gy).<br><br>*) Phantom der „American Association of Physicists in Medicine" | Einrichtung zur röhrennahen Begrenzung des Nutzstrahlenbündels: Festeingebaute Blende oder Wechselblende mit Indikator der Blendenöffnung, z.B. in Form einer Schichtdickenanzeige. Meßfeld mindestens 20 cm Durchmesser bei Kopfeinstellung, mindestens 40 cm Durchmesser bei Ganzkörpereinstellung.<br>Der Winkel zwischen der Abtastebene und der Längsachse des Lagerungstisches muß mindestens um 15° zum rechten Winkel verändert werden können. Datenspeicherungs- und Dokumentationsmöglichkeit des Schichtbildes.<br>Alphanumerische Angaben auf dem Bildschirm zur Identifikation des Patienten, Kennzeichnung der Körperseite und zur Angabe von Fensterlage und -breite, Lagerungstisch mit Einstellhilfe zur genauen Schicht ebenen-Einstellung und -Reproduktion. |

| Anwendungsklassen | Mindestausstattung | Mindestanforderung an die Ausstattung der Untersuchungsgeräte |
|---|---|---|
| **Klasse X**<br>Digitale Subtraktionsangiographie | *Generator:* 50 kW bei 100 kV; 12-Puls oder äquivalente Welligkeit; automatische Einstellung der Aufnahmedaten aus Testschuß- oder Durchleuchtungsdaten, automatische Dosisleistungsregelung für Durchleuchtung<br>*Röntgenstrahler:* 50 kW, Brennfleck nicht über 1,5 mm Kantenlänge, Anodenspeicherkapazität mindestens 2000 kW/sec., Dauerleistung 300 W<br>*Fernsehkette:*<br>Signal: Rauschverhältnis 1000:1, Bandbreite 10 MHz<br>*Bildverarbeitung:*<br>Matrix 512x512 Pixel, 8 bit. Frequenz mind. 2 Bilder/sec. (Kardiologie 25 Bilder/sec.) Speichermöglichkeit: 300 Bilder, variable Kontrast- und Helligkeitsverstärkung | Lagerungstisch mit Obertischröhre mit der Möglichkeit für Spezialeinstellungen, entsprechend der Untersuchungsart |

**Übergangsbestimmungen für Diagnostik-Einrichtungen**

1. Ärzte, die bei Inkrafttreten dieser Regelung eine Röntgeneinrichtung verwenden, die diesen Richtlinien nicht entspricht, aber den Richtlinien entsprochen hat, die bis zu diesem Zeitpunkt gegolten haben, dürfen diese Einrichtung bis zum 30. Juni 1988*) weiterverwenden, wenn sie die Röntgeneinrichtung bis zum 1. Juli 1984 dergestalt umändern, daß höher empfindliche Empfängersysteme eingesetzt werden. Unter höher empfindlichen Empfängersystemen ist zu verstehen, daß Verstärkerfolien mit einer Abschaltdosis in der Größenordnung von ca. 2 mR (entsprechend den klassischen sogenannten Universalfolien) durch Verstärkerfolien mindestens gleich großer Auflösung mit einer etwa doppelt so hohen Empfindlichkeit, d.h. einer Abschaltdosis von ca. 1 mR, ersetzt werden. Geschieht dies nicht, endet die Übergangsfrist mit dem 31. Dezember 1985. Eine Verpflichtung nach den alten Richtlinien, Röntgeneinrichtungen den darin enthaltenen Anforderungen zeitgerecht anzupassen, bleibt unberührt.

2. Ärzte, die eine Röntgeneinrichtung verwenden, für die zur Lungendurchleuchtung bei Erwachsenen kein Röntgenbildverstärker vorgeschrieben war, können diese Einrichtung bis zum 30. Juni 1988*) weiterverwenden.

3. Ärzte, die zur Anfertigung von Thoraxaufnahmen eine Röntgeneinrichtung verwenden, welche zum Zeitpunkt des Inkrafttretens dieser Richtlinien eine Rasteraufnahmeeinrichtung von 40 Linien/cm enthält, können diese Einrichtung auch weiterhin verwenden.

4. Ärzte, die eine Röntgeneinrichtung mit einer Mindestleistung von 30 kW bei 100 kV am 2-Puls-(4-Ventil)Generator und mit einer zuverlässig zu schaltenden Kurzzeit von 20 msec. verwenden, welche bis zum 1. Juli 1984 mit höher empfindlichen Empfängersystemen ausgerüstet ist, können diese Einrichtung wieterverwenden. Zehn Jahre nach Inkrafttreten dieser Richtlinien

*) Durch Beschluß der Vertreterversammlung am 11. Juli 1987 verlängert bis zum 31. Dezember 1989

ist zu überprüfen, ob diese Röntgeneinrichtung noch den Anforderungen dieser Richtlinien genügt.

5. Ärzte, die eine Röntgeneinrichtung der Anwendungsklasse VIII verwenden, die diesen Richtlinien nicht entspricht, können diese Einrichtung bis zum 31. Dezember 1986 weiterverwenden.

6. Ärzte, die eine Röntgeneinrichtung der Anwendungsklasse IX verwenden, die diesen Richtlinien nicht entspricht, können diese Einrichtung bis zum 31. Dezember 1988*) weiterverwenden.

# Anlage C

## ÄRZTEKAMMER WESTFALEN-LIPPE
## Körperschaft des öffentlichen Rechts

Kaiser-Wilhelm-Ring 4/6, 4400 Münster
Tel. 0251/3750-0

## ALLGEMEINES MERKBLATT
## WEITERBILDUNG

A 1. Beginn der Weiterbildung
2. Zeitpunkt der Antragstellung
2.1 Antragsunterlagen
3. Prüfungsgebühr
4. Dauer, Inhalt und zeitlicher Ablauf
4.1 Unterbrechung der Weiterbildung
5. Fachgebundene Röntgendiagnostik einschließlich des Strahlenschutzes
6. Art der Weiterbildung
6.1 Voll-zeit
6.2 Teil-zeit
7. Wechsel des weiterbildenden Arztes und der Weiterbildungsstätte
 a) empfohlen
 b) zwingend bei Chirurgie und Innere
8. Weiterbildung unter einem im vollen Umfang zur Weiterbildung ermächtigten Weiterbildungsleiter
9. Weiterbildung und eigene Praxis
10. Gestaltung der Weiterbildungszeit
11. Zeugnisse und Nachweise

B. Entscheidung über den Antrag
12. Gebiete und Teilgebiete: Prüfung
12.1 Zulassung zur Prüfung
12.2 Ladungsfrist zur Prüfung
12.3 Prüfungsausschuß
12.4 Prüfungsablauf
12.5 Prüfungsentscheidung
12.6 Bestehen der Prüfung
12.7 Nichtbestehen der Prüfung
12.8 Fernbleiben oder Abbrechen der Prüfung
13. Wiederholungsprüfung
14. Prüfungsauflagen
15. Bereiche: Keine Prüfung
16. Bearbeitungszeit eines Antrages

C 17. Rechtsmittel
18. Richtlinien über den Inhalt der Weiterbildung
19. Liste der zur Weiterbildung ermächtigten Ärzte
20. Rückfragen

A

## 1. Beginn der Weiterbildung

Die Weiterbildung beginnt nach der Approbation als Arzt oder – bei abgeschlossener ausländischer Berufsausbildung – nach Erteilung der Erlaubnis zur Ausübung des ärztlichen Berufes in der Bundesrepublik Deutschland.

## 2. Zeitpunkt der Antragstellung

Ein Antrag auf Anerkennung
- eines Gebietes
  (z.B. Allgemeinmedizin, Chirurgie, Innere Medizin, Kinderheilkunde),
- eines Teilgebietes
  (z.B. Unfallchirurgie als Teilgebiet der Chirurgie/Gastroenterologie als Teilgebiet der Inneren Medizin),
- einer Zusatzbezeichnung
  (z.B. Allergologie, Naturheilverfahren, Sportmedizin),

kann erst nach der Weiterbildungsmindestzeit des jeweiligen Gebietes, Teilgebietes oder Bereiches gestellt werden.

Zur Erlangung einer Teilgebietsbezeichnung muß mindestens ein Jahr der zweijährigen Weiterbildungsmindestzeit im Teilgebiet nach der Gebietsanerkennung abgeleistet werden.

### 2.1 Antragsunterlagen

Alle Antragsunterlagen (Urkunden, Zeugnisse, Operations- und Leistungsnachweise, Bescheinigungen etc.) sind in beglaubigter Kopie einzureichen. Die Antragsunterlagen verbleiben in der Antragsakte bei der Ärztekammer.

Antragsteller ohne deutsche Approbation müssen für alle Weiterbildungsabschnitte die Berufsausübungsgenehmigung (§ 10 Bundesärzteordnung) nachweisen.

Bei ausländischen akademischen Graden ist die deutsche Genehmigung in Kopie beizufügen.

## 3. Prüfungsgebühr

Mit dem Antrag ist die Prüfungsgebühr in Höhe von 250,– DM bzw. (wenn keine Prüfung stattfindet) von 100,– DM auf das Konto der Ärztekammer Westfalen-Lippe bei der Deutschen Apotheker- und Ärztebank in Münster, Nr. 014 080 00 (Bankleitzahl: 400 606 14) einzuzahlen.

## 4. Dauer, Inhalt und zeitlicher Ablauf

Dauer, Inhalt und zeitlicher Ablauf der Weiterbildung richten sich nach den Bestimmungen der Anlage zur Weiterbildungsordnung. Die genannten Weiterbildungszeiten sind Mindestzeiten. Tätigkeitsabschnitte unter 6 Monaten sind nicht anrechnungsfähig.

Nur in der Allgemeinmedizin sind im Rahmen der wahlfreien Zeit (15 Mon.) Tätigkeitsabschnitte von mindestens 3 Monaten anrechnungsfähig.

### 4.1 Unterbrechung der Weiterbildung

Zeitliche Unterbrechungen der Weiterbildung infolge Krankheit, Schwangerschaft, Sonderbeurlaubung oder Wehrdienst von mehr als einem Monat oder von mehr als sechs Wochen im Kalenderjahr können grundsätzlich nicht auf die Weiterbildungszeit angerechnet werden.

## 5. Fachgebundene Röntgendiagnostik einschließlich des Strahlenschutzes

In einigen Gebieten und Teilgebieten erstreckt sich die Weiterbildung auf die fachgebundene Röntgendiagnostik einschließlich des Strahlenschutzes.

Sofern kein Nachweis über entsprechende Strahlenschutzkenntnisse aus dem Studium nach § 39 Abs. 5 Satz 1 der Approbationsordnung von 1970 vorliegt, muß er durch die Teilnahme an einem Grundkurs und einem Spezialkurs für Diagnostiker im Strahlenschutz nach den Bestimmungen der Röntgenverordnung von 1973 erbracht werden.

**6. Art der Weiterbildung**

6.1 Voll-zeitweiterbildung = Regelweiterbildung
Die Weiterbildung in den Gebieten und Teilgebieten ist ganztägig und in hauptberuflicher Stellung in zugelassenen Weiterbildungsstätten (z.B. Krankenhausabteilungen) oder Hochschulkliniken bei entsprechend zur Weiterbildung ermächtigten Ärzten durchzuführen.

6.2 Teil-zeitweiterbildung = ausnahmsweise, auf vorherigen Antrag:
Voraussetzung:
Die ganztägige Weiterbildung muß aus persönlichen Gründen unzumutbar sein. Unzumutbarkeit liegt insbesondere vor, wenn ganztägige Weiterbildung aus zwingenden familiären Gründen eine besondere Härte bedeutet.

Es sind höchstens 4 Jahre halbtägig möglich – entsprechen 2 Jahre Vollzeit.

Halbtagstätigkeit (Teilnahme am Bereitschafts- und Nachtdienst muß gewährleistet sein) wird bis zur Hälfte angerechnet (Beispiel: 1 Jahr halbtags = 1/2 Jahr Vollzeitweiterbildung).

Keine Anrechnung erfolgt, wenn die Halbtagstätigkeit nicht vorher bei der Ärztekammer beantragt und genehmigt wurde.

**7. Wechsel des weiterbildenden Arztes und der Weiterbildungsstätte**

a) Empfohlen:
Während der vorgeschriebenen Weiterbildungszeit wird empfohlen, den weiterbildenden Arzt und die Weiterbildungsstätte für 12 Monate zu wechseln;

b) Wechselpflicht besteht zwingend in der Chirurgie und der Inneren Medizin.
Ausnahmen sind nur im Einzelfall auf vorherigen Antrag bei der Ärztekammer möglich, wenn

aa) mit den Zielen der Weiterbildung vereinbar und

bb) die Wechselverpflichtung für den in der Weiterbildung befindlichen Arzt eine besondere Härte bedeuten würde.

Der Wechsel muß in eine andere zugelassene Weiterbildungsstätte und zu einem anderen ermächtigten Weiterbildungsleiter des angestrebten Gebietes erfolgen (z.B. von einem vollermächtigten Weiterbildungsleiter zu einem Arzt mit zeitlich befristeter Weiterbildungsermächtigung). Ein Wechsel in ein Teilgebiet des entsprechenden Gebietes genügt (z.B. von Chirurgie zu Unfallchirurgie). Ein Wechsel in ein anrechnungsfähiges Gebiet etc. genügt der Wechselverpflichtung jedoch *nicht* (z.B. ein Wechsel von Innere Medizin in Radiologie genügt nicht der Wechselpflicht).

**8. Weiterbildung unter einem im vollen Umfang zur Weiterbildung ermächtigten Weiterbildungsleiter**

Innerhalb der vorgeschriebenen Weiterbildungszeit im Gebiet soll mindestens ein Jahr unter Leitung eines für die gesamte Weiterbildungszeit voll ermächtigten Arztes abgeleistet werden.

**9. Weiterbildung und eigene Praxis**

Für Gebiete und Teilgebiete ist eine Zeit ärztlicher Tätigkeit, in der auch eine eigene Praxis ausgeübt wird, nicht anrechnungsfähig.

**10. Gestaltung der Weiterbildungszeit**

Anrechnungsfähige Zeiten für ein Gebiet sollen in der Regel am Anfang der Weiterbildungszeit abgeleistet werden (z.B. im Gebiet Innere Medizin sollen die anrechnungsfähigen Weiterbildungszeiten in der Anästhesiologie, Arbeitsmedizin, etc. am Anfang der Weiterbildung in der Inneren Medizin stehen.

Die Weiterbildung in einem Teilgebiet soll auf der Weiterbildung in einem Gebiet aufbauen.

Für die Anerkennung einer Teilgebietsbezeichnung muß mindestens ein Jahr der zweijährigen (in der Strahlentherapie zweieinhalbjährigen) Weiterbildungsmindestzeit im Teilgebiet nach der Gebietsanerkennung abgeleistet werden.

## 11. Zeugnisse und Nachweise

Dem Antrag auf Anerkennung sind alle während der Weiterbildung ausgestellten Zeugnisse und Nachweise beizufügen.

Zeugnisse müssen gemäß § 7 der Weiterbildungsordnung im einzelnen Angaben enthalten über

a) die Dauer der abgeleisteten Weiterbildungszeit sowie Unterbrechungen durch Krankheit, Schwangerschaft, Sonderbeurlaubung, Wehrdienst usw.;
b) die in dieser Weiterbildungszeit im einzelnen vermittelten und erworbenen Kenntnisse und Fähigkeiten – die für den Erwerb dieser Kenntnisse und Fähigkeiten erbrachten ärztlichen Tätigkeiten (z.B. Operationen) sind ausführlich darzustellen. Dabei sollten die Richtlinien über den Inhalt der Weiterbildung beachtet werden;
c) die fachliche Eignung (Qualifikationsvermerk).

## B Entscheidung über den Antrag

## 12. Gebiete und Teilgebiete: Prüfung

Die Ärztekammer entscheidet über den Antrag aufgrund einer Prüfung. Im Rahmen der Prüfung sind vom Antragsteller Inhalt, Umfang und Ergebnis der durchlaufenen Weiterbildungsabschnitte durch Zeugnisse nachzuweisen und die erworbenen Kenntnisse mündlich darzulegen.

### 12.1 Zulassung zur Prüfung

Die Zulassung wird von der Ärztekammer ausgesprochen, wenn die Weiterbildung ordnungsgemäß abgeschlossen sowie durch Zeugnisse und Nachweise belegt ist. Bei vollständigen Antragsunterlagen ergeht die Zulassungsentscheidung innerhalb von 6 Wochen nach Antragseingang.

### 12.2 Ladungsfrist zur Prüfung: 2 Wochen

(Es werden laufend Prüfungstermine für alle Gebiete und Teilgebiete angeboten. Siehe Westfälisches Ärzteblatt – Halbjahres-Terminplan)

### 12.3 Prüfungsausschuß

Der Prüfungsausschuß besteht aus mindestens 3 Ärzten, von denen 2 die Anerkennung des zu prüfenden Gebietes oder Teilgebietes besitzen müssen. Der Minister für Arbeit, Gesundheit und Soziales des Landes Nordrhein-Westfalen kann ein weiteres Mitglied entsenden.

### 12.4 Prüfungsablauf

Der Prüfungsausschuß prüft jeden Antragsteller in der Regel mindestens 30 Minuten, nicht mehr als 4 Antragsteller gleichzeitig in einem Fachgespräch über die während der Weiterbildung erworbenen Kenntnisse.

### 12.5 Prüfungsentscheidung

Nach Abschluß der Prüfung entscheidet der Prüfungsausschuß aufgrund der vorgelegten Zeugnisse und der mündlichen Darlegungen des Antragstellers, ob die vorgeschriebene Weiterbildung erfolgreich abgeschlossen und die vorgeschriebenen besonderen oder zusätzlichen Kenntnisse auf dem beantragten Gebiet oder Teilgebiet vorliegen.

### 12.6 Bestehen der Prüfung

Die Ärztekammer stellt dem Antragsteller eine Urkunde über das Recht zum Führen der Bezeichnung aus (in der Regel unmittelbar nach der Prüfung).

### 12.6 Nichtbestehen der Prüfung

Die Ärztekammer erteitl dem Antragsteller einen schriftlichen Bescheid mit Begründung einschließlich der vom Prüfungsausschuß beschlossenen Auflage (in der Regel innerhalb einer Woche).

12.8 **Fernbleiben oder Abbrechen der Prüfung**

Bleibt der Antragsteller der Prüfung ohne ausreichenden Grund fern, oder bricht er die Prüfung ohne ausreichenden Grund ab, so gilt die Prüfung als nicht bestanden.

13. **Wiederholungsprüfung**

Eine nicht bestandene Prüfung kann frühestens nach 3 Monaten wiederholt werden. Für die zahlenmäßig unbegrenzten Wiederholungsprüfungen ist jeweils ein neuer Antrag notwendig.

14. **Prüfungsauflagen**

Wird die Prüfung nicht bestanden, kann der Prüfungsausschuß die vorgeschriebene Weiterbildungszeit verlängern und besondere Anforderungen an die Weiterbildung stellen.

15. **Bereiche: Keine Prüfung**

Die Anerkennung zum Führen von Zusatzbezeichnungen erfolgt grundsätzlich ohne Prüfung allein aufgrund der vorgelegten Zeugnisse und Nachweise.

Bestehen aufgrund der Zeugnisse jedoch Zweifel an der fachlichen Eignung, kann eine Prüfung angeordnet werden (Entscheidung wie B).

16. **Bearbeitungszeit eines Antrages**

Sind die Unterlagen zum Antrag vollständig, wird die Zulassung zur Prüfung in der Regel innerhalb von 6 Wochen nach Antragseingang ausgesprochen. Prüfungstermine werden laufend angeboten.

C 17. **Rechtsmittel**

Gegen ablehnende Entscheidungen der Ärztekammer ist gemäß der Rechtsmittelbelehrung innerhalb von 4 Wochen Widerspruch bei der Ärztekammer möglich. Über den Widerspruch entscheidet die Ärztekammer nach Einschalten des Widerspruchsausschusses, der mit mindestens 3 Ärzten besetzt ist. Wird dem Widerspruch nicht abgeholfen, kann Klage beim zuständigen Verwaltungsgericht erhoben werden.

18. **Richtlinien über den Inhalt der Weiterbildung**

Die Richtlinien über den Inhalt der Weiterbildung sind Richtschnur für den weiterbildenden Arzt (Weiterbildungsleiter) sowie den in der Weiterbildung befindlichen Arzt und entsprechen im wesentlichen den Anforderungen, die in der Verwaltungspraxis an den Inhalt der Weiterbildung zu stellen sind.

Die Richtlinien sind auch Ermessensgrundlage für die Zulassung zur Prüfung und das Fachgespräch.

Die Weiterbildung soll von dem in der Weiterbildung befindlichen und dem weiterbildenden Arzt zeitlich und inhaltlich entsprechend der Weiterbildungsordnung und den Richtlinien über den Inhalt der Weiterbildung gestaltet werden.

Im Zeugnis müssen sich die in den Richtlinien genannten Anforderungen widerspiegeln. Insbesondere ist zu unterscheiden, ob der zur Weiterbildung ermächtigte Arzt eingehende und besondere Erfahrungen oder lediglich Kenntnisse vermitteln konnte.

19. **Liste der zur Weiterbildung ermächtigten Ärzte**

Die Ärztekammer führt eine jederzeit abrufbare Liste der zur Weiterbildung ermächtigten Ärzte. In der Liste sind die an den zugelassenen Weiterbildungsstätten, Hochschulkliniken und sonst zur Weiterbildung ermächtigten Ärzte mit den jeweiligen Ermächtigungszeiten aufgeführt.

Weiterbildungsmöglichkeiten zur Erlangung der Gebietsbezeichnung Allgemeinmedizin sind in der Liste durch eine „1" gekennzeichnet.

In diesen Fällen ist von dem zur Weiterbildung ermächtigten Arzt gegenüber der Ärztekammer ausdrücklich erklärt worden, daß der künftige Allgemeinärzte weiterbildet.

20. **Rückfragen**

In Zweifelsfällen vorher bei der Ärztekammer Westfalen-Lippe rückfragen.

# Anlage D

# RICHTLINIEN
## für den bedarfsgerechten und wirtschaftlichen Einsatz von medizinisch-technischen Großgeräten (Großgeräte-Richtlinien-Ärzte)

Vom 10. Dezember 1985

*(Veröffentlicht im Bundesanzeiger Nr. 60a vom 27. März 1986)*

### A.
### Allgemeines

1. Diese unter Beteiligung der Deutschen Krankenhausgesellschaft erstellten und auf der Grundlage der §§ 368 Abs. 1 und 3, 368 n Abs. 8 und 368 p Abs. 1 der Reichsversicherungsordnung (RVO) beschlossenen Richtlinien dienen dem wirtschaftlichen und bedarfsgerechten Einsatz von medizinisch-technischen Großgeräten in der kassenärztlichen Versorgung sowie der Abstimmung mit der stationären Versorgung.

Die Richtlinien enthalten:
B – Liste der medizinisch-technischen Großgeräte
C – Regionale Planung (Standortplanung)
D – Gegenseitige Unterrichtung
E – Pflichten des Kassenarztes*)
F – Inkrafttreten, Übergangsregelung

2. Die Kosten der mit medizinisch-technischen Großgeräten erbrachten Leistungen trägt die Versichertengemeinschaft, soweit ihre Erbringung zu Lasten der Krankenkassen nicht ausgeschlossen ist.

### B.
### Liste der medizinisch-technischen Großgeräte

1. Medizinisch-technische Großgeräte im Sinne dieser Richtlinien sind:

a) Diagnosegeräte
   1. Computer-Tomographen (Schädel und Ganzkörper)
   2. Emissions-Computer-Tomographen
      – SPECT (Single-Photon-Emissions-Computer-Tomographen)
      – Szintigraphische Großfeldkameras (Gamma-Kameras)
   3. MR-Geräte (Kernspin-Tomographen)
   4. Koronarangiographische Arbeitsplätze (Kerzkatheter-Meßplätze)
   5. DSA (Digitale Subtraktions-Angiographie)

b) Therapiegeräte
   1. Kreisbeschleuniger
   2. Tele-Kobalt-Therapiegeräte
   3. Linearbeschleuniger
   4. Stoßwellenlithotripter

---

*) Kassenärzte im Sinne dieser Richtlinien sind die nach § 368 a (1) RVO an der kassenärztlichen Versorgung teilnehmenden zugelassenen und beteiligten Ärzte sowie ermächtigte Ärzte und ärztlich geleitete Einrichtungen.

2. Diese Liste wird regelmäßig überprüft. Die Überprüfung erfolgt unter Beteiligung der Deutschen Krankenhausgesellschaft.

## C.
## Regionale Planung (Standortplanung)

1. Die Abstimmung der Standorte und des wirtschaftlichen und bedarfsgerechten Einsatzes von medizinisch-technischen Großgeräten zwischen dem ambulanten und dem stationären Bereich erfolgt durch den Landesausschuß der Ärzte und Krankenkassen im Benehmen mit der für die Krankenhausbedarfsplanung zuständigen Landesbehörde und der Krankenhausgesellschaft im Lande; dabei sind neben den Erfordernissen der kassenärztlichen Versorgung und des wirtschaftlichen Einsatzes der Geräte die regionalen Versorgungsbedürfnisse, insbesondere die Leistungserfordernisse benachbarter Krankenhäuser sowie die Leistungserfordernisse benachbarter Versorgungsbereiche zu berücksichtigen.

2. Der Bundesausschuß der Ärzte und Krankenkassen geht davon aus, daß die für die Krankenhausbedarfsplanung zuständigen Landesbehörden bei dem Abstimmungsverfahren mitwirken.

3. Der Landesausschuß der Ärzte und Krankenkassen entscheidet unter Berücksichtigung aller Merkmale nach diesen Richtlinien über den Standort von medizinisch-technischen Großgeräten in der ambulanten kassenärztlichen Versorgung im einzelnen.

4. Bei der Festlegung der Standorte für medizinisch-technische Großgeräte sollte berücksichtigt werden:
- für welche Indikationsstellungen das medizinisch-technische Großgerät genutzt werden soll
- wie groß die zu versorgende Bevölkerungszahl ist
- wie viele Menschen der zu versorgenden Region an entsprechenden Erkrankungen leiden und Leistungen benötigen, die mit diesen medizinisch-technischen Großgeräten erbracht werden können
- wie viele Leistungen mit einem Gerät erbracht werden können
- welche regionalen Besonderheiten, z.B. Bevölkerungsdichte, Verkehrsaufkommen, gegeben sind
- welche Transportrisiken es für die Patienten gibt.

5. Für die Anschaffung, Nutzung und Mitbenutzung von medizinisch-technischen Großgeräten kommt grundsätzlich der stationäre wie auch der ambulante Bereich in Betracht. Dabei ist von den notwendigen medizinischen Voraussetzungen auszugehen und an ihnen der Standort der medizinisch-technischen Großgeräte zu beurteilen. Die Kassenärztliche Vereinigung, die Landesverbände der Krankenkassen, die örtlich zuständigen landwirtschaftlichen Krankenkassen und die Krankenhausgesellschaft im Lande wirken darauf hin, daß die niedergelassenen Ärzte und die Krankenhäuser bei der Nutzung bzw. Mitbenutzung von medizinisch-technischen Großgeräten zusammenarbeiten.

6. Kriterien für die einzelnen Geräte:
Die im folgenden genannten Meßzahlen beziehen sich auf die ambulante und stationäre Versorgung insgesamt.

6.1 Computer-Tomographen (CT)
Als angemessene Relation gilt derzeit ein CT-Gerät auf ca. 250 000 Einwohner. Unter Wirtschaftlichkeitsgesichtspunkten kann ein CT-Gerät als ausgelastet angesehen werden, wenn ca. 4000 Patienten pro Jahr untersucht werden. Bei dem Einsatz von Schädel-Computer-Tomographen sollte im Einzelfall geprüft werden, ob eine Anschaffung bzw. Ersatzbeschaffung sinnvoll und notwendig ist, da die erforderlichen Untersuchungen auch mit Ganzkörper-Computer-Tomographen durchgeführt werden können.

6.2 Emissions-Computer-Tomographen

6.2.1 SPECT = Single-Photon-Emissions-Computertomographen
Der gegenwärtige Versorgungsstand beträgt ein Gerät auf ca. 1,8 Millionen Einwohner. Der weitere Einsatz von Emissions-Computer-Tomographen wird vorwiegend an Schwerpunktkrankenhäusern und Universitätskliniken in Betracht kommen.

6.2.2 Gamma-Kameras
Im Bundesdurchschnitt beträgt die Relation derzeit ein Gerät auf 73 000 Einwohner. Sie schwankt regional zwischen einem Gerät auf 43 000 bis zu einem Gerät auf 81 000 Einwoh-

ner. Globale Aussagen über die zum wirtschaftlichen Betrieb notwendige Zahl an Patienten bzw. Untersuchungen sind nicht möglich, da die Untersuchungsdauer je nach Untersuchungsart starken Schwankungen unterliegt (zwischen 5 Minuten und 1 Stunde). Abhängig ist dies von der Untersuchungsmethode sowie von Besonderheiten der Praxis.

6.3 MR-Geräte (Kernspin-Tomographen)

Als angemessene Relation gilt derzeit ein MR-Gerät auf ca. 1,5 Millionen Einwohner. In der kassenärztlichen Versorgung kann Magnetfeld-Resonanz-Tomographie zur Zeit bei folgenden Indikationen erbracht werden: Diagnostik von Tumoren des Gehirns, Temporallappen-Epilepsie, Tumoren im Spinalkanal einschließlich Syringomyelie oder multipler Sklerose.

6.4 Koronarangiographische Arbeitsplätze (Linksherzkatheter-Meßplätze)

Als angemessene Relation gilt derzeit ein Meßplatz auf ca. 500 000 Einwohner. In der Bundesrepublik Deutschland fallen für den entsprechenden Indikationsbereich derzeit jährlich zwischen 50 000 und 70 000 Untersuchungen an. Eine Auslastung des Gerätes erscheint gesichert, wenn mindestens 600 Untersuchungen pro Jahr durchgeführt werden.

6.5 DSA (Digitale Subtraktionsangiographie)

Als angemessene Relation gilt derzeit ein DSA-Gerät auf ca. 250 000 Einwohner. Eine Auslastung des Gerätes erscheint gesichert, wenn mindestens 700 Untersuchungen pro Jahr durchgeführt werden. Für den Einsatz dieses Gerätes kommen in der kassenärztlichen Versorgung Praxen von Radiologen mit angiographischen Untersuchungseinrichtungen in Frage. Ein abschließender Indikationskatalog für DSA ist derzeit nicht vorhanden, jedoch kann angenommen werden, daß ca. 30 Prozent aller Angiographen primär durch DSA-Untersuchungen durchgeführt werden können.

6.6 Strahlentherapiegeräte

6.6.1 Tele-Kobalt-Therapiegeräte

Als angemessene Relation gilt derzeit ein Gerät auf ca. 500 000 Einwohner. Eine Auslastung des Gerätes erscheint gesichert bei mindestens 500 Tumorpatienten pro Jahr.

6.6.2 Linearbeschleuniger

Als angemessene Relation gilt derzeit ein Gerät auf ca. 1 Million Einwohner. Ein Linearbeschleuniger wird in der Regel benötigt, wenn die Zahl der Tumorpatienten auf etwa 800 pro Jahr steigt, wobei davon ausgegangen wird, daß ein Kobalt-Gerät zusätzlich vorhanden ist.
In der kassenärztlichen Versorgung kommt für dieses Gerät vorwiegend die onkologische Schwerpunktpraxis in Betracht.

6.6.3 Kreisbeschleuniger

Dieses Gerät ist zur Zeit zwar noch in Benutzung, hat jedoch für die zukünftige Standortplanung keine Bedeutung mehr.

6.7 Nierensteinzertrümmerer

Im Hinblick auf den derzeitigen Versorgungsstand beträgt die Relation ein Gerät auf ca. 4 Millionen Einwohner. Dabei werden etwa 11 000 Behandlungen pro Jahr durchgeführt. Wegen der notwendigen stationären Versorgung der Patienten werden diese Geräte zur Zeit ausschließlich in Krankenhäusern eingesetzt.

## D.
## Gegenseitige Unterrichtung

1. Die Kassenärztliche Vereinigung unterrichtet die für die Krankenhausbedarfsplanung zuständige Landesbehörde, die Landesverbände der Krankenkassen, die örtlich zuständigen landwirtschaftlichen Krankenkassen sowie die Krankenhausgesellschaft im Lande unverzüglich über geplante Anschaffungen, Nutzungen und Mitbenutzungen von medizinisch-technischen Großgeräten durch Kassenärzte.

2. Der Bundesausschuß der Ärzte und Krankenkassen geht davon aus, daß die für die Krankenhausbedarfsplanung zuständige Landesbehörde den Landesausschuß der Ärzte und Krankenkassen über geplante Maßnahmen im Bereich der stationären Versorgung unterrichtet.

## E.
## Pflichten des Kassenarztes

1. Der Kassenarzt ist verpflichtet, die Anschaffung, Nutzung oder Mitbenutzung eines medizinisch-technischen Großgerätes ein halbes Jahr zuvor seiner Kassenärztlichen Vereinigung anzuzeigen.

2. Der Kassenarzt ist verpflichtet, vor Anschaffung und Mitbenutzung eines medizinisch-technischen Großgerätes an einem Beratungsgespräch seiner Kassenärztlichen Vereinigung teilzunehmen. Die Kassenärztliche Vereinigung hat die regionale Standortplanung unter Berücksichtigung der Belange im stationären Bereich zur Grundlage dieses Gespräches zu machen. Dabei sind auch die einschlägigen Richtlinien der Kassenärztlichen Bundesvereinigung zu beachten.

3. Folgerungen aus der Verletzung der dem Kassenarzt nach diesen Richtlinien auferlegten Pflichten werden zwischen der Kassenärztlichen Bundesvereinigung und den Bundesverbänden der Krankenkassen einschließlich der Bundesknappschaft geregelt. Dabei sollen insbesondere Regelungen über den Ausschluß der Vergütung für Leistungen getroffen werden, die mit nicht in die Standortplanung einbezogenen medizinisch-technischen Großgeräten erbracht werden.

## F.
## Inkrafttreten, Übergangsregelung

1. Diese Richtlinien treten am Tage nach der Veröffentlichung im Bundesanzeiger in Kraft. (*Veröffentlicht im Bundesanzeiger Nr. 60a vom 27. März 1986.*)

2. In die Standortplanung sind die bei Inkrafttreten der Richtlinien vorhandenen medizinisch-technischen Großgeräte einzubeziehen; dies gilt auch für die Ersatzbeschaffung*).

Köln, den 10. Dezember 1985

Bundesausschuß der Ärzte und Krankenkassen

Der Vorsitzende
Dr. Matzke

---

*) Unter Ersatzbeschaffung ist der Austausch eines in der Liste aufgeführten vorhandenen Gerätes durch ein gleiches oder durch ein technisch fortentwickeltes, artengleiches Gerät, welches annähernd dem gleichen Indikationsspektrum dient, zu verstehen.

# Anlage E

## NEUE FACHKUNDERICHTLINIE IN KRAFT
## Fachkunde im Strahlenschutz beim Umgang mit radioaktiven Stoffen und beim Betrieb von Beschleuniger-Anlagen

(*Veröffentlicht in Rheinisches Ärzteblatt, Heft 4/1980*)

**Inhalt**



### I. Gesetzliche Grundlage/Verordnungen/Richtlinien

1. *Strahlenschutzverordnung*

Die Verordnung über den Schutz vor Schäden durch ionisierende Strahlen (Strahlenschutzverordnung – StrlSchV) vom 13. Oktober 1976 (BGBl. 1976, Teil I, Nr. 125, S. 2905 ff.) regelt u.a. die Voraussetzungen für den Umgang mit radioaktiven Stoffen (umschlossene und offene Isotopen) und für den Betrieb einer Anlage zur Erzeugung ionisierender Strahlen (Beschleuniger). Nach § 3 Abs. 1 StrlSchV ist für den Umgang mit radioaktiven Stoffen und nach § 15 StrlSchV für den Betrieb einer Beschleuniger-Anlage grundsätzlich eine Genehmigung zu zuständigen Behörde – das ist im Bereich der Ärztekammer Nordrhein der Regierungspräsident Düsseldorf oder Köln – erforderlich.

Nach §§ 4 und 17 StrlSchV ist unter bestimmten Voraussetzungen keine Genehmigung zu erteilen. In den im Gesetz aufgeführten Fällen besteht lediglich eine Anzeigepflicht. Bei der Anwendung radioaktiver Stoffe am Menschen sind die Voraussetzungen für einen genehmigungsfreien Umgang aber praktisch nicht gegeben.

2. *Arten der Genehmigung*

Im medizinischen Bereich kommen vor allem folgende Genehmigungsarten entsprechend den Vorschriften der Strahlenschutzverordnung in Betracht:

Genehmigung zum:
- Umgang mit offenen radioaktiven Stoffen für die Diagnostik
- Umgang mit offenen radioaktiven Stoffen für die Therapie
- Umgang mit offenen radioaktiven Stoffen in der Laboratoriumsdiagnostik bei Anwendung am Menschen
- Umgang mit umschlossenen radioaktiven Stoffen zur interstitiellen und intrakavitären Therapie sowie zur Kontakttherapie und zur Implantation
- Umgang mit umschlossenen Betastrahlern zur Hauttherapie
- Betrieb einer Anlage zur Erzeugung ionisierender Strahlen
- Umgang mit Bestrahlungseinrichtungen mit radioaktiven Quellen

Die Genehmigung für einen Umgang mit radioaktiven Stoffen bzw. für den Betrieb einer Anlage im Zusammenhang mit der Ausübung der Heilkunde am Menschen setzt u.a. voraus, daß keine Tatsachen vorliegen, aus denen sich Bedenken gegen die Zuverlässigkeit des Antragstellers bzw. des Strahlenschutzbeauftragten (die Approbation als Arzt bzw. die Berechtigung zur Ausübung des ärztlichen Berufs müssen vorliegen) ergeben und die betreffende Person die für den Strahlenschutz erforderliche Fachkunde besitzt. Diese Fachkunde ist durch eine Bescheinigung, die von der nach Landesrecht zuständigen Stelle auszustellen ist, nachzuweisen.

3. *Zuständigkeitsregelung*

Aufgrund der „Zehnten Verordnung zur Änderung der Verordnung zur Regelung von Zuständigkeiten auf dem Gebiet des Arbeits-, Immissions- und technischen Gefahrenschutzes" vom 22. März 1977 (GVBl.NW, Ausgabe A, Nr. 17 vom 31. März 1977, S. 140 ff.) ist die Ärztekammer Nordrhein ab 1. April 1977 die nach Landesrecht zuständige Stelle für die Erteilung der Bescheinigung über die Fachkunde im Strahlenschutz.

4. *Fachkunderichtlinien*

a) Bei der Beurteilung der Fachkunde im Strahlenschutz gemäß § 6 Abs. 2 und § 19 StrlSchV hatte die Ärztekammer Nordrhein entsprechend einem Erlaß des Ministeriums für Arbeit, Gesundheit und Soziales des Landes Nordrhein-Westfalen bisher die von dem Bundesminister des Innern im Jahre 1974 erlassenen „Richtlinien für den Strahlenschutz bei Verwendung radioaktiver Stoffe im medizinischen Bereich" sowie die „Richtlinien für den Betrieb von Beschleunigeranlagen im medizinischen Bereich" vom 22. Januar 1974 (GMBl. S. 80) angewendet. Diese Richtlinien sind nunmehr ersetzt worden durch die „Richtlinie für den Strahlenschutz bei Verwendung radioaktiver Stoffe und beim Betrieb von Anlagen zur Erzeugung ionisierender Strahlen und Bestrahlungseinrichtungen mit radioaktiven Quellen in der Medizin – (Richtlinie Strahlenschutz in der Medizin)" vom 18.10.1979. Die neue Fachkunderichtlinie ist veröffentlicht im Gemeinsamen Ministerialblatt (GMBl.), herausgegeben vom Bundesminister des Innern – Ausgabe A, Nr. 31 v. 10. November 1979, S. 637 ff.

b) Die *Richtlinie* ist wie folgt gegliedert:
   - Umgang mit offenen radioaktiven Stoffen für Diagnostik und Therapie.
   - Umgang mit umschlossenen radioaktiven Stoffen zur interstitiellen und intrakavitären Therapie sowie zur Kontakttherapie und zur Implantation („Strahler").
   - Betrieb von Anlagen zur Erzeugung ionisierender Strahlen in der Strahlentherapie (Elektronenbeschleuniger und andere in der Medizin angewendete Beschleuniger – „Beschleuniger").
   - Umgang mit umschlossenen radioaktiven Stoffen in Bestrahlungseinrichtungen mit radioaktiven Quellen zur Strahlentherapie („Gammabestrahlungseinrichtungen").
   - *Besonderheit zur Laboratoriumsdiagnostik*
     Die Richtlinie gilt auch für den Umgang mit offenen radioaktiven Stoffen in der Laboratoriumsdiagnostik, soweit eine Anwendung am Menschen vorgenommen wird (in-vivo-Diagnostik).

## II. Voraussetzungen für den Erwerb der Fachkunde im Strahlenschutz

### 1. *Kurse und Weiterbildung*

Wie bisher kann die Fachkunde im Strahlenschutz nur erworben werden durch Absolvierung vorgeschriebener ***Strahlenschutzveranstaltungen*** (Grundkurs und zusätzlicher Spezialkurs) und durch Absolvierung einer qualifizierten *Weiterbildung*, deren zeitlicher Umfang und Inhalt bestimmt wird durch das jeweilige Anwendungsgebiet.

### 2. *Strahlenschutzkurse*

a) Es sind im einzelnen folgende *Strahlenschutzkurse* vorgeschrieben, wobei der Grundkurs im Strahlenschutz in jedem Fall zu absolvieren ist:
   - Grundkurs im Strahlenschutz.
   - Spezialkurs im Strahlenschutz beim Umgang mit offenen radioaktiven Stoffen.
   - Spezialkurs im Strahlenschutz in der Therapie mit Bestrahlungseinrichtungen mit radioaktiven Quellen (Gammabestrahlungseinrichtungen) und beim Umgang mit umschlossenen radioaktiven Stoffen zur interstitiellen und intrakavitären Therapie sowie zur Kontakttherapie und zur Implantation (Strahler).
   - Spezialkurs im Strahlenschutz bei Therapie mit Anlagen zur Erzeugung ionisierender Strahlen (Beschleuniger). Besonderheit: Voraussetzung für die Teilnahme an diesem Spezialkurs ist außerdem die Absolvierung des vorstehenden Spezialkurses im Strahlenschutz.

b) Folgende *Veranstalter* führen Kurse nach der Strahlenschutzverordnung durch:
   Im Bereich der Ärztekammer Nordrhein
   - Haus der Technik, 4300 Essen 1, Hollestr. 1, Tel. 0201/18031
   - Fachhochschule Aachen, Abt. Jülich, Kursstätte, 5170 Jülich, Ginsterweg 1, Tel. 02461/52051

   Im übrigen Bundesgebiet
   - Akademie für Arbeitsmedizin Berlin, 1000 Berlin 19, Soorstr. 83, Tel. 030/3025026
   - Kernforschungszentrum Karlsruhe GmbH, Schule für Kerntechnik, 7500 Karlsruhe
   - Gesellschaft für Strahlen- und Umweltforschung mbH, Neuherberg bei München, 8000 München 22, Ingolstädter Landstr. 1, Tel. 089/38741.

   Diese Aufstellung ist nicht abschließend.
   Im Deutschen Ärzteblatt wird jeweils rechtzeitig auf Strahlenschutzkursveranstaltungen hingewiesen.

### 3. *Weiterbildungsstätte*

Die Fachkunderichtlinie bestimmt, daß die Fachkunde an Institutionen im Geltungsbereich der Strahlenschutzverordnung zu erwerben ist, die von der nach Landesrecht zuständigen Stelle – das ist für den Landesteil Nordrhein die Ärztekammer Nordrhein – anerkannt sind. Der Erwerb der Fachkunde außerhalb des Geltungsbereiches der Strahlenschutzverordnung und an nicht zugelassenen Institutionen kann auf Antrag ganz oder teilweise anerkannt werden, wenn die Fachkunde entsprechend den Grundsätzen der Richtlinie erworben worden ist. Die Fachkunde kann auch während der Weiterbildung, z.B. in den Gebieten Radiologie, Nuklearmedizin, erworben werden.

Nach den Vorschriften des Heilberufsgesetzes vom 30. Juli 1975 erfolgt die *Zulassung* von Weiterbildungsstätten durch den zuständigen Fachminister, den Minister für Arbeit, Gesundheit und Soziales. Die Ärztekammer *ermächtigt* berufserfahrene Ärzte entsprechend den Vorschriften der Weiterbildungsordnung für die nordrheinischen Ärzte vom 30. April 1977 für die einzelnen Gebiete und Teilgebiete der Medizin. Sowohl in dieser Weiterbildungsordnung als auch im Heilberufsgesetz ist der Erwerb einer speziellen Fachkunde nicht geregelt.

Die Fachkunderichtlinie des Bundesministers des Innern über den Strahlenschutz weicht von den Grundsätzen des Heilberufsgesetzes ab. Die Ärztekammer Nordrhein wird vorerst insoweit keine Institutionen anerkennen bzw. zulassen. Sie wird vielmehr bis auf weiteres eine Weiterbildung für den Erwerb der Fachkunde im Strahlenschutz dann anerkennen, wenn diese entsprechend den Regelungen in der Richtlinie unter der Leitung qualifizierter Ärzte (Ärzte für Nuklearmedizin bzw. Ärzte, die im Besitz der Fachkunde im Strahlenschutz sind) absolviert worden ist.

4. *Weiterbildung in den Anwendungsgebieten*

Die Fachkunderichtlinie schreibt folgende – grundsätzlich ganztägige – Mindestweiterbildungszeiten für den Erwerb der Fachkunde auf den jeweiligen Anwendungsgebieten vor:

*Offene radioaktive Stoffe –*

a) Gesamtgebiet (Diagnostik und Therapie)
36 Monate auf dem Gebiet der Anwendung radioaktiver Stoffe und ionisierender Strahlen am Menschen, davon mindestens 18 Monate Diagnostik und 6 Monate Therapie mit offenen radioaktiven Stoffen.

b) Diagnostik
(ohne Einschränkungen auf bestimmte Organe)
24 Monate auf dem Gebiet der Anwendung radioaktiver Stoffe und ionisierender Strahlen am Menschen, davon mindestens 18 Monate Diagnostik mit offenen radioaktiven Stoffen am Menschen.

c) Organgebundene Diagnostik
12 Monate Anwendung offener radioaktiver Stoffe am Menschen zur Diagnostik, davon mindestens 9 Monate auf dem betreffenden Organgebiet.

d) Therapie
12 Monate Strahlentherapie, davon mindestens 6 Monate Therapie mit offenen radioaktiven Stoffen.

*Umschlossene radioaktive Stoffe zur interstitiellen und intrakavitären Therapie sowie zur Kontakttherapie und zur Implantation (Strahler)*

a) alle Anwendungsgebiete
18 Monate Strahlentherapie einschließlich mindestens 6 Monate Therapie mit Strahlern.

b) Teilgebiete (Beschränkung auf ein Organ bzw. ein Organsystem)
12 Monate Strahlentherapie einschließlich mindestens 6 Monate Therapie mit Strahlern.

c) Anwendung umschlossener Betastrahler zur Hauttherapie
6 Monate Strahlentherapie einschließlich mindestens 3 Monate Anwendung umschlossener Betastrahler.

*Anlagen zur Erzeugung ionisierender Strahlen (Beschleuniger)*
24 Monate Strahlentherapie einschließlich mindestens 12 Monate Tätigkeit an Beschleunigern oder Gammabestrahlungseinrichtungen, mindestens aber 6 Monate an Beschleunigern.
Hinweis: Neben dem Grundkurs sind 2 Spezialkurse zu absolvieren (vgl. II. 2).

*Bestrahlungseinrichtungen mit radioaktiven Quellen (Gammabestrahlungseinrichtungen)*
24 Monate Strahlentherapie einschließlich 12 Monate Tätigkeit an Gammabestrahlungseinrichtungen und Beschleunigern, mindestens aber 6 Monate an Gammabestrahlungseinrichtungen.

5. *Eckwerte für den Umgang mit offenen radioaktiven Stoffen*

Neben der Absolvierung der vorgeschriebenen Strahlenschutzkurse und der Mindestweiterbildungszeiten in den entsprechenden Anwendungsgebieten ist ein im Rahmen der Weiterbildung erworbenes möglichst umfassendes Spektrum der Nuklearmedizin nachzuweisen, das sich nach dem jeweiligen Stand der Wissenschaft im Zeitpunkt der Weiterbildung bzw. der Antragstellung zu richten hat. Die vorkommenden nuklearmedizinischen Verfahren müssen in ausreichendem Umfang selbständig durchgeführt worden sein.

Als Eckwerte für die medizinische Fachkunde auf Teilgebieten der nuklearmedizinischen Diagnostik werden von der Ärztekammer Nordrhein folgende Anhaltszahlen zugrunde gelegt: siehe „Neue Richtlinien über den Strahlenschutz in der Medizin" Seite 5/6.

Bei Untersuchungen der Schilddrüse und des Skeletts kann auf das Arbeiten mit der Kamera verzichtet werden. Bei allen sonstigen Organen muß zwei Drittel der Weiterbildungszeit mit der Kamera und der Fotoanlage gearbeitet worden sein (Funktions- und Sequenzszintigraphie).

## III. Zeugnis über die Weiterbildung

Der Erwerb der Fachkunde ist durch Zeugnisse nachzuweisen. Nach Abschluß der Weiterbildung auf dem jeweiligen Anwendungsgebiet sollte deshalb ein Zeugnis erstellt werden, das entsprechend der Anlage 4 (Seite 655 des GMBl. 1979) mindestens folgende Angaben enthält:

- Angaben über *Zeitdauer und Art der Tätigkeit*, die zum Erwerb der Fachkunde auf dem jeweiligen Anwendungsgebiet geführt hat, und Darstellung der Anzahl der Anwendungen und Untersuchungen in bezug auf radioaktive Stoffe und ionisierende Strahlen.
  Hinweis: Die Weiterbildung ist grundsätzlich ganztätig durchzuführen.
- Angaben über *spezielle Tätigkeiten*, die zum Erwerb der Fachkunde erforderlich sind.
  z.B.: Angaben über die verwendeten radioaktiven Stoffe, Untersuchungsverfahren und Auswertungsmethoden einschließlich der Verfahren in der Laboratoriumsdiagnostik; über Therapiearten sowie Dosisberechnungen; Angaben der Bestrahlungsverfahren und Dosisbestimmungen; Kenntnisse über physikalische und strahlenbiologische Grundlagen der Anwendung ionisierender Strahlen in der Medizin; wissenschaftliche Veröffentlichungen; Teilnahme an Fortbildungskursen und -veranstaltungen u.ä.
  Die Frequenzen der selbständig durchgeführten Untersuchungen und therapeutischen Maßnahmen sind ebenfalls in das Zeugnis aufzunehmen.
- *Endbeurteilung:* Das Zeugnis muß eine abschließende Beurteilung darüber enthalten, ob der zu Beurteilende aufgrund seiner Weiterbildung die Voraussetzungen für die Bestellung zum Strahlenschutzbeauftragten nach § 29 StrlSchV erfüllt.

## IV. Verfahrensfragen

Nach Absolvierung der Weiterbildung und der vorgeschriebenen Strahlenschutzkurse erteilt die Ärztekammer Nordrhein bei Vorliegen der Voraussetzungen aufgrund der Prüfung der eingereichten Unterlagen (Zeugnisse und Kursteilnahmebescheinigungen) die Bescheinigung über die Fachkunde im Strahlenschutz, die der Arzt dem zuständigen Regierungspräsidenten (Düsseldorf oder Köln) zusammen mit dem Antrag auf Erteilung der Umgangsgenehmigung einreichen muß.

## V. Schlußbemerkung

Die Richtlinie berücksichtigt nicht, daß Ärzte durch Anerkennung ihrer Weiterbildung in einem Gebiet (Nuklearmedizin, Radiologie) oder in einem Teilgebiet (z.B. Strahlentherapie) bereits ihre Qualifikation nachgewiesen haben, oder daß die Studiengänge nach der Approbationsordnung von 1970 bereits eine intensive radiologische Ausbildung einschließlich der Absolvierung von Strahlenschutzkursen vorsehen. Befreiungstatbestände wie z.B. in § 4 Absatz 2 der Röntgenverordnung vom 1. Sept. 1973 sieht die Richtlinie nicht vor.

# Anlage F

# RICHTLINIEN
## der Kassenärztlichen Bundesvereinigung für Ultraschalluntersuchungen

vom 7. Dezember 1985
in der Fassung vom 11. Juli 1987

Die Kassenärztliche Bundesvereinigung erläßt über die apparative Ausstattung sowie über die fachlichen Voraussetzungen (§ 25 Abs. 3 Bundesmantelvertrag – BMV –) zur Durchführung von ultraschalldiagnostischen Leistungen in der kassenärztlichen Versorgung Richtlinien mit folgendem Inhalt:

A. Allgemeine Bestimmungen
B. Fachliche Voraussetzungen
C. Apparative Voraussetzungen
D. Genehmigungsverfahren
E. Inkrafttreten und Übergangsregelung

### A. Allgemeine Bestimmungen

#### § 1 Gegenstand

1. Die Richtlinien regeln die Voraussetzungen für die Ausführung von ultraschalldiagnostischen Leistungen in der kassenärztlichen Versorgung.

2. Die Ausführung und Abrechnung von ultraschalldiagnostischen Leistungen im Rahmen der kassenärztlichen Versorgung ist erst nach Erteilung der Genehmigung durch die Kassenärztliche Vereinigung zulässig.

#### § 2 Fachliche Befähigung

1. Ultraschalldiagnostische Leistungen dürfen nur von Ärzten ausgeführt werden, die gegenüber der zuständigen Kassenärztlichen Vereinigung nachweisen, daß sie die fachlichen Voraussetzungen zur Leistungserbringung erfüllen. Die Anforderungen an die fachliche Befähigung ergeben sich aus Abschnitt B.

2. Die Erteilung der Genehmigung regelt sich nach Abschnitt D.

#### § 3 Apparative Ausstattung

1. Ultraschalldiagnostische Leistungen dürfen nur von Ärzten ausgeführt werden, die der zuständigen Kassenärztlichen Vereinigung nachweisen, daß ihnen eine ausreichende apparative Einrichtung zur Verfügung steht. Die nach dem jeweiligen Stand der Wissenschaft und Technik zu stellenden Anforderungen an diese apparativen Einrichtungen ergeben sich aus Abschnitt C und der Anlage zu diesen Richtlinien.

2. Aufgrund dieses Nachweises stellt die Kassenärztliche Vereinigung fest, ob die apparative Ausstattung unter Berücksichtigung der zu erbringenden Leistung den jeweiligen Mindestanforderungen nach diesen Richtlinien entspricht.

3. Die Erteilung der Genehmigung regelt sich nach Abschnitt D.

**B. Fachliche Voraussetzungen**

**§ 4 Allgemeine Ultraschalldiagnostik**

**1.** Soweit die Weiterbildungsordnung eine Weiterbildung in der Ultraschalldiagnostik für die Anerkennung zum Führen einer Arztbezeichnung in einem Gebiet zwingend vorschreibt und die Ableistung einer entsprechenden Weiterbildung durch ausreichende Zeugnisse belegt ist, gelten die erforderlichen Kenntnisse durch die Erteilung der Arztbezeichnung als nachgewiesen.

**2.** Soweit die Weiterbildungsordnung eine Weiterbildung in der Ultraschalldiagnostik für die Anerkennung zum Führen der Arztbezeichnung nicht vorschreibt oder eine Weiterbildung entsprechend der Weiterbildungsordnung nicht stattgefunden hat, sind während einer jeweils mindestens viermonatigen ständigen oder jeweils mindestens zweijährigen begleitenden Tätigkeit unter Anleitung eines in der Ultraschalldiagnostik qualifizierten Arztes (s. § 10 Nr. 1.5) – unbeschadet zusätzlicher Anforderungen nach § 5 – folgende fachlichen Voraussetzungen zu erfüllen:

Die selbständige Untersuchung und Beurteilung der Befunde einschl. Dokumentation auf dem Gebiet der

**2.1** Augenheilkunde:

**2.1.1** Für die Biometrie der Achsenlänge des Auges oder ihrer Teilabschnitte im A-mode-Verfahren:
bei mindestens 100 Patienten.

**2.1.2** Für die gesamte Ultraschalldiagnostik des Auges:
bei mindestens 200 Patienten,
davon 150 Patienten mit Gewebsdiagnostik und 50 Patienten mit Biometrie der Achsenlänge des Auges oder ihrer Teilabschnitte im A-mode-Verfahren.

**2.2** Frauenheilkunde und Geburtshilfe:
bei mindestens 400 Patientinnen. Davon müssen mindestens 200 Ultraschalluntersuchungen aus gynäkologischer Indikation durchgeführt worden sein.

**2.3** Inneren Medizin:
bei mindestens 400 Patienten.

**2.4** Neurologie und Neurochirurgie (Echoenzephalographie):
bei mindestens 100 Patienten.

**2.5** Orthopädie:
bei mindestens 200 Patienten.

**2.6** Urologie:
bei mindestens 300 Patienten.

**2.7** Hals-Nasen-Ohren-Heilkunde:

**2.7.1** Für die Diagnostik im A-Bild-Verfahren bei mindestens 100 Patienten,

**2.7.2** für die Diagnostik im B-Bild-Verfahren bei mindestens 200 Patienten.

**2.8** Mund-Kiefer-Gesichtschirurgie:

**2.8.1** Für die Diagnostik im A-mode-Verfahren:
bei mindestens 100 Patienten.

**2.8.2** Für die Diagnostik im B-mode-Verfahren:
bei mindestens 200 Patienten.

**2.9** Chirurgie:

**2.9.1** In der Ultraschalldiagnostik der Chirurgie (ausgenommen Neurochirurgie und Kinderchirurgie):
bei mindestens 400 Patienten.

**2.9.2** In der Ultraschalldiagnostik auf dem Gebiet der Neurochirurgie und dem Teilgebiet der Kinderchirurgie:
Zusätzlich zu den Anforderungen nach 2. und 2.9.1 das Erfüllen der in 2.4 bzw. 2.10 festge-

legten Anforderungen. Diese Anforderungen müssen durch eine Tätigkeit bei einem für die Weiterbildung im jeweiligen Fachgebiet zuständigen und entsprechend qualifizierten Arzt erfüllt und nachgewiesen werden.

**2.10** Kinderheilkunde:
bei mindestens 400 Patienten.

**2.11** Radiologie/Nuklearmedizin:

**2.11.1** In der Ultraschalldiagnostik auf dem Gebiet der inneren Medizin
bei mindestens 400 Patienten.

**2.11.2** In der Ultraschalldiagnostik auf dem Gebiet der Urologie, Chirurgie und Orthopädie, soweit sie über den in 2.11.1 festgelegten Rahmen hinausgeht, das Erfüllen der in den jeweiligen Fachgebieten festgelegten Anforderungen. Diese Anforderungen müssen durch eine Tätigkeit bei einem für die Weiterbildung im jeweiligen Fachgebiet zuständigen und entsprechend qualifizierten Arzt erfüllt und nachgewiesen werden.

**2.11.3** In der Ultraschalldiagnostik auf dem Gebiet der Frauenheilkunde und Geburtshilfe, der Kinderheilkunde, der Augenheilkunde, der Hals-Nasen-Ohren-Heilkunde, der Neurologie und Neurochirurgie:
Zusätzlich zu den Anforderungen nach 2. und 2.11.1 das Erfüllen der für die genannten Fachgebiete festgelegten Anforderungen. Diese Anforderungen müssen durch eine Tätigkeit bei einem für die Weiterbildung im jeweiligen Fachgebiet zuständigen und entsprechend qualifizierten Arzt erfüllt und nachgewiesen werden.

**3.** Der Arzt, der nicht über eine abgeschlossene Weiterbildung in einem der vorgenannten Gebiete verfügt, muß zusätzlich zu den für die Ultraschalldiagnostik in diesen Gebieten festgesetzten Anforderungen, die im jeweiligen Fachgebiet zu erfüllen sind, eine mindestens achtzehnmonatige klinische oder vergleichbare praktische Tätigkeit in dem genannten Fachgebiet nachweisen, wobei eine Anrechnung der unter § 4 Nr. 2 genannten Zeiten erfolgen kann.

**4.** Erfüllt der Arzt die Anforderung für die Ultraschalldiagnostik entweder in dem Gebiet der Inneren Medizin, der Chirurgie oder der Kinderheilkunde, so reduzieren sich die Anforderungen für weitere Gebiete um 50 % der darin festgelegten Anforderungen. Dies gilt auch für den Erwerb zusätzlicher Fachkunde nach Nrn. 2.9.2, 2.11.2 und 2.11.3.

### § 5 Spezielle ultraschalldiagnostische Leistungen

**1.** Für die nachstehend aufgeführten Leistungen müssen zusätzlich zu den in § 4 Nr. 2 geforderten Zeiten die folgenden Voraussetzungen erfüllt und nachgewiesen werden.

Die selbständige Untersuchung und Beurteilung der Befunde einschl. Dokumentation unter Anleitung eines in der Ultraschalldiagnostik qualifizierten Arztes:

**1.1** Für die Ultraschalluntersuchung des Herzens (Echokardiographie).

**1.1.1** Bei Erwachsenen:

**1.1.1.1** Zur Durchführung der eindimensionalen Echokardiographie (M-mode-Technik):
bei mindestens 200 Patienten.

**1.1.1.2** Zur Durchführung der zweidimensionalen Echokardiographie (B-mode-real-time-Technik):
bei mindestens 200 Patienten zusätzlich zu den Anforderungen nach 1.1.1.1.

**1.1.2** Bei Kindern:
Neben einer einjährigen klinischen oder vergleichbaren praktischen Tätigkeit in der Kinderkardiologie (die Zeiten nach § 4 Nr. 2 sind anrechnungsfähig) die Untersuchung bei mindestens 400 Patienten, davon 100 Untersuchungen in der eindimensionalen Echokardiographie (M-mode-Technik) und 300 Fälle in der zweidimensionalen Echokardiographie (B-mode-real-time-Technik).

Erfüllt ein Antragsteller die Voraussetzungen für die Durchführung der Echokardiographie bei Erwachsenen und bei Kindern nach § 5 Nr. 1.1.1 und 1.1.2, so kann seine Qualifikation zur Durchführung der Echokardiographie bei Kindern auch dann anerkannt werden, wenn er keine achtzehnmonatige klinische oder vergleichbare praktische Tätigkeit im Fachgebiet der Pädiatrie (§ 4 Nr. 3.) nachweisen kann.

**1.1.3** In der fetalen Echokardiographie:
Zusätzlich zu den Anforderungen nach 1.1.2 – ausgenommen ein Jahr Kinderkardiologie – die selbständige Durchführung der sonographischen Untersuchung des schwangeren Uterus bei mindestens 200 Patientinnen (§ 4 Nr. 2.2) sowie die selbständige Einstellung der Apparatur und Beurteilung der Befunde an mindestens 200 fetalen Herzen.

**1.1.4** Bei Anwendung des Duplexverfahrens (kombinierte Doppler- und B-mode-real-time-Technik):
Die Untersuchung des Herzens mit Dopplertechnik bei mindestens 100 Patienten zusätzlich zu den Anforderungen nach 1.1.1 bzw. 1.1.2 bzw. 1.1.3.

**1.2** Für die Durchführung der Ultraschalldiagnostik des Gefäßsystems:

**1.2.1** In der direktionalen Dopplersonographie.

**1.2.1.1** Für die Untersuchung der hirnversorgenden Arterien:
Die Untersuchung bei mindestens 200 Patienten.

**1.2.1.2** Für die Untersuchung der übrigen Arterien:
Die Untersuchung bei mindestens 100 Patienten.

**1.2.1.3** Für die Untersuchung der Venen:
Die Untersuchung bei mindestens 100 Patienten.

**1.2.2** Für die Durchführung der zweidimensionalen Verfahren (B-mode-real-time-Technik) zur Untersuchung der hirnversorgenden und/oder extremitätenversorgenden Gefäße:

**1.2.2.1** Für die Untersuchung der hirnversorgenden Arterien:
Die Untersuchung bei mindestens 100 Patienten zusätzlich zu den Anforderungen nach 1.2.1.1.

**1.2.2.2** Für die Untersuchung der übrigen Arterien:
Die Untersuchung bei mindestens 100 Patienten zusätzlich zu den Anforderungen nach 1.2.1.2.

**1.2.2.3** Für die Untersuchung der Venen:
Die Untersuchung bei mindestens 100 Patienten zusätzlich zu den Anforderungen nach 1.2.1.3.

**1.2.3** Für die Anwendung des Duplexverfahrens (kombinierte Doppler- und B-mode-real-time-Technik) in der Gefäßdiagnostik die Erfüllung der Anforderungen sowohl nach 1.2.1 als auch nach 1.2.2 im betreffenden Gefäßbereich.

**2.** Zusätzlich zu den Anforderungen nach § 4 Nr. 2 müssen für die nachstehend aufgeführten Leistungen die hierzu jeweils festgelegten Voraussetzungen erfüllt und nachgewiesen werden.

**2.1** Für die Ultraschalldiagnostik der Mamma:
Neben einer mindestens einjährigen praktischen Erfahrung in der gesamten Mammadiagnostik (Palpation, Mammographie, Thermographie, Punktion) auf den Gebieten der Chirurgie oder Radiologie oder Gynäkologie die Untersuchung bei mindestens 200 Patienten.

**2.2** Für die Ultraschalldiagnostik der Hüfte bei Säuglingen und Kleinkindern:
Die Untersuchung bei mindestens 200 Säuglingen. Die erforderliche praktische Erfahrung in der Hüftdiagnostik ist in einem Kolloquium entsprechend § 9 nachzuweisen.

**2.3** Für die Ultraschalldiagnostik des Gehirns durch die offene Fontanelle:
Die Untersuchung bei mindestens 100 Patienten. Die erforderliche praktische Erfahrung in der Diagnostik des Gehirns durch die offene Fontanelle ist in einem Kolloquium entsprechend § 9 nachzuweisen.

## § 6 Teilnahme an Ultraschall-Kursen zum Erwerb fachlicher Befähigung

Können die fachlichen Voraussetzungen hinsichtlich einer mindestens 4monatigen ständigen oder mindestens 2jährigen begleitenden Tätigkeit bei einem in der Ultraschalldiagnostik qualifizierten Arzt nicht erfüllt werden, so kann die fachliche Befähigung in einem Kolloquium nachgewiesen werden. Die Teilnahme an einem Kolloquium kann beantragt werden, wenn der Antragsteller – ggf. nach Erfüllung der in § 4 Abs. 3 genannten Erfordernisse – die erforderliche Zahl von Untersuchungen gemäß §§ 4 oder 5 selbständig (Praxis, Klinik oder Hospitation) durchgeführt und die erfolgreiche Teilnahme an folgenden ärztlich geleiteten Kursen nachgewiesen hat:

1. Grundkursus über Indikationsbereich, Technik und praktische Anwendung der Ultraschalluntersuchung.

2. Aufbaukursus zur Korrektur und Verbesserung der Untersuchungstechnik unter Einschluß praktischer Übungen. Dabei können bereits bis zu 1/3 der in §§ 4 und 5 festgelegten Zahlen von Untersuchungen, die selbständig (Praxis, Klinik oder Hospitation) durchgeführt worden sind, zur Bestätigung der Anzahl durchgeführter Untersuchungen dokumentiert vorgelegt werden.

3. Abschlußkursus zur Vervollständigung der Kenntnisse und Fähigkeiten unter vorherigem Nachweis der nach §§ 4 und 5 erforderlichen Anzahl von Ultraschalluntersuchungen, soweit sie nicht bereits nach Nr. 2. anerkannt worden sind. Über die erfolgreiche Teilnahme am Abschlußkursus ist ein Zertifikat auszustellen. Darin ist auch zu bestätigen, daß die vorgelegte Dokumentation der selbständig erbrachten Ultraschalluntersuchungen den fachlichen Anforderungen genügt hat. Darüber hinaus ist die Anzahl der untersuchten Patienten anzugeben und zu bestätigen, daß im Aufbau- und Abschlußkursus höchstens 10 Kursusteilnehmer von einem Ausbilder unterwiesen worden sind.

4. Für die Gebiete Innere Medizin, Kinderheilkunde, Radiologie, Chirurgie, Gynäkologie, Urologie und für die Durchführung der Echokardiographie soll der Grund- und Aufbaukursus mindestens jeweils 30 Stunden, verteilt auf je 4 bis 6 aufeinanderfolgende Tage, und der Abschlußkursus mindestens 18 Stunden, verteilt auf 3 aufeinanderfolgende Tage, dauern.

5. Für die Gebiete Augenheilkunde, Hals-Nasen-Ohren-Heilkunde, Mund-Kiefer-Gesichtschirurgie, Orthopädie, Heurologie/Neurochirurgie, zur Durchführung der Mammasonographie, zur Ultraschalldiagnostik der kindlichen Hüfte, des Gehirns durch die offene Fontanelle sowie der Ultraschall-Dopplerdiagnostik soll der Grund- und Aufbaukursus mindestens jeweils 18 Stunden, verteilt auf 3 aufeinanderfolgende Tage, und der Abschlußkursus mindestens 12 Stunden, verteilt auf 2 aufeinanderfolgende Tage, dauern.

5.1 Für die Messung der Achsenlänge des Auges oder ihrer Teilabschnitte soll der Grund- und Aufbaukursus mindestens jeweils 10 Stunden, verteilt auf je 2 aufeinanderfolgende Tage, und der Abschlußkursus mindestens 6 Stunden dauern.

6. Die in Nr. 4 und 5 genannten Kurse können jeweils auch in mehreren aufeinanderfolgenden Tagen – ggf. durch Wochenenden oder durch Feiertage unterbrochen – in mindestens zweistündigen Veranstaltungen pro Tag durchgeführt werden.

7. Für die in § 4 und § 5 Nr. 2 genannte Ultraschalldiagnostik kann der Grundkursus interdisziplinär durchgeführt werden, die Aufbau- und Abschlußkurse müssen sich jedoch auf die jeweils spezifizierte Ultraschalldiagnostik beziehen.

Für die in § 5 Nr. 1 genannten speziellen ultraschalldiagnostischen Leistungen müssen sich Grundkursus, Aufbaukursus und Abschlußkursus auf die jeweils genannten Untersuchungsverfahren beziehen.

## C. Apparative Voraussetzungen

§ 7

1. Die apparative Ausstattung muß Mindestanforderungen an Gerätesicherheit, biologische Sicherheit und technische Leistungsfähigkeit erfüllen (s. Anlage).

2. Eine Änderung der apparativen Ausstattung ist der Kassenärztlichen Vereinigung unverzüglich anzuzeigen.

3. Geräte nach dem Dopplerprinzip zum alleinigen qualitativen Nachweis der Blutströmung und/oder der darauf aufbauenden Druckmessungen sind nicht Gegenstand dieser Richtlinien.

## D. Genehmigungsverfahren

### § 8 Antrag auf Genehmigung

Die Genehmigung nach den §§ 4 bis 6 und 7 wird auf Antrag des Arztes erteilt. Dem Antrag sind beizufügen:

**1.** Zeugnisse über die abgeleisteten Tätigkeitsabschnitte bzw. Weiterbildungszeiten und die dabei durchgeführten ultraschalldiagnostischen Untersuchungen,

**2.** genaue Angaben, über die verwendete Apparatur mit Bescheinigung des Herstellers oder des Lieferanten, daß die Apparatur die in den Apparate-Richtlinien genannten Anforderungen erfüllt,

**3.** genaue Angaben über die ultraschalldiagnostischen Methoden, die bei den beantragten Leistungen angewendet werden.

**4.** Vorlage der Befunddokumentationen für 40 der in §§ 4 Nr. 2 und 5 geforderten Untersuchungen bei Antrag auf Genehmigung nach Abschluß des Verfahrens nach § 6, wobei mindestens 10 pathologische Befunde enthalten sein müssen.

Über den Antrag entscheidet die Kassenärztliche Vereinigung, ggf. nach Beratung durch die Sonographie-Kommission.

### § 9 Kolloquium

**1.** Bestehen trotz der vorgelegten Zeugnisse und der vorgelegten Befunddokumentationen Zweifel an der Fachkunde des Antragstellers, so kann die Kassenärztliche Vereinigung die Erteilung der Genehmigung zur Abrechnung der beantragten Leistungen von der erfolgreichen Teilnahme an einem Kolloquium abhängig machen. Das gleiche gilt, wenn der Arzt aufgrund einer gegenüber diesen Richtlinien abweichenden, aber gleichwertigen Tätigkeit/Weiterbildung die Genehmigung zur Durchführung und Abrechnung ultraschalldiagnostischer Leistungen beantragt. Die nach den §§ 4 und 5 nachzuweisenden Untersuchungen können durch ein Kolloquium nicht ersetzt werden.

**2.** Die Anerkennung aufgrund einer Teilnahme an Kursen gemäß § 6 darf nur nach Durchführung eines Kolloquiums erfolgen.

**3.** Das Kolloquium wird von der nach § 10 einzurichtenden Sonographie-Kommission durchgeführt. In diesem Kolloquium hat der Arzt nachzuweisen, daß er über die nach diesen Richtlinien geforderten theoretischen Kenntnisse und praktischen Erfahrungen verfügt.

**4.** Kann der Arzt im Kolloquium seine Befähigung nicht ausreichend belegen, ist der Wiederholung des Kolloquiums frühestens nach drei Monaten möglich. Die Kommission soll dem Arzt Hinweise geben, auf welchem Wege festgestellte Mängel in der Befähigung beseitigt werden können.

### § 10 Sonographische-Kommission

**1.** Bei den Kassenärztlichen Vereinigungen werden Sonographie-Kommissionen als Sachverständigenausschüsse mit folgender Aufgabenstellung eingerichtet:

**1.1** Durchführung der Fachkundeprüfung für die Methoden und Leistungen, deren Abrechnungsfähigkeit beantragt wird,

**1.2** Prüfung der apparativen Mindestausstattung,

**1.3** Durchführung von Kolloquien,

**1.4** Qualitätssicherung,

**1.5** Beurteilung der Qualifikation zur Anleitung in der Ultraschalldiagnostik (s. § 4 Nr. 2).

**2.** Die Sonographie-Kommissionen bestehen aus mindestens drei, höchstens jedoch aus fünf in der Ultraschalldiagnostik besonders erfahrenen Mitgliedern. Ihre fachliche Zusammensetzung richtet sich nach den Bestimmungen der Kassenärztlichen Vereinigung.

## E. Inkrafttreten und Übergangsregelung

### § 11 Inkrafttreten

Diese Richtlinien treten am 1. April 1986 in Kraft.
Die geänderte Fassung tritt am 1. Oktober 1987 in Kraft.

### § 12 Übergangsregelung

1. Wer zum Zeitpunkt des Inkrafttretens dieser Richtlinien eine Genehmigung zur Durchführung und Abrechnung ultraschalldiagnostischer Leistungen nach Maßgabe der von seiner Kassenärztlichen Vereinigung erlassenen Richtlinien besitzt, behält diese auch weiterhin.

2. Ärzte, welche eine sonographische Einrichtung betreiben, die diesen Richtlinien nicht entspricht, aber den Richtlinien entsprochen hat, auf Grund derer die Genehmigung zur Durchführung sonographischer Leistungen erteilt wurde, können diese bis zum 31. Dezember 1988 weiterverwenden.

## Apparate-Richtlinien

**Anlage**

### 1. Gerätesicherheit

Das Gerät muß den Bestimmungen des Gerätesicherheitsgesetzes und des Hochfrequenzgesetzes entsprechen (FTZ-Prüfnummer oder entsprechende schriftliche Bestätigung des Herstellers).

### 2. Biologische Sicherheit

Das Gerät darf im Patienten während der Beschallung weder eine unzulässige Temperaturerhöhung noch Kavitationsvorgänge hervorrufen. Zur Einhaltung dieser Forderung wird von der Weltgesundheitsorganisation (WHO) empfohlen, daß der Intensitätswert*) von 100 mW/cm$^2$ nicht überschritten wird. Für Beschallungszeiten zwischen 500 s und 1 s sollte gewährleistet sein, daß das Produkt aus Intensität und Beschallungszeit**) kleiner als 50 Ws/cm$^2$ ist (AIUM-Statement).

### 3. Technische Leistungsfähigkeit

Die Ausstattung und die Anforderungen an Einrichtungen zur Ultraschalldiagnostik richten sich nach Anwendungsklassen. Bei allen Geräten ist eine interne oder externe anschließbare Prüfmöglichkeit ihrer wesentlichen Systemeigenschaften zu gewährleisten. Für die einzelnen Anwendungsklassen gelten folgende Mindestanforderungen:

| Anwendungsklassen | Mindestausstattung | Mindestanforderungen an die Ausstattung der Untersuchungsgeräte |
|---|---|---|
| **I. Kopf- und Halsregion** | | |
| **1.1 Gehirn** | A-mode-Gerät für Laufzeitmessungen (Biometrie) | Amplituden-Zeitdarstellung mit Laufzeit- oder Tiefenmaßstab; Dokumentation mit Maßstabinformation (Foto- oder Registriereinrichtung); Echo- und ggf. Durchschallungsbetrieb |
| | oder<br>Laufzeit-Meßgeräte | Numerische und/oder graphische Anzeige der Laufzeiten oder Tiefen automatisch erfaßter Echos; Amplituden-Zeitdarstellung mit Kennzeichnung der ausgewerteten Echos |
| Untersuchungen durch die offene Fontanelle | B-mode-Gerät zur Schnittbilddarstellung mit manueller Abtastung | B-Bild-Darstellung mit Hilfe eines Bildspeichers (analog oder digital) mit mindestens 16 Amplitudenstufen (Graustufen), manuelle Abtastung mit in der Schnittebene frei führbarem Schallkopf, |

*) räumlicher Spitzenwert und zeitlicher Mittelwert der Ultraschallintensität
**) Gesamtzeit, die auch die Pause während einer Sendeperiode einschließt

| Anwendungsklassen | Mindestausstattung | Mindestanforderungen an die Ausstattung der Untersuchungsgeräte |
|---|---|---|
| | | Geometriefehler höchstens 5 mm, gemessen an einem geeigneten Testobjekt, Bilddokumentation mit Maßstabinformation; einstellbare, kalibrierte Senderleistung und/oder Empfängerverstärkung sowie einstellbarer Tiefenausgleich, Ultraschallfrequenz (Mittenfrequenz) mindestens 5 MHz, beste Auflösung im Bereich zwischen 2 und 5 cm (Fokusbereich), Anzeige ggf. zugeschalteter Signalverarbeitungen |
| | oder B-mode-Gerät zur Schnittbilddarstellung mit automatischer Abtastung (mechanisch oder elektronisch) | B-Bild-Darstellung direkt oder mit Hilfe eines Bildspeichers (analog oder digital) mit mindestens 16 Amplitudenstufen (Graustufen); der Geometriefehler darf ± 3 % der Prüfdistanz nicht überschreiten, gemessen an einem geeigneten Testobjekt, ein Geometriefehler von 1 mm ist zulässig; Bilddokumentation mit Maßstabinformation; einstellbare, kalibrierte Senderleistung und/oder Empfängerverstärkung sowie einstellbarer Tiefenausgleich, Ultraschallfrequenz mindestens 5 MHz, beste Auflösung im Bereich zwischen 2 und 5 cm (Fokusbereich), Anzeige ggf. zugeschalteter Signalverarbeitungen |
| **1.2 Augen und Augenhöhlen** | | |
| **1.2.1** Messung der Achsenlänge des Auges oder ihrer Teilabschnitte | A-mode-Gerät für Laufzeitmessung (Biometrie) | Amplituden-Zeitdarstellung mit Laufzeit- oder Tiefenmaßstab, zulässige Abweichung innerhalb ± 1 % (eine Abweichung von 0,2 mm ist zulässig); Dokumentation mit Maßstabinformation (Foto- oder Registriereinrichtung); Ultraschallfrequenz (Mittenfrequenz) mindestens 6 MHz; interne oder externe Kalibriermöglichkeit |
| | oder A-mode-Gerät für Gewebsdiagnostik | Amplituden-Zeitdarstellung mit Laufzeit- oder Tiefenmaßstab, zulässige Abweichung innerhalb ± 1 % (eine Abweichung von 0,2 mm ist zulässig); Dokumentation mit Maßstabinformation (Foto- oder Registriereinrichtung); einstellbare, kalibrierte Senderleistung und/oder Empfängerverstärkung; Ultraschallfrequenz (Mittenfrequenz) mindestens 6 MHz; Anzeige ggf. zugeschalteter Signalverarbeitungen |
| | oder Laufzeit-Meßgeräte | Numerische und/oder graphische Ausgabe mit Dokumentation der Laufzeiten oder Tiefen automatisch erfaßter Echos, zulässige Abweichung der Laufzeitanzeige innerhalb ± 0,5 % für die Einzelmessung |

| Anwendungsklassen | Mindestausstattung | Mindestanforderungen an die Ausstattung der Untersuchungsgeräte |
|---|---|---|
| | | (eine Abweichung von ± 0,1 mm ist zulässig); Ultraschallfrequenz (Mittenfrequenz) mindestens 6 MHz; Amplituden-Zeitdarstellung mit Kennzeichnung der ausgewerteten Echos |
| 1.2.2 Übrige Anwendungen | A-mode-Gerät für Gewebsdiagnostik | Amplituden-Zeitdarstellung mit Laufzeit- oder Tiefenmaßstab, zulässige Abweichung innerhalb ± 1 % (eine Abweichung von 0,2 mm ist zulässig); Dokumentation mit Maßstabinformation (Foto- oder Registriereinrichtung); einstellbare, kalibrierte Senderleistung und/oder Empfängerverstärkung; Ultraschallfrequenz (Mittenfrequenz) mindestens 6 MHz; Anzeige ggf. zugeschalteter Signalverarbeitungen |
| | oder<br>B-mode-Gerät zur Schnittbilddarstellung mit manueller Abtastung | B-Bild-Darstellung mit Hilfe eines Bildspeichers (analog oder digital) mit mindestens 16 Amplitudenstufen (Graustufen), manuelle Abtastung mit in der Schnittebene frei führbarem Schallkopf, Geometriefehler höchstens ± 3 % der Prüfdistanz (Geometriefehler von 1 mm ist zulässig), gemessen an einem geeigneten Testobjekt, Bilddokumentation mit Maßstabinformation; einstellbare, kalibrierte Senderleistung und/oder Empfängerverstärkung; Ultraschallfrequenz (Mittenfrequenz) mindestens 6 MHz; Anzeige ggf. zugeschalteter Signalverarbeitungen |
| | oder<br>B-mode-Gerät zur Schnittbilddarstellung mit automatischer Abtastung (mechanisch oder elektronisch) | B-Bild-Darstellung direkt oder mit Hilfe eines Bildspeichers (analog oder digital) mit mindestens 16 Amplitudenstufen (Graustufen); Geometriefehler höchstens ± 3 % der Prüfdistanz (Geometriefehler von 1 mm ist zulässig), gemessen an einem geeigneten Testobjekt; Bilddokumentation mit Maßstabinformation; einstellbare, kalibrierte Senderleistung und/oder Empfängerverstärkung; Ultraschallfrequenz (Mittenfrequenz) mindestens 6 MHz; Anzeige ggf. zugeschalteter Signalverarbeitungen |
| **1.3 Nebenhöhlendiagnostik** | A-mode-Gerät für Laufzeitmessungen (Biometrie) | Amplituden-Zeitdarstellung mit Laufzeit- oder Tiefenmaßstab (zulässige Abweichung innerhalb ± 3 %); Ultraschallfrequenz (Mittenfrequenz) mindestens 3,5 MHz; mindestens 2 einstellbare Meßbereiche, kleinster Meßbereich mindestens 3 cm; Dokumentation mit Maßstabinformation (Foto- oder Registriereinrichtung); interne oder externe Kalibriermöglichkeit |

| Anwendungsklassen | Mindestausstattung | Mindestanforderungen an die Ausstattung der Untersuchungsgeräte |
|---|---|---|
| | oder<br>A-mode-Gerät für Gewebsdiagnostik | Amplituden-Zeitdarstellung mit Laufzeit- oder Tiefenmaßstab, zulässige Abweichung innerhalb ± 1 % (eine Abweichung von 0,2 mm ist zulässig); Dokumentation mit Maßstabinformation (Foto- oder Registriereinrichtung); einstellbare, kalibrierte Senderleistung und/oder Empfängerverstärkung; Ultraschallfrequenz (Mittenfrequenz) mindestens 4 MHz; Anzeige ggf. zugeschalteter Signalverarbeitungen |
| | oder<br>B-mode-Gerät zur Schnittbilddarstellung mit manueller Abtastung | B-Bild-Darstellung mit Hilfe eines Bildspeichers (analog oder digital) mit mindestens 16 Amplitudenstufen (Graustufen); manuelle Abtastung mit in der Schnittebene frei führbarem Schallkopf, Geometriefehler höchstens 5 mm, gemessen an einem geeigneten Testobjekt; Bilddokumentation mit Maßstabinformation; einstellbare, kalibrierte Senderleistung und/oder Empfängerverstärkung sowie einstellbarer Tiefenausgleich; Anzeige ggf. zugeschalteter Signalverarbeitungen; Ultraschallfrequenz (Mittenfrequenz) mindestens 5 MHz, beste Auflösung im Bereich von 1 bis 4 cm (Fokusbereich) |
| | oder<br>B-mode-Gerät zur Schnittbilddarstellung mit automatischer Abtastung (mechanisch oder elektronisch) | B-Bild-Darstellung direkt oder mit Hilfe eines Bildspeichers (analog oder digital) mit mindestens 16 Amplitudenstufen (Graustufen); Abbildung ab Hautoberfläche; Geometriefehler höchstens ± 3 % der Prüfdistanz (Geometriefehler von 1 mm ist zulässig), gemessen an einem geeigneten Testobjekt; Bilddokumentation mit Maßstabinformation; einstellbare, kalibrierte Senderleistung und/oder Empfängerverstärkung sowie einstellbarer Tiefenausgleich; Anzeige ggf. zugeschalteter Signalverarbeitungen; Ultraschallfrequenz (Mittenfrequenz) mindestens 5 MHz; Bildsektor mindestens 45°, kleinster Meßbereich mindestens 3 cm, beste Auflösung im Bereich von 1,5 bis 2,5 cm (Fokusbereich); für Linearscan Schallkopf mit den für den Untersuchungsbereich geeigneten Abmessungen |
| **II. Gesichtsweichteile, Halsorgane und Parotis, außer Gefäßdiagnostik** | B-mode-Gerät zur Schnittbilddarstellung mit manueller Abtastung | B-Bild-Darstellung mit Hilfe eines Bildspeichers (analog oder digital) mit mindestens 16 Amplitudenstufen (Graustufen); manuelle Abtastung mit in der Schnittebene frei führbarem Schallkopf, Geometriefehler höchstens 5 mm, gemes- |

| Anwendungsklassen | Mindestausstattung | Mindestanforderungen an die Ausstattung der Untersuchungsgeräte |
|---|---|---|
| | | sen an einem geeigneten Testobjekt, Bilddokumentation mit Maßstabinformation; einstellbare, kalibrierte Senderleistung und/oder Empfängerverstärkung sowie einstellbarer Tiefenausgleich; Anzeige ggf. zugeschalteter Signalverarbeitungen; Ultraschallfrequenz (Mittenfrequenz) mindestens 5 MHz, beste Auflösung im Bereich von 1,5 bis 2,5 cm (Fokusbereich) |
| | oder B-mode-Gerät zur Schnittbilddarstellung mit automatischer Abtastung (mechanisch oder elektronisch) | B-Bild-Darstellung direkt oder mit Hilfe eines Bildspeichers (analog oder digital) mit mindestens 16 Amplitudenstufen (Graustufen); Geometriefehler höchstens ± 3 % der Prüfdistanz (Geometriefehler von 1 mm ist zulässig), gemessen an einem geeigneten Testobjekt; Bilddokumentation mit Maßstabinformation; einstellbare, kalibrierte Senderleistung und/oder Empfängerverstärkung sowie einstellbarer Tiefenausgleich; Anzeige ggf. zugeschalteter Signalverarbeitungen; Ultraschallfrequenz (Mittenfrequenz) mindestens 5 MHz, beste Auflösung im Bereich von 1,5 bis 2,5 mm (Fokusbereich), Abbildung ab Hautoberfläche in einer Bildbreite von mindestens 3 cm und einer Bildtiefe von mindestens 5 cm |
| **III. Brustorgane, außer Herz** | B-mode-Gerät zur Schnittbilddarstellung mit manueller Abtastung | B-Bild-Darstellung mit Hilfe eines Bildspeichers (analog oder digital) mit mindestens 16 Amplitudenstufen (Graustufen); manuelle Abtastung mit in der Schnittebene frei führbarem Schallkopf, Geometriefehler höchstens 5 mm, gemessen an einem geeigneten Testobjekt; Bilddokumentation mit Maßstabinformation; einstellbare, kalibrierte Senderleistung und/oder Empfängerverstärkung sowie einstellbarer Tiefenausgleich; Anzeige ggf. zugeschalteter Signalverarbeitungen |
| | oder B-mode-Gerät zur Schnittbilddarstellung mit automatischer Abtastung (mechanisch oder elektronisch) | B-Bild-Darstellung direkt oder mit Hilfe eines Bildspeichers (analog oder digital) mit mindestens 16 Amplitudenstufen (Graustufen); Geometriefehler höchstens ± 3 % der Prüfdistanz (Geometriefehler von 1 mm ist zulässig), gemessen an einem geeigneten Testobjekt; Bilddokumentation mit Maßstabinformation; einstellbare, kalibrierte Senderleistung und/oder Empfängerverstärkung sowie einstellbarer Tiefenausgleich; Anzeige ggf. zugeschalteter Signalverarbeitungen |

| Anwendungsklassen | Mindestausstattung | Mindestanforderungen an die Ausstattung der Untersuchungsgeräte |
|---|---|---|
| **IV. Herz** | | |
| 1. Strukturdarstellung | M-mode-Gerät | Time-motion-Darstellung mit zeitlich fortlaufender Registrierung; Tiefen- und Zeitmaßstab; einstellbare, kalibrierte Senderleistung und/oder Empfängerverstärkung sowie einstellbarer Tiefenausgleich; synchrone Schreibung des M-mode und des EKG sowie ggf. zugeschalteter Signale auf demselben Registrierstreifen; bei Säuglingen und Kleinkindern Ultraschallfrequenz (Mittenfrequenz) mindestens 3 MHz |
| | ggf. zusätzlich B-mode-Gerät zur Schnittbilddarstellung (nur Sektorscanner) mit automatischer Abtastung (mechanisch oder elektronisch) | B-Bild-Darstellung direkt oder mit Hilfe eines Bildspeichers (analog oder digital) mit mindestens 16 Amplitudenstufen (Graustufen); Geometriefehler höchstens ± 3 % der Prüfdistanz (Geometriefehler von 1 mm ist zulässig), gemessen an einem geeigneten Testobjekt; Bildsektor von mindestens 45°; Bildfolge mindestens 20 Bilder/sec; Bilddokumentation mit Maßstabinformation; einstellbare, kalibrierte Senderleistung und/oder Empfängerverstärkung sowie einstellbarer Tiefenausgleich; Anzeige ggf. zugeschalteter Signalverarbeitungen; Ultraschallfrequenz (Mittenfrequenz) bei Säuglingen mindestens 5 MHz und bei Kleinkindern mindestens 3 MHz |
| 2. Flußdarstellung | | |
| bei Doppler-Sonographie | Impuls-Doppler (Pulsierender Doppler) | Akustische Wiedergabe der Strömungsverhältnisse innerhalb eines nach Entfernung stufenlos einstellbaren definierten Meßvolumens; mindestens 3 umschaltbare Tiefenbereiche bis mindestens 17 cm Tiefe; direktionale Darstellung und fortlaufende Registriermöglichkeit des analysierten Dopplerspektrums bei durchgehend erkennbarer Nullinie synchron mit einer EKG-Ableitung und einer M-mode-Darstellung der untersuchten Region mit Markierung des Meßvolumens; Mindestschreibbreite 15 cm bei Registierung aller Daten auf Papier; interne oder extern anschließbare Kalibriereinrichtung; Quadraturausgang des Dopplerspektrums mit einer Übersprechdämpfung größer/gleich 30 dB zwischen den beiden Flußrichtungskanälen |

| Anwendungsklassen | Mindestausstattung | Mindestanforderungen an die Ausstattung der Untersuchungsgeräte |
|---|---|---|
| bei Anwendung des Duplex-Verfahrens | Duplex Scan B-mode-Gerät zur Schnittbilddarstellung mit automatischer Abtastung (mechanisch oder elektronisch) Sektorscanner mit Impulsdoppler (Pulsierender Doppler) in einer Schallkopfeinheit | B-Bild-Darstellung direkt oder mit Hilfe eines Bildspeichers (analog oder digital) mit mindestens 16 Amplitudenstufen (Graustufen); Geometriefehler höchstens ± 3 % der Prüfdistanz (Geometriefehler von 1 mm ist zulässig), gemessen an einem geeigneten Testobjekt, bei Verwendung eines Sektorscanners Bildsektor von mindestens 45° und Bildfolge mindestens 20 Bilder/sec<br><br>Bilddokumentation mit Position des Meßvolumens und Maßstabinformation; einstellbare, kalibrierte Senderleistung und/oder Empfängerverstärkung sowie einstellbarer Tiefenausgleich; Anzeige ggf. zugeschalteter Signalverarbeitungen; Mindestfrequenz für das B-Bild bei Säuglingen 5 MHz, bei Kleinkindern 3 MHz<br><br>Impulsdoppler mit akustischer Wiedergabe der Strömungsverhältnisse innerhalb eines nach Entfernung stufenlos einstellbaren definierten Meßvolumens (sample volume); mindestens 3 umschaltbare Tiefenbereiche; direktionale Darstellung des analysierten Dopplerspektrums; interne oder externe Kalibriermöglichkeit; Quadraturausgang des Dopplerspektrums mit einer Übersprechdämpfung größer/gleich 30 dB zwischen den beiden Flußrichtungskanälen; Fotodokumentation oder fortlaufende Registriermöglichkeit jeweils mit erkennbarer Nullinie und Maßstabinformation synchron mit einer EKG-Ableitung, Mindestschreibbreite 15 cm bei Registrierung aller Daten auf Papier<br><br>Anzeige der Dopplerschallrichtung im Bildfenster des B-Bildes und Möglichkeit, kontinuierlich die Schallrichtung über den gesamten B-Bild-Darstellungsbereich zu verschieben. Zulässiger Fehler maximal 1 % des Bildwinkels bzw. der Bildgeometrie; Darstellung der Lage des Maßvolumens (Tiefenanzeige auf dem Schallrichtungsstrahl); zulässiger Fehler in der Position des Meßvolumens maximal 1 % des Meßbereiches (eine Abweichung von 1 mm ist zulässig); kontinuierliche externe Verschiebung des Meßvolumens über die Tiefe des dargestellten B-Bildes |
| bei Anwendung farbkodierter Dopplerverfahren | Farbdoppler | B-Bild-Darstellung direkt oder mit Hilfe eines Bildspeichers (analog oder digital) mit mindestens 16 Amplitudenstufen (Graustufen); Geometriefehler höchstens |

| Anwendungsklassen | Mindestausstattung | Mindestanforderungen an die Ausstattung der Untersuchungsgeräte |
|---|---|---|
| | | ± 3 % der Prüfdistanz (Geometriefehler von 1 mm ist zulässig), gemessen an einem geeigneten Testobjekt, bei Verwendung eines Sektorscanners Bildsektor von mindestens 45° und Bildfolge mindestens 20 Bilder/s |
| | | Bilddokumentation mit Maßstabinformation; einstellbare, kalibrierte Senderleistung und/oder Empfängerverstärkung sowie einstellbarer Tiefenausgleich; Anzeige ggf. zugeschalteter Signalverarbeitung; Mindestfrequenz für das B-Bild bei Säuglingen 5 MHz, bei Kleinkindern 3 MHz |
| | | Kodierung der Strömungsrichtungen vorwärts und rückwärts durch unterschiedliche Grundfarben, Darstellung der Strömungsgeschwindigkeit in 7 Helligkeitsstufen der jeweiligen Grundfarbe, Anzeige der Dispersion des Dopplersignals durch Änderung der Farbtönung in 8 Stufen. 3 umschaltbare Tiefenbereiche bis 17 cm Tiefe. Abbildung der farbig kodierten Strömungsinformation im B-Bild bzw. im M-mode. Bildsektor der farbigen Darstellung mindestens 45°, Bildfolge mindestens 20 Bilder/s, hierbei ist ein Sektorausschnitt von 30° erlaubt |
| | | EKG-Triggerung des B-Bildes. Farbige Bilddokumentation mit Maßstabinformation; interne oder extern anschließbare Kalibriereinrichtung |
| **3.** Nicht-invasive Druckmessung | cw-Doppler mit Erfassung der Strömungsrichtung | Sendefrequenz im Bereich von 2 bis 5 MHz. Akustische Anzeige der Dopplerfrequenz; fortlaufende Registriermöglichkeit einer der Dopplershift und Strömungsrichtung proportionalen Spannung mit einem eingebauten oder extern anschließbaren Ein- oder Mehrkanalschreiber, mit dem die Flußkurve über mindestens insgesamt 80 mm Breite dargestellt werden kann, wobei die Lage der Nulllinie erkennbar sein muß; Einstellung und Überprüfung des Schreiberausschlages als Funktion der Dopplershift sowie Überprüfung der Systemlinearität und der Systemsymmetrie mittels interner oder extern anschließbarer Kalibriereinrichtung; innerhalb einer Dopplershift von ± 1 ‰ von $f_0$ (z.B. ± 4 KHz bei $f_0$ = 4 MHz Systemfrequenz) maximale Abweichung 10 %; vierstufige Frequenztreppe mit Festfrequenzen (z.B. Abweichung von $f_0$ ± 0,25 ‰ und ± 0,5 ‰) ausreichend. |

| Anwendungsklassen | Mindestausstattung | Mindestanforderungen an die Ausstattung der Untersuchungsgeräte |
|---|---|---|
| **V. Abdominalorgane und Retroperitonealraum einschl. der Nieren*)** | B-mode-Gerät zur Schnittbilddarstellung mit manueller Abtastung | B-Bild-Darstellung mit Hilfe eines Bildspeichers (analog oder digital) mit mindestens 16 Amplitudenstufen (Graustufen); manuelle Abtastung mit in der Schnittebene frei führbarem Schallkopf, Geometriefehler höchstens 5 mm, gemessen an einem geeigneten Testobjekt; Bilddokumentation mit Maßstabinformation; einstellbare, kalibrierte Senderleistung und/oder Empfängerverstärkung sowie einstellbarer Tiefenausgleich; Anzeige ggf. zugeschalteter Signalverarbeitungen |
| | oder<br>B-mode-Gerät zur Schnittbilddarstellung mit automatischer Abtastung (mechanisch oder elektronisch) | B-Bild-Darstellung direkt oder mit Hilfe eines Bildspeichers (analog oder digital) mit mindestens 16 Amplitudenstufen (Graustufen); Geometriefehler höchstens ± 3 % der Prüfdistanz (Geometriefehler von 1 mm ist zulässig), gemessen an einem geeigneten Testobjekt; bei Erwachsenen Abbildungsbreite des Abtastsystems mindestens 10 cm (maximale Abweichung 5 %) in 6 cm Tiefe; Bilddokumentation mit Maßstabinformation; einstellbare, kalibrierte Senderleistung und/oder Empfängerverstärkung sowie einstellbarer Tiefenausgleich; Anzeige ggf. zugeschalteter Signalverarbeitungen |
| **VI. Uro-Genitalorgane** | | |
| Externe Diagnostik ausschl. der Nieren | B-mode-Gerät zur Schnittbilddarstellung mit manueller Abtastung | B-Bild-Darstellung mit Hilfe eines Bildspeichers (analog oder digital) mit mindestens 16 Amplitudenstufen (Graustufen); manuelle Abtastung mit in der Schnittebene frei führbarem Schallkopf, Geometriefehler höchstens 5 mm, gemessen an einem geeigneten Testobjekt; Bilddokumentation mit Maßstabinformation; einstellbare, kalibrierte Senderleistung und/oder Empfängerverstärkung sowie einstellbarer Tiefenausgleich; Anzeige ggf. zugeschalteter Signalverarbeitungen |
| | oder<br>B-mode-Gerät zur Schnittbilddarstellung mit automatischer Abtastung (mechanisch oder elektronisch) | B-Bild-Darstellung direkt oder mit Hilfe eines Bildspeichers (analog oder digital) mit mindestens 16 Amplitudenstufen (Graustufen); Geometriefehler höchstens ± 3 % der Prüfdistanz (Geometriefehler von 1 mm ist zulässig), gemessen an einem geeigneten Testobjekt; Bilddokumentation mit Maßstabinformation; ein- |

*) Die Mindestanforderung an die Ausstattung der Untersuchungsgeräte bei der Untersuchung von Kindern richtet sich nach Alter, Entwicklungsstand und Ernährungszustand des Kindes.

| Anwendungsklassen | Mindestausstattung | Mindestanforderungen an die Ausstattung der Untersuchungsgeräte |
|---|---|---|
| | | stellbare, kalibrierte Senderleistung und/ oder Empfängerverstärkung sowie einstellbarer Tiefenausgleich; Anzeige ggf. zugeschalteter Signalverarbeitungen |
| Interne Diagnostik (Blase/Prostata) Externe Diagnostik des Hodens | B-mode-Gerät zur Schnittbilddarstellung mit automatischer Abtastung (mechanisch oder elektronisch) | B-Bild-Darstellung direkt oder mit Hilfe eines Bildspeichers (analog oder digital) mit mindestens 16 Amplitudenstufen (Graustufen); Geometriefehler höchstens ± 3 % der Prüfdistanz (Geometriefehler von 1 mm ist zulässig), gemessen an einem geeigneten Testobjekt; Bilddokumentation mit Maßstabinformation; Foto- oder Registriereinrichtung; einstellbare, kalibrierte Senderleistung und/ oder Empfängerverstärkung, einstellbarer Tiefenausgleich; Ultraschallfrequenz (Mittenfrequenz) mindestens 5 MHz; beste Auflösung von 0,5 bis 4 cm (Fokusbereich) |
| **VII. Schwangerschaftsdiagnostik** | B-mode-Gerät zur Schnittbilddarstellung mit manueller Abtastung | B-Bild-Darstellung mit Hilfe eines Bildspeichers (analog oder digital) mit mindestens 16 Amplitudenstufen (Graustufen); manuelle Abtastung mit in der Schnittebene frei führbarem Schallkopf, Geometriefehler höchstens 5 mm, gemessen an einem geeigneten Testobjekt; Bilddokumentation mit Maßstabinformation; einstellbare, kalibrierte Senderleistung und/oder Empfängerverstärkung sowie einstellbarer Tiefenausgleich; Anzeige ggf. zugeschalteter Signalverarbeitungen |
| | oder B-mode-Gerät zur Schnittbilddarstellung mit automatischer Abtastung (mechanisch oder elektronisch) | B-Bild-Darstellung direkt oder mit Hilfe eines Bildspeichers (analog oder digital) mit mindestens 16 Amplitudenstufen (Graustufen); Geometriefehler höchstens ± 3 % der Prüfdistanz (Geometriefehler von 1 mm ist zulässig), gemessen an einem geeigneten Testobjekt; Abbildungsbreite des Abtastsystems mindestens 10 cm (maximale Abweichung 5 %) in 6 cm Tiefe; Bilddokumentation mit Maßstabinformation; einstellbare, kalibrierte Senderleistung und/oder Empfängerverstärkung sowie einstellbarer Tiefenausgleich; Anzeige ggf. zugeschalteter Signalverarbeitungen |

| Anwendungsklassen | Mindestausstattung | Mindestanforderungen an die Ausstattung der Untersuchungsgeräte |
|---|---|---|
| **VIII. Gefäßdiagnostik***) | | |
| 1. Dopplerverfahren | | |
| 1.1 Strompulsregistrierung der extremitätenversorgenden Arterien und gesamte Venendiagnostik | cw-Doppler mit Erfassung der Strömungsrichtung | Sendefrequenz im Bereich von 4 bis 10 MHz, akustische Wiedergabe der Dopplerfrequenz, fortlaufende Registriermöglichkeit einer der Dopplershift und Strömungsrichtung proportionalen Spannung mit internem oder extern anschließbarem Schreiber; bei Verwendung eines Mehrkanalschreibers (mindestens 2 x 40 mm Schreibbreite) sollten positive und negative Signalanteile jeweils einem Kanal zugeordnet werden; innerhalb einer Dopplershift von ± 1 ‰ von $f_0$ (z.B. ± 4 KHz bei $f_0$ = 4 MHz Systemfrequenz) maximale Abweichung vom Sollwert 10 %; Kalibriereinrichtungen mit zweistufiger Frequenztreppe mit Festfrequenzen (z.B. mit Abweichung von $f_0$ ± 0,5 ‰) ausreichend |
| 1.2 Gesamte Gefäßdiagnostik einschl. der extrakraniellen Arterien<br>Intrakranielle Gefäßdiagnostik durch die offene Fontanelle | cw-Doppler mit Erfassung der Strömungsrichtung | Der Lage und Größe des Gefäßes angepaßte Sendefrequenz; akustische Wiedergabe der Dopplerfrequenz; fortlaufende Registriermöglichkeit einer der Dopplershift und Strömungsrichtung proportionalen Spannung mit einem eingebauten oder extern anschließbaren Ein- oder Mehrkanalschreiber, mit dem die Flußkurve über insgesamt mindestens 80 mm Breite dargestellt werden kann, wobei die Lage der Nullinie erkennbar sein muß; bei Verwendung eines Mehrkanalschreibers (mindestens 2 x 40 mm Schreibbreite) sollten positive und negative Signalanteile jeweils einem Kanal zugeordnet werden; Einstellung und Überprüfung des Schreiberausschlages als Funktion der Dopplershift sowie Überprüfung der Systemlinearität und der Systemsymmetrie mittels interner und extern anschließbarer Kalibriereinrichtung; innerhalb einer Dopplershift von ± 1 ‰ von $f_0$ (z.B. ± 4 KHz bei $f_0$ = 4 MHz Systemfrequenz) maximale Abweichung 10 %; vierstufige Frequenztreppe mit Festfrequenzen (z.B. Abweichung von $f_0$ ± 0,25 ‰ und ± 0,5 ‰) ausreichend |

*) Geräte nach dem Dopplerprinzip zum alleinigen qualitativen Nachweis der Blutströmung und/oder der darauf aufbauenden Druckmessungen sind nicht Gegenstand dieser Richtlinien.

| Anwendungsklassen | Mindestausstattung | Mindestanforderungen an die Ausstattung der Untersuchungsgeräte |
|---|---|---|
| | | Bei Durchführung der Spektrumanalyse: Fortlaufende, simultan bidirektionale Darstellung des Spektrums der Dopplerfrequenzverschiebung mit Hilfe eines Bildspeichers in mindestens drei Geschwindigkeiten, wobei die niedrigste Geschwindigkeit mindestens einen Zeitabschnitt von 8 s auf dem Bildschirm darstellen sollte, zeitliche Auflösung mindestens 20 ms bei größter Auflösung; Möglichkeit der Invertierung der Strömungsrichtungsanzeige; höchste meßbare Dopplerfrequenz der Sendefrequenz und dem Anwendungsbereich angepaßt (z.B. ± 16 KHz bei cw-Doppler mit 4 MHz Sendefrequenz); niedrigste meßbare Frequenz nicht höher als 200 Hz; Auflösung des Frequenzbereichs in mindestens 64 Intervallen, eine Auflösung von 100 Hz ist ausreichend; einstellbare Dehnung (mindestens drei Stufen) der Frequenzachse mit Skalierung; zusätzliche Meßmöglichkeit durch Cursor oder Rasterüberlagerung; Amplitudendarstellung der Frequenzen in mindestens 8 Stufen (z.B. Grau- oder Farbstufen); Beeinflussung des Frequenzganges im niederfrequenten Bereich durch mindestens einen Filter („Rumpelfilter") variable Eingangsempfindlichkeit; Darstellung der eingefrorenen Bildinformation („freeze mode"); Foto- oder Videodokumentation des auf dem Bildschirm erscheinenden Frequenzspektrums, alternativ analoge Registrierung der aus den Dopplerspektren bestimmten Maximalfrequenzen und eines weiteren Frequenzverlaufs (z.B. gewichtete mittlere Frequenz oder Modalfrequenz) mit Darstellung über mindestens 8 cm Breite; Dokumentation jeweils mit Maßstabinformation; Videoausgang |
| 1.3 Intrakranielle Gefäßdiagnostik | Impulsdoppler (pulsierender Doppler) mit Spektrumanalyse | Zur Durchschallung des Knochens geeignete Sendefrequenz und Sendeleistung; die Ultraschall-Intensität ist in Stufen mindestens bis auf 10 $mW/cm^2$ zu reduzieren; Impulsdoppler mit einstellbarer Position des Meßvolumens in einem Tiefenbereich von 3–12 cm; akustische Wiedergabe der Dopplerfrequenz; fortlaufende, simultan bidirektionelle Darstellung des Spektrums der Dopplerfrequenzverschiebung mit Hilfe eines Bildspeichers in mindestens drei Geschwin- |

| Anwendungsklassen | Mindestausstattung | Mindestanforderungen an die Ausstattung der Untersuchungsgeräte |
|---|---|---|
| | | digkeiten, wobei die niedrigste Geschwindigkeit mindestens einen Zeitabschnitt von 8 s auf dem Bildschirm darstellen soll, zeitliche Auflösung mindestens 20 ms bei größter Auflösung; Möglichkeit der Invertierung der Strömungsrichtungsanzeige; höchste meßbare Dopplerfrequenz in einer Tiefe bis zu 7 cm mindestens 4 ‰ der Sendefrequenz, niedrigste meßbare Frequenz nicht höher als 200 Hz, Auflösung des Frequenzbereichs in mindestens 64 Intervallen, eine Auflösung von 100 Hz ist ausreichend: einstellbare Dehnung (mindestens drei Stufen) der Frequenzachse mit Skalierung; zusätzliche Meßmöglichkeit durch Cursor oder Rasterüberlagerung; Amplitudendarstellung der Frequenzen in mindestens 8 Stufen (z.B. Grau- oder Farbstufen); variable Eingangsempfindlichkeit; Darstellung der eingefrorenen Bildinformation („freeze mode“); Foto- oder Videodokumentation des auf dem Bildschirm erscheinenden Frequenzspektrums mit Maßstabinformation; Videoausgang |
| **1.4** Gefäßdiagnostik einschl. der extrakraniellen hirnversorgenden Arterien ausschl. Abdominal- und Thorakalraum<br>Intrakranielle Gefäßdiagnostik durch die offene Fontanelle | Duplex-Scan<br>B-mode-Gerät zur Schnittbilddarstellung mit automatischer Abtastung (mechanisch oder elektronisch); Sektor- oder Linear-Scanner mit Impulsdoppler (pulsierender Doppler) oder cw-Doppler (kontinuierlicher Doppler) in einer Schallkopfeinheit | B-Bild-Darstellung mindestens im Maßstab 2:1 direkt oder mit Hilfe eines Bildspeichers (analog oder digital) mit mindestens 16 Amplitudenstufen (Graustufen); einstellbare kalibrierte Senderleistung und/oder Empfängerverstärkung sowie einstellbarer Tiefenausgleich; Ultraschallfrequenz mindestens 5 MHz; beste Auflösung in einer Tiefe von 1–4 cm (Fokus-Bereich); Abbildungsbreite in 1,5 cm Tiefe mindestens 3 cm, Abbildungstiefe mindestens 4 cm; Geometriefehler höchstens ± 3 % (Geometriefehler) von 1 mm ist zulässig), gemessen an einem geeigneten Testobjekt; Bilddokumentation mit Maßstabinformation sowie Darstellung der Dopplerschallrichtung mit Lage des Meßvolumens (Impuls-Doppler) mit einem maximalen Geometriefehler zum B-Bild von 1 mm. Kontinuierliche Verstellbarkeit des Dopplerschallstrahls über den Bildbereich, wobei eine Dopplerauswertung wenigstens ab 1 cm Tiefe möglich sein muß. Bei Systemen mit einem exzentrisch angeordneten Dopplersendekristall muß eine Dopplerauswertung wenigstens ab 2 cm Tiefe (gemessen am Zentralstrahl des B-Bildes) möglich sein. Anzeige ggf. zugeschalteter Signalverarbeitung |

| Anwendungsklassen | Mindestausstattung | Mindestanforderungen an die Ausstattung der Untersuchungsgeräte |
|---|---|---|
| | | Impuls- oder cw-Doppler mit einer der Lage und Größe des Gefäßes angepaßten Sendefrequenz, akustische Wiedergabe der Dopplersignale, Quadraturausgang des Dopplersignals mit einer Kanaltrennung von mindestens 30 dB |
| | | A. Analogpulskurvenauswertung: Direktionelle Registriermöglichkeit einer der Dopplershift und Strömungsrichtung proportionalen Spannung mit einem eingebauten oder extern anschließbaren Ein- oder Mehrkanalschreiber, mit dem die Flußkurve über insgesamt mindestens 80 mm Breite dargestellt werden kann, wobei die Lage der Nullinie erkennbar sein muß; bei Verwendung eines Mehrkanalschreibers (mindestens 2 x 40 mm Schreibbreite) sollten positive und negative Signalanteile jeweils einem Kanal zugeordnet werden können; Einstellung und Überprüfung des Registrierausschlags als Funktion der Dopplershift sowie Überprüfung der Systemlinearität und der Systemsymmetrie mittels interner oder extern anschließbarer Kalibriereinrichtung; innerhalb einer Dopplershift von ± 1 ‰ von $f_o$ (z.B. ± 4 KHz bei $f_o$ = 4 MHz Sendefrequenz) maximale Abweichung 10 %; 4stufige Frequenztreppe mit Festfrequenzen (z.B. Abweichung von $f_o$ ± 0,25 ‰ und ± 0,5 ‰) ausreichend |
| | | B. Spektrumanalyse: Fortlaufende, simultan bidirektionelle Darstellung des Spektrums der Dopplerfrequenzverschiebung mit Hilfe eines Bildspeichers in mindestens drei Geschwindigkeiten, wobei die niedrigste mindestens 8 s auf dem Bildschirm darstellen sollte, zeitliche Auflösung mindestens 20 ms bei größter Auflösung; Möglichkeit der Invertierung der Strömungsrichtungsanzeige; höchste meßbare Dopplerfrequenz der Sendefrequenz und dem Anwendungsbereich angepaßt (z.B. ± 16 KHz bei cw-Doppler mit 4 MHz Sendefrequenz); niedrigste meßbare Frequenz nicht höher als 200 Hz; Auflösung des Frequenzbereichs in mindestens 64 Intervallen, eine Auflösung von 100 Hz ist ausreichend; einstellbare Dehnung (mindestens drei Stufen) der Frequenzachse mit Skalierung; zusätzliche Meßmöglichkeit durch Cursor oder Rasterüberlagerung; Amplitudendarstellung |

| Anwendungsklassen | Mindestausstattung | Mindestanforderungen an die Ausstattung der Untersuchungsgeräte |
|---|---|---|
| | | der Frequenzen in mindestens 8 Stufen (z.B. Grau- oder Farbstufe); Beeinflussung des Frequenzganges im niederfrequenten Bereich durch mindestens ein Filter („Rumpelfilter“); variable Eingangsempfindlichkeit; Darstellung der eingefrorenen Bildinformation („freeze mode“); Foto- oder Videodokumentation des auf dem Bildschirm erscheinenden Frequenzspektrums, alternativ analoge Registrierung der aus den Dopplerspektren bestimmten Maximalfrequenzen und eines weiteren Frequenzverlaufs (z.B. gewichtete mittlere Frequenz oder Modalfrequenz) mit Darstellung über mindestens 8 cm Breite; Dokumentation jeweils mit Maßstabinformation; Videoausgang |
| **IX. Mammadiagnostik** | B-mode-Gerät zur Schnittbilddarstellung mit manueller Abtastung | B-Bild-Darstellung mit Hilfe eines Bildspeichers (analog oder digital) mit mindestens 16 Amplitudenstufen (Graustufen); manuelle Abtastung mit in der Schnittebene frei führbarem Schallkopf, Geometriefehler höchstens 5 mm, gemessen an einem geeigneten Testobjekt, Verwendung kleinflächiger (6 mm) Schallsonden bei direktem Hautkontakt; Bilddokumentation mit Maßstabinformation; einstellbare, kalibrierte Senderleistung und/oder Empfängerverstärkung sowie einstellbarer Tiefenausgleich; Anzeige ggf. zugeschalteter Signalverarbeitungen; Ultraschallfrequenz (Mittenfrequenz) mindestens 5 MHz |
| | oder B-mode-Gerät zur Schnittbilddarstellung mit automatischer Abtastung (mechanisch oder elektronisch) | B-Bild-Darstellung direkt oder mit Hilfe eines Bildspeichers (analog oder digital) mit mindestens 16 Amplitudenstufen (Graustufen); Geometriefehler höchstens ± 3 % der Prüfdistanz (Geometriefehler von 1 mm ist zulässig), gemessen an einem geeigneten Testobjekt; Bilddokumentation mit Maßstabinformation; einstellbare, kalibrierte Senderleistung und/oder Empfängerverstärkung sowie einstellbarer Tiefenausgleich; Anzeige ggf. zugeschalteter Signalverarbeitungen, Ultraschallfrequenz (Mittenfrequenz) mindestens 5 MHz, beste Auflösung im Bereich zwischen 0,5 bis 5 cm (Fokusbereich), Abbildung ab Hautoberfläche in einer Bildbreite und einer Bildtiefe von jeweils mindestens 5 cm |

| Anwendungsklassen | Mindestausstattung | Mindestanforderungen an die Ausstattung der Untersuchungsgeräte |
|---|---|---|
| **X. Diagnostik der Hüftgelenke bei Neugeborenen und Kleinkindern** | B-mode-Gerät zur Schnittbilddarstellung mit automatischer Abtastung (mechanisch oder elektronisch) | B-Bild-Darstellung direkt oder mit Hilfe eines Bildspeichers (analog oder digital) mit mindestens 16 Amplitudenstufen (Graustufen), Geometriefehler höchstens ± 3 % der Prüfdistanz (Geometriefehler von 1 mm ist zulässig), gemessen an einem geeigneten Testobjekt, Bilddokumentation mit Maßstabinformation, einstellbare, kalibrierte Senderleistung und/oder Empfängerverstärkung sowie einstellbarer Tiefenausgleich, Anzeige ggf. zugeschalteter Signalverarbeitungen, Ultraschallfrequenz 5 MHz, beste Auflösung im Bereich von 0,5 bis 5 cm (Fokusbereich), Abbildung des Hüftgelenkes in einem Maßstab von mindestens 1:1. Die optimale mediane Schnittebene muß mit allen zur Winkelbestimmung bzw. zur Diagnosestellung notwendigen Bezugspunkten im selben Bild dargestellt werden können. |
| **XI. Diagnostik der Weichteile und Gelenke** | B-mode-Gerät zur Schnittbilddarstellung mit automatischer Abtastung (mechanisch oder elektronisch) | B-Bild-Darstellung direkt oder mit Hilfe eines Bildspeichers mit mindestens 16 Amplitudenstufen (Graustufen), Geometriefehler höchstens ± 3 % der Prüfdistanz (Geometriefehler von 1 mm ist zulässig), gemessen an einem geeigneten Testobjekt, Bilddokumentation mit Maßstabinformation, einstellbare, kalibrierte Senderleistung und/oder Empfängerverstärkung sowie einstellbarer Tiefenausgleich, Anzeige ggf. zugeschalteter Signalverarbeitungen, Ultraschallfrequenz mindestens 5 MHz, beste Auflösung im Bereich von 0,5 bis 6 cm (Fokusbereich) |

# Anlage G

# RICHTLINIEN
## zur Durchführung der Kernspintomographie in der kassenärztlichen Versorgung

vom 8. Dezember 1984
in der Fassung vom 11. Juli 1987

Die Kassenärztliche Bundesvereinigung erläßt über die an die apparative Ausstattung zur Durchführung der Kernspintomographie zu stellenden Anforderungen sowie über den Nachweis der fachlichen Voraussetzungen für die Berechtigung zur Ausführung von Leistungen der Kernspintomographie in der kassenärztlichen Versorgung Richtlinien mit folgendem Inhalt:

A. Allgemeine Bestimmungen
B. Voraussetzungen für die Erbringung von Leistungen der Kernspintomographie
C. Apparate-Richtlinien
D. Verfahren
E. Inkrafttreten

### A.
### Allgemeine Bestimmungen

#### § 1
#### Inhalt

Die Richtlinien regeln die Voraussetzungen für die Ausführung von Leistungen der Kernspintomographie in der kassenärztlichen Versorgung. Daneben sind die Empfehlungen des Bundesgesundheitsamtes (Bundesgesundheitsblatt 27 Nr. 3 [1984], S. 92–96) zu beachten.

Die Ausführung und Abrechnung von Leistungen der Kernspintomographie im Rahmen der kassenärztlichen Versorgung durch an der kassenärztlichen Versorgung teilnehmende Ärzte sind erst nach Erteilung der Genehmigung durch die Kassenärztliche Vereinigung zulässig.

#### § 2
#### Anforderungen an die fachliche Befähigung

Leistungen der Kernspintomographie dürfen in der kassenärztlichen Versorgung nur von solchen Ärzten ausgeführt werden, die gegenüber der für sie zuständigen Kassenärztlichen Vereinigung nachweisen, daß sie die fachlichen Voraussetzungen zur Leistungserbringung erfüllen. Die Anforderungen an die fachliche Befähigung zur Erbringung von Leistungen der Kernspintomographie ergeben sich aus Abschnitt B dieser Richtlinien.

#### § 3
#### Anforderungen an die apparative Ausstattung

Leistungen der Kernspintomographie dürfen in der kassenärztlichen Versorgung nur von solchen Ärzten ausgeführt werden, die der für sie zuständigen Kassenärztlichen Vereinigung nachweisen, daß ihnen eine ausreichende apparative Einrichtung zur Verfügung steht. Die zu stellenden Anforderungen an diese apparative Einrichtung ergeben sich aus Abschnitt C dieser Richtlinien.

## B.
## Voraussetzungen für die Erbringung von Leistungen der Kernspintomographie

### § 4
### Fachliche Befähigung

1. Für die Durchführung der Kernspintomographie sind folgende fachliche Voraussetzungen zu erfüllen:

   1.1 Berechtigung zum Führen der Gebietsbezeichnung „Arzt für Radiologie" oder „Arzt für Nuklearmedizin" oder eine entsprechende Qualifikation

   1.2 Berechtigung zur Durchführung der Computertomographie des ganze Körpers einschließlich des Kopfes nach den Richtlinien der Kassenärztlichen Bundesvereinigung für Radiologie und Nuklearmedizin
   oder
   Nachweis einer mindestens sechsmonatigen ganztägigen Tätigkeit in der nuklearmedizinischen Tomographie (SPECT – single photon emission computertomography, PET = Positronen-Emissions-Tomographie) und eine mindestens sechsmonatige ganztägige Tätigkeit in der nuklearmedizinischen Diagnostik des zentralen Nervensystems (Morphologie, Funktion, Durchblutung)

   1.3 Nachweis einer mindestens zwölfmonatigen ganztägigen Tätigkeit unter Anleitung in der Kernspintomographie einschließlich der Indikationsstellung und der spezifischen Bildanalyse von Kernspintomogrammen

   1.4 Teilnahme an einem Kursus von mindestens zweitägiger Dauer über Physik der Kernspintomographie, Gerätekunde und -bedienung sowie Sicherheitsvorschriften (Gerätesicherheit, Patientensicherheit)

   1.5 Teilnahme an einem Kolloquium gemäß § 8.

2. Die Erfüllung der unter 1.1 bis 1.3 genannten Voraussetzungen ist durch Zeugnisse oder Bescheinigungen zu belegen. Die Zeugnisse müssen Angaben über die unter Anleitung ausgeübte Tätigkeit am Kernspintomographen, die Zusammensetzung des Krankengutes, der Untersuchungsarten und über den Umfang der vom Antragsteller erbrachten Untersuchungen enthalten und von dem Arzt unterzeichnet sein, unter dessen Anleitung die Weiterbildung in der Kernspintomographie erfolgt ist. Als Tätigkeit in der Kernspintomographie im Sinne dieser Richtlinien gilt nicht die alleinige Teilnahme an Bildbesprechungen oder die alleinige Teilnahme an Einführungs- oder Fortbildungskursen in der Kernspintomographie.

## C.
## Apparaterichtlinien

### § 5
### Apparative Ausstattung

Die Ausstattung und die Anforderungen an Einrichtungen zur Kernspintomographie richten sich nach Anwendungsklassen. Für die einzelnen Anwendungsklassen gelten folgende Mindestanforderungen:

| Anwendungsklasse | Mindestausstattung | Mindestanforderung an die Ausstattung der Untersuchungsgeräte |
|---|---|---|
| **Klasse I** | | |
| Tumoren des Gehirns, Temporallappen-Epilepsie, raumfordernde Prozesse im Spinalkanal (z.B. Tumoren, Diskushernien) einschl. Syringomyelie, Multiple Sklerose | Für die bildgebende Diagnostik:<br>Kernspintomograph mit<br>a) Widerstandsmagnet oder<br>b) supraleitendem Magneten oder<br>c) Permanentmagnet | – Folgende Pulssequenzen sind vorzuhalten:<br>1. Spin-Echo-Sequenz und Inversion<br>Recovery-Sequenz sowie Multi-Echo-Technik<br>2. Variable Repetitionszeiten (TR 200–2500 ms), |

| Anwendungsklasse | Mindestausstattung | Mindestanforderung an die Ausstattung der Untersuchungsgeräte |
|---|---|---|
| | Körperspule, Kopfspule und Oberflächenspule | Echozeiten (TE 30–150 ms) und Inversionszeiten (TI 100–600 ms)<br>– Möglichkeit zur Messung transversaler, sagittaler und koronarer Schnittebenen mit jeweils parallelem Versatz<br>– Auflösung in Bildebene von ≤ als 2 mm bei Scheibendicke ≤ 7 mm Halbwertbreite<br>– Reproduzierbarkeit der Position des Lagerungstisches mit einer Genauigkeit von ± 1 mm<br>– Möglichkeit zur Speicherung der Schichtbilddaten und zur Dokumentation der Bilder mit Einblendung der Aufnahmeparameter und Patientendaten<br>– Möglichkeit zur quantitativen Auswertung (Rho, $T_1$, $T_2$) der Schnittbilder |
| **Klasse II** | | |
| Operationsplanung bei nachgewiesenen intrakardialen raumfordernden Prozessen,<br>bei klinisch gesicherten angeborenen Herzvitien,<br>bei angeborenen Fehlbildungen und thorakalen Aneurysmen der Aorta<br>sowie Operationsplanung und/oder Planung der Strahlentherapie bei histologisch gesicherten, die Organgrenzen überschreitenden malignen Tumoren des Halses, des Mediastinums und der Thoraxwand | Für die bildgebende Diagnostik:<br>Kernspintomograph mit<br>a) Widerstandsmagnet oder<br>b) supraleitendem Magneten oder<br>c) Permanentmagnet<br>Körperspule und Oberflächenspule, Gerät zur EKG-Triggerung | – Folgende Pulssequenzen sind vorzuhalten:<br>1. Spin-Echo-Sequenz und Inversion Recovery-Sequenz sowie Multi-Echo-Technik<br>2. Variable Repetitionszeiten (TR 200–2500 ms), Echozeiten (TE 30–150 ms) und Inversionszeiten (TI 100–600 ms)<br>– Möglichkeit zur Messung transversaler, sagittaler, koronarer und beliebig geneigter Schnittebenen mit jeweils parallelem Versatz<br>– Auflösung in Bildebene von ≤ als 2 mm bei Scheibendicke ≤ 7 mm Halbwertbreite<br>– Reproduzierbarkeit der Position des Lagerungstisches mit einer Genauigkeit von ± 1 mm<br>– Möglichkeit zur Speicherung der Schichtbilddaten und zur |

| Anwendungsklasse | Mindestausstattung | Mindestanforderung an die Ausstattung der Untersuchungsgeräte |
|---|---|---|
| | | Dokumentation der Bilder mit Einblendung der Aufnahmeparameter und Patientendaten<br>– Möglichkeit zur quantitativen Auswertung (Rho, $T_1$, $T_2$) der Schnittbilder |
| **Klasse III** | | |
| a) Operationsplanung und/oder Planung der Strahlentherapie bei histologisch gesicherten, die Organgrenzen überschreitenden malignen Tumoren des kleinen Beckens<br>b) Operationsplanung und/oder Planung der Strahlentherapie bei gesicherten nicht benignen Tumoren der Muskeln und/oder Knochen der Extremitäten Diagnostik der Hüftkopf-Nekrose | Für die bildgebende Diagnostik:<br>Kernspintomograph mit<br>a) Widerstandsmagnet<br>b) supraleitendem Magneten oder<br>c) Permanentmagnet<br>Körperspule und Oberflächenspule | – Folgende Pulssequenzen sind vorzuhalten:<br>1. Spin-Echo-Sequenz und Inversion Recovery-Sequenz sowie Multi-Echo-Technik<br>2. Variable Repetitionszeiten (TR 200–2500 ms), Echozeiten (TE 30–150 ms) und Inversionszeiten (TI 100–600 ms)<br>– Möglichkeit zur Messung transversaler, sagittaler, koronarer und beliebig geneigter Schnittebenen mit jeweils parallelem Versatz<br>– Auflösung in Bildebene von $\leqslant$ als 2 mm bei Scheibendicke $\leqslant$ 7 mm Halbwertbreite<br>– Reproduzierbarkeit der Position des Lagerungstisches mit einer Genauigkeit von ± 1 mm<br>– Möglichkeit zur Speicherung der Schichtbilddaten und zur Dokumentation der Bilder mit Einblendung der Aufnahmeparameter und Patientendaten<br>– Möglichkeit zur quantitativen Auswertung (Rho, $T_1$, $T_2$) der Schnittbilder |

Die in den Anwendungsklassen genannten Untersuchungen können nur dann durchgeführt oder veranlaßt werden, wenn zu den einzelnen Indikationen die in der Anl. 1 genannten Vorbedingungen erfüllt sind.

Übergangsbestimmungen für Kernspintomographie-Einrichtungen

1. Kernspintomographie-Geräte, die zum Zeitpunkt des Inkrafttretens dieser Richtlinien noch nicht über eine Oberflächenspule verfügen, müssen mit einer solchen spätestens bis zum 1. Januar 1988 ausgerüstet sein.
2. Kernspintomographie-Geräte, die noch nicht die Möglichkeit zur quantitativen Auswertung (Rho, $T_1$, $T_2$) der Schnittbilder bieten, müssen spätestens bis zum 1. Januar 1988 entsprechend ausgestattet sein.

## D.
## Verfahren

### § 6
### Bildung von Kommissionen für Kernspintomographie

1. Die Kassenärztliche Vereinigung bildet eine Kernspintomographie-Kommission als Sachverständigen-Ausschuß.
2. Die Kommission soll mindestens aus drei Mitgliedern bestehen, von denen mindestens eines in der Kernspintomographie tätig sein muß.
3. Die Kommission kann zu ihrer Unterstützung Sachverständige hinzuziehen.

### § 7
### Aufgaben der Kernspintomographie-Kommission

Der Kommission obliegt die Beratung der zuständigen Gremien der Kassenärztlichen Vereinigung. Ihre Tätigkeit umfaßt – im Rahmen ihrer Zuständigkeit – dabei insbesondere

a) die Prüfung von Anträgen auf Genehmigung zur Erbringung von Leistungen der Kernspintomographie in der kassenärztlichen Versorgung

b) die Überprüfung der apparativen Ausrüstung der Praxis

c) die Qualitätssicherung bei Leistungen der Kernspintomographie nach näherer Bestimmung durch die Kassenärztliche Vereinigung

d) die Beurteilung des Vorliegens von Widerrufsgründen für die nach Maßgabe dieser Richtlinien erteilten Genehmigungen.

### § 8
### Genehmigungsverfahren

1. Über Anträge auf Genehmigung zur Durchführung und Abrechnung von Leistungen der Kernspintomographie sowie der apparativen Ausstattung und über den Widerruf einer erteilten Genehmigung entscheiden die zuständigen Stellen der Kassenärztlichen Vereinigung.
2. Vor Erteilung der Genehmigung zur Durchführung und Abrechnung von Leistungen der Kernspintomographie hat die Kernspintomographie-Kommission die vom Arzt vorgelegten Zeugnisse zu überprüfen.
3. Sind die vom Arzt vorgelegten Zeugnisse in bezug auf die Weiterbildungszeiten und die beschleunigten Weiterbildungsinhalte ausreichend, hat die Kernspintomographie-Kommission ein Kolloquium durchzuführen, in dem der Antragsteller seine Qualifikation in der Kernspintomographie darlegen kann.
4. Das Kolloquium soll folgende Gebiete umfassen:
   a) physikalische und technische Grundlagen der Kernspintomographie
   b) Darstellung der Anatomie mit verschiedenen Aufnahmesequenzen
   c) Analyse des Kernspintomogramms einschließlich der Beschreibung pathologischer Erscheinungen sowie die Fähigkeit, typische Kernspintomographie-Bilder zu diagnostizieren
   d) Differentialindikation zur Kernspintomographie
   e) Sicherheitsvorschriften.

   Kann der Arzt im Kolloquium seine Befähigung für die beantragten Leistungen nicht ausreichend belegen, ist eine Wiederholung des Kolloquiums frühestens nach drei Monaten möglich. Die Kommission soll dem Arzt Hinweise geben, auf welchem Wege festgestellte Mängel in der Befähigung beseitigt werden können.
5. Die Einzelheiten des Genehmigungsverfahrens regelt die zuständige Kassenärztliche Vereinigung.

### § 9
### Abrechnungsfähigkeit von Kernspintomographie-Leistungen

1. Die Ausführung und Abrechnung von Kernspintomographie-Leistungen im Rahmen der kassenärztlichen Versorgung durch die an der kassenärztlichen Versorgung teilnehmenden Ärzte ist erst nach Erteilung der Genehmigung durch die Kassenärztliche Vereinigung zulässig.

2. Abrechnungsfähig sind nur Leistungen, welche der nach dem jeweiligen Stand der medizinischen Wissenschaft zu fordernden Qualität genügen. Dazu gehört auch, daß der Arzt die Leistung persönlich ausführt, d.h. die technische Durchführung überwacht und bei Mitwirkung einer Hilfskraft die im Einzelfall erforderliche Anweisung gibt, zu jeder diagnostischen Leistung persönlich einen Befund und eine Beurteilung niederlegt und zu jeder Leistung ein Protokoll erstellt.

3. Darüber hinaus sind die gesetzlichen und vertraglichen Bestimmungen über die Aufzeichnungs- und Aufbewahrungsfrist sowie über die Gewährung der Einsichtnahme durch die Kassenärztliche Vereinigung bzw. in deren Auftrag durch die Kommission für Kernspintomographie zu beachten.

## E.
## Inkrafttreten

Die Richtlinien treten am 1. Januar 1985 in Kraft.

Die geänderte Fassung vom 11. Juli 1987 tritt am 1. Oktober 1987 in Kraft.

Vorhandene Einrichtungen zur Kernspintomographie, die diesen Richtlinien nicht entsprechen, dürfen bis zum 1. Oktober 1989 weiterverwendet werden, wenn sie der bis zum 30. September 1987 geltenden Fassung der Richtlinien entsprochen haben.

**Anlage 1**

Die in den Anwendungsklassen genannten Untersuchungen können nur dann durchgeführt oder veranlaßt werden, wenn zu den einzelnen Indikationen folgende Vorbedingungen erfüllt sind:

- Tumoren des Gehirns, Temporallappen-Epilepsie
  Eingehende neurologische Diagnostik
- Raumfordernde Prozesse im Spinalkanal (z.B. Tumoren, Diskushernien) einschließlich Syringomyelie
  Eingehende neurologische Diagnostik mit segmentaler Zuordnung der Reiz- und Ausfallsymptomatik einschließlich Röntgennativdiagnostik zur Differentialindikation Computertomographie/Kernspintomographie
- Multiple Sklerose
  Eingehende neurologische Diagnostik einschließlich visuell evozierter Potentiale

  Die Ergebnisse der oben angegebenen Voruntersuchungen sind möglichst im Original zur Kernspintomographie zur Verfügung zu stellen.

# Anlage H

Im Auftrag des Bundesministers für Arbeit und Sozialordnung

## FACHKUNDE NACH RÖNTGENVERORDNUNG
## Richtlinie
## Fachkunde und Kenntnisse im Strahlenschutz für den Betrieb von Röntgeneinrichtungen in der Medizin, Zahnmedizin und Tiermedizin nach der Röntgenverordnung vom 8. Januar 1987

*(Veröffentlicht in Schriftenreihe der Bundesanstalt für Arbeitsschutz, Regelwerke Arbeitsschutz, Rw Nr. 11)*

### 1. Allgemeines

Die Anwendung der Vorschriften der „Verordnung über den Schutz vor Schäden durch Röntgenstrahlen" (RöV) vom 8.1.1987 hat den Schutz einzelner und der Allgemeinheit vor Röntgenstrahlen zum Ziel. Art und Umfang des Schutzes wird im medizinischen Bereich insbesondere durch die Grundsätze der §§ 15, 24 und 25 RöV bestimmt. Danach ist in Übereinstimmung mit der Internationalen Strahlenschutzkommission (ICRP) gefordert:

– Rechtfertigung der Anwendung
– Optimierung der Expositionsbedingungen und
– Begrenzung der Strahlenexposition auf das dringend erforderliche Maß.

Um diese Forderungen zu gewährleisten, müssen Personen, die eigenverantwortlich Röntgenstrahlen in der Medizin/Zahnmedizin anwenden, als Strahlenschutzbeauftragte oder nach § 24 Abs. 3 RöV tätig sind, die für den Strahlenschutz erforderliche Fachkunde (§ 3 Abs. 2 Nr. 3, § 4 Abs. 1 Nr. 3, § 13 Abs. 4, § 23 Nr. 1 und 3 RöV) besitzen.

Daneben müssen Personen, die unter ständiger Aufsicht und Verantwortung fachkundiger Ärzte/Zahnärzte Röntgenstrahlen anwenden, über die erforderlichen Kenntnisse im Strahlenschutz verfügen (§ 23 Nr. 2 und 4 RöV).

In der Tiermedizin ergeben sich die Fachkunderegelungen aus § 3 Abs. 2 Nr. 3, § 4 Abs. 1 Nr. 3 und § 13 Abs. 4 RöV. Die Kenntnisregelungen ergeben sich aus § 29 Abs. 1 Nr. 3 RöV.

Die Fachkunde des Strahlenschutzverantwortlichen und Strahlenschutzbeauftragten im Strahlenschutz ist im Rahmen des Genehmigungs- bzw. Anzeigeverfahrens nach §§ 3, 4 RöV nachzuweisen. Der Nachweis der für den Strahlenschutz erforderlichen Fachkunde des Strahlenschutzbeauftragten ist auch im Rahmen seiner Bestellung zu erbringen (§ 13 Abs. 3 RöV).

Die erforderliche Fachkunde im Strahlenschutz muß jedoch nicht nur bei

– der Genehmigung bzw. Anzeige des Betriebs der Röntgeneinrichtung und
– der Bestellung zum Strahlenschutzbeauftragten

vorliegen. Aus § 17 Abs. 3 Nr. 2 Atomgesetz in Verbindung mit § 3 Abs. 2 Nr. 3, § 4 Abs. 4 und § 14 Abs. 5 RöV ergibt sich, daß der Strahlenschutzverantwortliche/-beauftragte auch zu jedem späteren Zeitpunkt, solange die Röntgeneinrichtung betrieben wird oder die Bestellung zum Strahlenschutzbeauftragten besteht, über die erforderliche Fachkunde im Strahlenschutz verfügen muß.

Die Regelungen der erforderlichen Fachkunde im Strahlenschutz für die Leitung und Beaufsichtigung von Tätigkeiten nach § 6 RöV (vgl. § 7 Nr. 2 RöV) und der erforderlichen Kenntnisse im Strahlenschutz nach § 30 RöV sind nicht Gegenstand dieser Richtlinie.

Für diese Richtlinie haben die nachstehenden Begriffe folgende Bedeutung:

*Fachkunde im Strahlenschutz:*

Die Fachkunde im Strahlenschutz besteht aus theoretischem Wissen und praktischen Erfahrungen. Sie gliedert sich in zwei untrennbar miteinander verbundene Bereiche: Sachkunde sowie Kurse im Strahlenschutz

- Sachkunde:
  Sachkunde beinhaltet theoretisches Wissen und praktische Erfahrungen bei der Anwendung von Röntgenstrahlen auf dem jeweiligen Anwendungsgebiet. Der Erwerb der Sachkunde erfolgt unter fachspezifischer Anweisung über längere Zeiträume und wird durch theoretische Unterweisung ergänzt.
- Kurse im Strahlenschutz:
  Die Kurse im Strahlenschutz vermitteln Gesetzeswissen, sonstiges theoretisches Wissen und praktische Übungen im Strahlenschutz auf dem jeweiligen Anwendungsgebiet.

*Kenntnisse im Strahlenschutz:*

Eine den angewandten Verfahren und den hierzu erforderlichen Strahlenschutzregeln entsprechende Ausbildung der Personen nach § 23 Nr. 2, 4 sowie § 29 Abs. 1 Nr. 3 RöV.

- Sie gliedert sich in eine der Berufstätigkeit angemessene theoretische und praktische Ausbildung
- den Erwerb des Wissens über mögliche Strahlengefährdungen und die anzuwendenden Schutzmaßnahmen im jeweiligen Anwendungsgebiet.

Die Kenntnisse im Strahlenschutz werden in Kursen vermittelt.

## 2. Kreis der Betroffenen

2.1 *Fachkunde im Strahlenschutz müssen besitzen:*

2.1.1 Strahlenschutzverantwortliche nach § 13 RöV (Betreiber von Röntgeneinrichtungen), soweit sie als Ärzte, Zahnärzte oder Tierärzte den Betrieb der Röntgeneinrichtungen selbst leiten oder beaufsichtigen.

2.1.2 Strahlenschutzbeauftragte, z.B. Ärzte, Zahnärzte, Tierärzte, Medizin-Physiker.

2.1.3 Ärzte und Zahnärzte, die, ohne Strahlenschutzbeauftragte zu sein, Röntgenstrahlen auf den lebenden Menschen nach § 23 Nr. 1 RöV anwenden oder nach § 24 Abs. 3 RöV die Anwendung festlegen.

2.1.4 Medizinisch-technische Radiologieassistenten/innen (MTR) sowie ihnen nach §§ 4 und 13 Abs. 1 des Gesetzes über technische Assistenten in der Medizin (MTA-G) vom 8. September 1971 (BGBl. I S. 1515) gleichgestellte Personen, die nach § 23 Nr. 3 RöV Röntgenstrahlen anwenden.

2.2 *Kenntnisse im Strahlenschutz müssen besitzen:*

- Personen, die nach § 23 Nr. 2 Röntgenstrahlen auf den Menschen anwenden.
- Hilfskräfte, die unter ständiger Aufsicht und Verantwortung eines fachkundigen Arztes oder Zahnarztes tätig sind:
  Z.B. medizinisch-technische Laboratoriumsassistenten, (Zahn-) Arzthelferinnen,
- Hilfskräfte, die unter Aufsicht eines Tierarztes, Arztes oder Zahnarztes Röntgenstrahlen an Tieren anwenden, z.B. veterinärmedizinisch-technische Assistenten, Tierarzthelfer, Tierpfleger.

## 3. Allgemeines zum Erwerb der Fachkunde im Strahlenschutz von Personen, die zur Ausübung des ärztlichen, zahnärztlichen oder tierärztlichen Berufs berechtigt sind

Beim Erwerb der Fachkunde im Strahlenschutz in der Medizin sind die Nr. 3.1 bis 3.3 einzuhalten. Die Fachkunde im Strahlenschutz in der Medizin kann nur von Personen erworben werden, die als Arzt approbiert oder zur vorübergehenden Ausübung des ärztlichen Berufs berechtigt sind.

In der Zahnmedizin und Tiermedizin kann die Fachkunde im Strahlenschutz durch

- das Zeugnis über das Bestehen der zahnärztlichen Prüfung (Abschlußprüfung) nach der Prüfungsordnung für Zahnärzte (in der Fassung des § 43 RöV) und einer Bescheinigung nach § 3 Abs. 3 Nr. 2 Buchstabe b) RöV bzw.
- das Zeugnis über das Bestehen der tierärztlichen Prüfung nach der Approbationsordnung für Tierärzte, die eine Prüfung in dem Prüfungsfach Radiologie ausweist,

nachgewiesen werden. Liegen diese Nachweise nicht vor, sind die Nrn. 3.1 bis 3.3 anzuwenden (vgl. auch Nr. 4.3, 4.4).

3.1 *Sachkunde*

Die Sachkunde ist grundsätzlich an Institutionen im Geltungsbereich der RöV zu erwerben. Diese Institutionen sind im Rahmen des Verfahrens nach § 3 Abs. 3 Nr. 2 Buchstabe a) RöV zu bestimmen.

Der Erwerb der Sachkunde außerhalb des Geltungsbereichs der RöV und an nicht zugelassenen Institutionen wird ganz oder teilweise anerkannt, wenn er den Grundsätzen dieser Richtlinie entspricht.

Die Sachkunde kann während der Weiterbildung im entsprechenden Gebiet oder Teilgebiet erworben werden. Der Erwerb der Sachkunde ist durch Zeugnisse nach den in Anlage 10 niedergelegten Gesichtspunkten nachzuweisen.

3.2 *Kurse im Strahlenschutz*

Es ist in Abhängigkeit von der vorgesehenen Tätigkeit an Kursen entsprechend Anlage 1, 2 oder 3 teilzunehmen. Voraussetzung für den Besuch der Spezialkurse ist die vorherige Teilnahme am Grundkurs.

Personen, deren außerhalb des Geltungsbereichs der RöV erworbene Sachkunde anerkannt ist, müssen, wenn sie die Fachkundebescheinigung nach der RöV erhalten wollen, in der Regel an Strahlenschutzkursen nach Anlage 1, 2 oder 3 teilnehmen, um das erforderliche Gesetzeswissen zu erwerben.

Die regelmäßige und erfolgreiche Teilnahme an den Kursen ist durch Bescheinigung entsprechend Anlage 11 nachzuweisen.

3.3 *Fachkundenachweis*

Die Bescheinigung nach § 3 Abs. 3 Nr. 2 Buchst. a) ist entsprechend Anlage 12 von der nach Landesrecht zuständigen Stelle auszustellen.

**4. Umfang der erforderlichen Fachkunde auf den verschiedenen medizinischen Anwendungsgebieten von Röntgenstrahlen**

4.1 *Ärztliche Fachkunde im Strahlenschutz in der medizinischen Röntgendiagnostik*

Die unter 4.1.1 genannten Zeiten können im Rahmen der arbeitstäglich*) anfallenden Röntgenstrahlenanwendung an Institutionen erworben werden, die nach Nr. 3.1 bestimmt sind. Die genannten Zeiten müssen nicht zusammenhängend abgeleistet werden.

4.1.1 Sachkunde

Die Sachkunde in der medizinischen Röntgendiagnostik umfaßt die praktische Durchführung und Beurteilung von Röntgenuntersuchungen unter den speziellen Aspekten des Strahlenschutzes. Sie wird unter Aufsicht eines Arztes erworben, der auf dem betreffenden Gebiet oder Teilgebiet die Fachkunde im Strahlenschutz besitzt. Für den Erwerb der Fachkunde sind folgende Mindestzeiten erforderlich:

| | | |
|---|---|---|
| 4.1.1.1 | Gesamtgebiet der Röntgendiagnostik | 42 Monate |
| 4.1.1.2 | Röntgendiagnostik der Extremitäten | 12 Monate |
| 4.1.1.3 | Röntgendiagnostik des Schädels (bei Einschränkung auf den Gesichtsschädel und Nasen-Nebenhöhlen mind. 6 Monate) | 12 Monate |

*) Der Begriff „arbeitstäglich“ umfaßt den Zeitraum des Tages, in dem schwerpunktmäßig diese Untersuchungen oder Behandlungen durchgeführt werden.

| | | |
|---|---|---|
| 4.1.1.4 | Röntgendiagnostik der Extremitäten und Notfalldiagnostik des Schädels, der Wirbelsäule, des Thorax und des Abdomens | 18 Monate |
| 4.1.1.5 | Röntgendiagnostik des gesamten Skelettes | 18 Monate |
| 4.1.1.6 | Röntgendiagnostik des Thorax | 12 Monate |
| 4.1.1.7 | Röntgendiagnostik des Harntraktes | 12 Monate |
| 4.1.1.8 | Röntgendiagnostik der inneren Organe | 24 Monate |
| 4.1.1.9 | Röntgendiagnostik des gesamten Skelettes und des Thorax | 24 Monate |
| 4.1.1.10 | Röntgendiagnostik des gesamten Skelettes und der inneren Organe | 30 Monate |
| 4.1.1.11 | Computertomographie (abgesehen von 4.1.1.1 zusätzlich zu den übrigen Positionen) | 12 Monate |
| 4.1.1.12 | Mammographie | 6 Monate |

4.1.2 Kurse im Strahlenschutz
Es sind Strahlenschutzkurse nach Anlage 1 Nr. 1.1 und 1.2 zu besuchen und mit Erfolg abzuschließen.

4.2 *Ärztliche Fachkunde im Strahlenschutz in der medizinischen Röntgentherapie*)*

4.2.1 Sachkunde
Je nach Art der Therapie mit Röntgenstrahlen sind folgende Anforderungen zu erfüllen:
- Gesamtgebiet der Strahlentherapie in der Medizin:
  Mindestens 18 Monate ständige Tätigkeit in der allgemeinen Strahlentherapie, davon mindestens 6 Monate Therapie mit Röntgenstrahlen,
- Weichstrahl-, Grenzstrahl- und Nahbestrahlungstherapie:
  Mindestens 6 Monate Weiterbildung in der Strahlentherapie,
- alle anderen Therapieformen mit Röntgenstrahlen:
  Mindestens 12 Monate Weiterbildung im Spezialgebiet.

Die Tätigkeiten müssen unter der Leitung eines Arztes durchgeführt werden, der auf dem betreffenden Gebiet oder Teilgebiet die Fachkunde im Strahlenschutz besitzt.

4.2.2 Kurse im Strahlenschutz
Es sind Strahlenschutzkurse nach Anlage 1 Nr. 1.1 und 1.3 zu besuchen und mit Erfolg abzuschließen.

4.3 *Zahnärztliche Fachkunde im Strahlenschutz in der Zahnmedizin*

Gesamtgebiet der Röntgendiagnostik und -therapie in der Zahnmedizin:
Mindestens 24stündige theoretische Ausbildung und 48stündige praktische Ausbildung in der Anwendung der Röntgenstrahlen unter den speziellen Aspekten des Strahlenschutzes in der Zahnmedizin mit Abschlußprüfung am Kursende und im Staatsexamen (vgl. Anlage 2). Falls eine solche Ausbildung während des Studiums nicht erfolgte, ist sie durch den regelmäßigen und erfolgreichen Besuch einer Fachkundeveranstaltung mit Abschlußprüfung entsprechend den im Staatsexamen geforderten Bedingungen nachzuholen.

4.4 *Tierärztliche Fachkunde im Strahlenschutz in der Tiermedizin*

Gesamtgebiet der Röntgendiagnostik und -therapie in der Veterinärmedizin:
Die theoretische und praktische Ausbildung hinsichtlich der Anwendung von Röntgenstrahlen in der Veterinärmedizin erfolgt unter den speziellen Aspekten des Strahlenschutzes im Rahmen der Approbationsordnung für Tierärzte. Sie umfaßt eine Abschlußprüfung am Ende der Pflichtlehrveranstaltung in der Radiologie und die tierärztliche Prüfung im Prüfungsfach Radiologie.

Falls eine solche Ausbildung während des Studiums nicht erfolgte, ist sie durch den erfolgreichen und regelmäßigen Besuch einer Fachkundeveranstaltung mit Abschlußprüfung entsprechend den in der Approbationsordnung für Tierärzte geforderten Bedingungen unter Berücksichtigung der in Anlage 3 genannten Lehrinhalte nachzuholen.

---

*) Hinsichtlich der Fachkundeanforderungen für Strahlentherapie nach der Strahlenschutzverordnung siehe Richtlinie „Strahlenschutz in der Medizin“

### 4.5 *Fachkunde im Strahlenschutz von Strahlenschutzbeauftragten in der medizinischen Physik*

4.5.1 Sachkunde
Mindestens 24monatige ständige Tätigkeit in der Röntgendiagnostik und Strahlentherapie, davon mindestens 6 Monate Tätigkeit in der Röntgendiagnostik. Vergleichbare Tätigkeiten können berücksichtigt werden.

4.5.2 Kurse im Strahlenschutz
Es sind Strahlenschutzkurse (Grundkurs und Spezialkurs) nach Anlage 4 zu besuchen und mit Erfolg abzuschließen.

### 4.6 *Fachkunde im Strahlenschutz für technische Assistenten in der Medizin*

Personen, die nach §§ 2 oder 3 Abs. 2 MTA-G die Erlaubnis zur Ausübung einer Tätigkeit als MTR erhalten, haben ihre Fachkunde zur Anwendung von Röntgenstrahlen im Rahmen ihrer Ausbildung (vgl. „Ausbildungs- und Prüfungsordnung für technische Assistenten in der Medizin" (MTA-APrO) vom 20. Juni 1972 (BGBl. I S. 929)) erworben. Medizinisch-Technische Assistenten/tinnen sind nach § 13 MTA-G und § 23 Nr. 3 RöV MTR gleichgestellt.

Personen, die außerhalb des Geltungsbereichs des MTA-G ausgebildet worden sind und die im Rahmen der RöV Aufgaben einer MTR wahrnehmen wollen, haben nach § 4 MTA-G dazu die Gleichwertigkeit ihres Ausbildungsstandes mit der MTA-APrO nachzuweisen. Das erforderliche Wissen über das Atomgesetz und die RöV ist grundsätzlich durch Teilnahme an den Strahlenschutzkursen nach Anlage 5 zu erwerben.

MTR und ihnen gleichgestellte Personen können für Aufgabenbereiche, die nicht mit den ärztlichen Entscheidungen nach §§ 24, 25 RöV im Zusammenhang stehen, zu Strahlenschutzbeauftragten bestellt werden, wenn sie die in § 13 RöV beschriebenen Voraussetzungen erfüllen. Dabei ist zu prüfen, ob die im Rahmen ihrer Ausbildung erworbenen Fachkunde zur Anwendung von Röntgenstrahlen nach § 23 RöV die Fachkunde, die zur Wahrung der Aufgaben einer/eines Strahlenschutzbeauftragten erforderlich ist, mit abdeckt.

## 5. Umfang und Erwerb der erforderlichen Kenntnisse im Strahlenschutz von Personen, die nach § 23 Nr. 2, 4 und § 29 Abs. 1 Nr. 3 tätig werden

Dieser Personenkreis muß die erforderlichen Kenntnisse im Strahlenschutz auf dem seiner Berufstätigkeit entsprechenden Anwendungsgebiet besitzen. Er kann bei der Anwendung von Röntgenstrahlen auf den Menschen nur unter ständiger Aufsicht und Verantwortung eines fachkundigen Arztes oder Zahnarztes, bei Anwendung von Röntgenstrahlen auf das Tier, nur unter Aufsicht eines Arztes, Zahnarztes oder Tierarztes tätig werden.

Der Strahlenschutzverantwortliche hat sich davon zu überzeugen, daß die o.g. Personen über die erforderlichen Kenntnisse im Strahlenschutz verfügen. Bei Hilfskräften nach § 23 Nr. 4 RöV hat er dafür zu sorgen, daß sie im Besitz einer entsprechenden Bescheinigung der nach Landesrecht zuständigen Stelle sind.

Die zuständige Behörde geht davon aus, daß die nach § 23 Nr. 2, 4 und § 29 Abs. 1 Nr. 3 erforderliche Kenntnisse im Strahlenschutz vorliegen, wenn diese Kenntnisse auf der Grundlage der folgenden Nr. 5.1 bis 5.4 erworben wurden.

### 5.1 *Ärzte*

Ärzte, die nach § 23 Nr. 2 RöV Röntgenstrahlen anwenden wollen, erwerben die erforderlichen Kenntnisse im Strahlenschutz durch Teilnahme an einer Unterweisung nach Anlage 6. Die Teilnahme an der Unterweisung setzt voraus, daß dem Arzt zuvor Einblick in den Ablauf von Röntgenstrahlenanwendungen in der Praxis vermittelt worden ist. Über die Teilnahme an der Unterweisung ist eine Bescheinigung zu erteilen, aus der Inhalt und Dauer der Veranstaltung hervorgehen.

### 5.2 *Arzthelferin, medizinisch-technische Laboratoriumsassitenten/tinnen und sonstige in der Medizin tätige Hilfskräfte*

Die Kenntnisse werden durch die Teilnahme an einem zweiteiligen Kurs erworben. Der Kurs hat folgenden Umfang.

Erster Teil:
Einführung mit mindestens 60 Stunden (Diagnostik) bzw. 40 Stunden (Therapie) praktischer und theoretischer Unterweisungen vor Aufnahme der Tätigkeit als Hilfskraft nach § 23 Nr. 4 RöV.

Zweiter Teil:
Aufbauend auf den ersten Kursteil mindestens 60 Stunden (Diagnostik) bzw. 40 Stunden (Therapie) praktischer und theoretischer Unterweisung auf dem speziellen Anwendungsgebiet (Anlage 7).

Bei Hilfskräften, die vor Inkrafttreten der RöV mindestens 2 Jahre in Röntgenbetrieben praktisch tätig waren, wird, bei Beibehaltung der Lehrinhalte nach Anlage 7, die Gesamtkursdauer auf insgesamt mindestens 60 Stunden (Diagnostik) bzw. 40 Stunden (Therapie) reduziert.

5.3 *Zahnarzthelferin und sonstige in der Zahnmedizin tätige Hilfskräfte:*

Mindestens 20stündiger Kurs in der Anwendung zahnärztlicher Untersuchungsverfahren (s. Anlage 8).

5.4 *Veterinärmedizinisch-technische Assistenten:*

Für veterinärmedizinisch-technische Assistenten, die eine staatliche Anerkennung erhalten haben, ist, wenn sie unter Aufsicht Röntgenstrahlen am Tier anwenden, nach Abschluß dieser staatlichen Anerkennung eine Ausbildung auf dem entsprechenden Anwendungsgebiet von mindestens 16 Stunden erforderlich (Anlage 9).

5.5 *Tierarzthelferin und sonstige Personen:*

Mindestens 32stündige Ausbildung in der tierärztlichen Anwendung von Röntgenstrahlen (Anlage 9).

## 6. Kursabschlüsse und Teilnehmerbescheinigungen

Die Strahlenschutzkurse müssen zeitlich und materiell den in Anlagen 1–9 aufgeführten Inhalten entsprechen. Die Veranstalter eines Strahlenschutzkurses nach Anlage 1 bis 5 und 7 bis 9 dürfen eine Bescheinigung über den regelmäßigen und erfolgreichen Besuch des betreffenden Strahlenschutzkurses nur ausstellen, wenn sie sich durch eine Prüfung überzeugt haben, daß der Kursteilnehmer über das erforderliche Gesetzeswissen sowie über die für die Tätigkeit erforderlichen Kenntnisse verfügt. Der Kursteilnehmer, der die genannten Bedingungen erfüllt, erhält eine Bescheinigung nach Anlage 11.

## 7. Kursveranstalter und Lehrkräfte

Voraussetzung für die Anerkennung der Kursbescheinigung durch die nach Landesrecht zuständige Stelle ist, daß der Kursveranstalter über die geeigneten Lehrkräfte verfügt und die für die Durchführung von Kursen notwendige Ausrüstung vorhanden ist. Die Lehrkräfte auf dem jeweiligen Fachgebiet müssen über das erforderliche Fachwissen und Fähigkeiten verfügen, den Lehrstoff und die praktischen Unterweisungen in geeigneter Weise zu vermitteln. Lehrkräfte für den praktischen Teil des Strahlenschutzes sollten Strahlenschutzbeauftragte (gewesen) sein.

Die für die Bezeichnung der Stelle nach § 3 Abs. 3 Nr. 2 RöV zuständige Landesbehörde kann dem Kursveranstalter mitteilen, daß die erfolgreiche Kursteilnahme als
– die neben der Sachkunde notwendige Voraussetzung für die erforderliche Fachkunde,
– Nachweis für den Erwerb der erforderlichen Kenntnisse

angesehen wird. Eine solche Mitteilung kann erfolgen, wenn im Rahmen des Verfahrens nach § 3 Abs. 3 Nr. 2 Buchstabe a) bzw. § 23 Nr. 4 RöV festgestellt wird, daß die Kurse zeitlich und materiell den in dieser Richtlinie festgelegten Anforderungen entsprechen.

**Anlage 1:**

**Lehrinhalte der Strahlenschutzkurse als Bestandteil der Fachkunde im Strahlenschutz für Ärzte**

1.1. *Grundkurs* im Strahlenschutz:
Dauer – einschließlich Übungen und Prüfung – mindestens 24 Stunden

*Grundlagen der Strahlenphysik*
Ursprung und Natur ionisierender Strahlung
Wirkung der Strahlung auf die Materie
Grundbegriffe der Radioaktivität.

*Strahlenbiologische Grundlagen einschließlich der Wirkungen kleiner Dosen*
Somatische Wirkungen einschl. somatisch-stochastischer Wirkungen
Teratogene Wirkungen
Genetische Wirkungen
Strahlenschäden.

*Dosisbegriffe und Dosimetrie*
Dosisgrößen und Dosiseinheiten
Grundbegriffe der Dosimetrie
Dosismeßverfahren.

*Grundlagen und Grundprinzipien des Strahlenschutzes (Beschäftigte, Bevölkerung und Patienten)*
Risiko und Risikobetrachtung
Baulicher Strahlenschutz
Apparativer Strahlenschutz
Strahlenschutz der Beschäftigten.

*Natürliche und zivilisatorische Strahlenexposition des Menschen*
Natürliche Strahlung
Künstlich erzeugte Strahlung
a) Anwendung in der Medizin
b) Anwendung in der Technik und Wissenschaft
c) Friedliche Nutzung der Kernenergie.

*Unfallsituationen (Maßnahmen, Verhalten, Meldepflicht)*

*Vorschriften*
Atomgesetz
Strahlenschutzverordnung
Röntgenverordnung
Richtlinien
Unfallverhütungsvorschriften
ICRP Empfehlungen
Standards und Normen

1.2. *Spezialkurs* im Strahlenschutz bei der Untersuchung mit Röntgenstrahlen (Röntgendiagnostik)
Dauer – einschließlich Übungen und Prüfung – mindestens 24 Stunden

*Röntgeneinrichtungen und Störstrahler*
Erzeugung von Röntgenstrahlen (Anlagen, Generatoren, Röhren)
medizinische Röntgeneinrichtungen für die Diagnostik einschließlich Störstrahler
Detektoren (Leuchtschirme, Verstärkungsfolien, Filme, Röntgenbildverstärker, sonstige Detektoren).

*Dosimetrie und Meßgeräte in der Röntgendiagnostik*
Messung bzw. Abschätzung der Einfalldosis
Messung der Dosis am bilderzeugenden System
Flächendosisprodukt
Bestimmung von Organdosen in der Röntgendiagnostik.

*Strahlenschutzeinrichtungen in der Röntgendiagnostik*
baulicher Strahlenschutz

Strahlenschutzvorrichtungen
Strahlenschutzzubehör.

*Strahlenschutz der Beschäftigten*
Aufgaben und Zuständigkeiten der Strahlenschutzverantwortlichen und -beauftragten
Kontroll- und Überwachungsbereiche
Einteilung der Beschäftigten in Kategorien A und B
Vorschriften über die Strahlenexposition
Schutzkleidung
besondere Vorschriften für das Arbeiten einschließlich Tätigkeitsverboten
Belehrung

*Strahlenschutz des Patienten*
Indikation – Rechtfertigung – Alternativmethoden
Optimierung des Untersuchungsvorganges
Minimierung der Exposition
spezielle Untersuchungsverfahren
Röntgenreihenuntersuchungen, Untersuchungen aus wissenschaftlichen Anlässen

*Strahlenschutzmessungen*
Personendosimetrie
Methoden zur Ermittlung von Strahlendosen am Patienten
Patientendosimetrie
Strahlenschutzmessungen an Geräten, Ortsdosismessungen.

*Aufzeichnungen und Aufzeichnungspflicht*
Patienten
Beschäftigte
Dosismessungen
Qualitätskontrollen.

*Abschätzung der Strahlenexposition und deren Bedeutung*
Gewebeoberflächendosis
Integral- und Ganzkörperdosis
Organdosis
Effektive Dosis

*Strahlenrisiko*
Begriff und Definition
Risiko der Strahlenexposition
Sonstige Risiken durch die Untersuchung.

*Qualitätssicherung und Qualitätskontrolle*
Abnahmeprüfung
Erneute Sachverständigenprüfungen
Konstanzprüfungen.

*Qualitätskriterien für Röntgenbilder*
Allgemeine Qualitätskriterien
Besonderheiten bei der Beurteilung von Bildern bei speziellen Untersuchungen
Aufgaben der ärztlichen Stellen nach § 16 Abs. 3 RöV und deren Erfahrungen.

*Maßnahmen bei Unfällen durch unbeabsichtigte Strahlenexposition von Personen sowie die damit erforderlichen Maßnahmen*
Sofortmaßnahmen
Grenzwerte der Dosis für beruflich strahlenexponierte Personen
Meßverfahren
Meldewesen
Folgerungen für die Weiterbeschäftigung.

*Ärztliche Überwachung*
Prinzip – Erfordernis
Erneute Untersuchung und Beurteilung
Bewertung
Aufzeichnungen.

*Vorschriften*
Röntgenverordnung
Richtlinien
ICRP-Empfehlungen
Normen

*Behördliche Verfahren und Prüfungen*
Genehmigungsverfahren
Anzeige des Betriebs von Röntgenanlagen
Bauartzulassung

1.3. *Spezialkurs* im Strahlenschutz bei der Behandlung mit Röntgenstrahlen (Strahlentherapie)
Dauer – einschließlich Übungen und Prüfung – mindestens 24 Stunden

*Grundbegriffe über Therapieanlagen und deren Verwendung in der Medizin*
medizinische Einrichtungen für die Strahlentherapie
Erzeugung von Röntgenstrahlen (Anlagen, Generatoren, Röhren).

*Grundprinzipien der Strahlentherapie*
Behandlungsplan
Bestrahlungsplanung
Aufzeichnung

*Dosimetrie und Dosisberechnung*
klinische Dosimetrie
Kalibrierung
Meß- und Nachweisgeräte
Aufzeichnungen.

*Strahlenschutz bei Anwendung ionisierender Strahlung zu therapeutischen Zwecken*
Beschäftigte
Patienten
baulicher und apparativer Strahlenschutz.

*Strahlenschutzüberwachung*
Beschäftigte
Patienten
technische Kontrollmaßnahmen.

*Strahlenexpositionen*
Beschäftigte
Patient
Ermittlung der Strahlenexposition.

*Belehrung und Aufklärung*
Beschäftigte
Patienten.

*Qualitätssicherung in der Strahlentherapie*
Messung der Dosisleistung
sonstige Kontrollen.

*Vorschriften*
Röntgenverordnung
Richtlinien
ICRP-Empfehlungen
Normen.

*Strahlenunfall und -schadensfall*
Sofortmaßnahmen
Dosisgrenzwerte
Meßverfahren
sonstige erforderliche Maßnahmen am Ort
Meldewesen
Folgerungen für die Weiterbeschäftigung.

*Behördliche Verfahren und Prüfungen*
Genehmigungsverfahren
Anzeige des Betriebs von Röntgenanlagen
Bauartzulassung.

**Anlage 2:**

**Lehrinhalte über den Erwerb der Fachkunde im Strahlenschutz für Zahnärzte**

2.1. *Kurse* im Strahlenschutz:
Dauer – einschließlich Übungen und Prüfung – mindestens 24 Stunden

*Grundlagen der Strahlenphysik*
Eigenschaften ionisierender Strahlen
Wirkungen der Strahlung auf die Materie
Erzeugung von Röntgenstrahlen.

*Strahlenbiologische Grundlagen einschließlich der Wirkungen kleiner Dosen*
somatische Wirkungen einschl. somatisch-stochastischer Wirkungen
teratogene Wirkungen
genetische Wirkungen
Strahlenschäden.

*Grundlagen und Grundprinzipien des Strahlenschutzes (Beschäftigte, Bevölkerung und Patienten)*
Risiko und Risikobetrachtung
Baulicher Strahlenschutz
Apparativer Strahlenschutz
Strahlenschutz der Beschäftigten.

*Dosisbegriffe und Dosimetrie*
Dosisgrößen und Dosiseinheiten
Grundbegriffe der Dosimetrie
Dosismeßverfahren.

*Natürliche und zivilisatorische Strahlenexposition des Menschen*
natürliche Strahlung
künstlich erzeugte Strahlung
Anwendung in der Medizin, Technik und Wissenschaft.

*Strahlenschutzeinrichtungen in der Zahnmedizin*
Strahlenschutzvorrichtungen
Strahlenschutzzubehör.

*Strahlenschutz der Beschäftigten*
Kontroll- und Überwachungsbereiche
Schutzkleidung
besondere Arbeitsvorschriften.

*Strahlenschutz des Patienten*
Aufnahmen
Besonderheiten bei der Untersuchung Schwangerer.

*Aufzeichnungen, Aufzeichnungspflicht*
Patienten
Beschäftigte
Dosismessungen
Qualitätskontrollen.

*Das Röntgenbild und seine Entstehung*
Gesetze der Bildentstehung
Bildaufzeichnungs- und Wiedergabesysteme
Bildverarbeitung und Bildwiedergabe.

*Maßnahmen der Qualitätssicherung*
Abnahmeprüfung

Erneute Sachverständigenprüfung
Konstanzprüfungen.

*Maßnahmen bei Strahlenüberexpositionen*
Sofortmaßnahmen
Meldewesen
Folgerungen für die Weiterbeschäftigung.

*Vorschriften*
Atomgesetz
Röntgenverordnung
Richtlinien
ICRP-Empfehlungen
Normen.

*Behördliche Verfahren und Prüfungen*
Genehmigungs- und Anzeigeverfahren
Bauartzulassung.

2.2. *Kurse* zum Erwerb der Sachkunde:
Dauer – praktische Untersuchungstechnik einschließlich Prüfung – mindestens 48 Stunden

Apparatekunde
Aufnahmetechnik in der Zahnmedizin
– Intraorale Aufnahmen
– Extraorale Aufnahmen
– spezielle Aufnahmeverfahren
Röntgenfilm und seine Verarbeitung
Strahlenschutzmeßtechnik
Qualitätskontrollen
Bildbetrachtung und Bildauswertung
zahnärztliche Diagnostik im Röntgenbild.

**Anlage 3:**

**Lehrinhalte über den Erwerb der Fachkunde im Strahlenschutz für Tierärzte**

3.1. *Kurse im Strahlenschutz:*

*Grundlagen der Strahlenphysik*
Ursprung und Natur ionisierender Strahlung
Wirkungen ionisierender Strahlung auf Materie und biologisches Gewebe
Erzeugung von Röntgenstrahlen.

*Strahlenbiologische Grundlagen einschließlich der Wirkungen kleiner Strahlendosen*
somatische Wirkungen einschl. somatisch-stochastischer Wirkungen
teratogene Wirkungen
genetische Wirkungen
Strahlenschäden.

*Dosisbegriffe und Dosimetrie*
Dosisgrößen und Dosiseinheiten
Grundbegriffe der Dosimetrie
Dosismeßverfahren.

*Grundlagen und Grundprinzipien des Strahlenschutzes (Beschäftigte und Bevölkerung)*
Strahlenrisiko
Belehrung
baulicher Strahlenschutz
apparativer Strahlenschutz
Strahlenschutz der Beschäftigten
besondere Arbeitsvorschriften.

*Natürliche und zivilisatorische Strahlenexposition des Menschen*
natürliche Strahlung
künstlich erzeugte Strahlung
Anwendung in der Medizin, Technik und Wissenschaft
Strahlenexposition resultierend aus nuklearen Explosionen
Strahlenexposition durch friedliche Nutzung der Kernenergie.

*Das Röntgenbild, seine Erzeugung und Entstehung*
Gesetze der Bilderzeugung und Bildentstehung
Bildaufzeichnungs- und Bildwiedergabesysteme
Bildverarbeitung und Bildwiedergabe.

*Maßnahmen zur Qualitätssicherung*
Prüf- und Kontrollmaßnahmen.

*Strahlenunfälle*
Definition des „Strahlenunfalles"
Unfallsituation (Maßnahmen, Verhalten, Meldewesen, Folgerungen für die Weiterbeschäftigung).

*Vorschriften*
Atomgesetz
Röntgenverordnung
Richtlinien
Empfehlungen der ICRP
Normen.

*Behördliche Verfahren und Prüfungen*
Genehmigungs- und Anzeigeverfahren.

3.2. *Kurse zum Erwerb der Sachkunde (praktische Untersuchungstechnik):*
Apparatekunde
Aufnahmetechnik in der Tiermedizin
spezielle Aufnahmeverfahren in der Tiermedizin
- tierartspezifisch
- Großtiere
- Kleintiere

Röntgenfilm und seine Verarbeitung
Qualitätskontrolle
Bildbetrachtung und Bildauswertung
Tierärztliche Diagnostik im Röntgenbild
Strahlenschutzmeßtechnik.

**Anlage 4:**

**Lehrinhalte über den Erwerb der Fachkunde im Strahlenschutz für Medizin-Physiker und sonstige Personen mit gleichwertiger Ausbildung, die in medizinischen Betrieben als Strahlenschutzbeauftragte entsprechend Nr. 2.1.2. der Richtlinie tätig sind**

4.1. *Grundkurs* im Strahlenschutz:
Die Lehrinhalte des Grundkurses richten sich unter Berücksichtigung der Vorkenntnisse der jeweiligen Berufsgruppe nach den für den Grundkurs im Strahlenschutz für Ärzte niedergelegten Inhalten (Anlage 1 Ziffer 1.1.)
Dauer – einschließlich Übungen und Prüfung – mindestens 24 Stunden

4.2. *Spezialkurs* im Strahlenschutz auf den jeweiligen Anwendungsgebieten

4.2.1. *Röntgendiagnostik*
Dauer – einschließlich Übungen an Röntgeneinrichtungen und Prüfung – mindestens 12 Stunden

*Stellung und Pflichten des Strahlenschutzbeauftragten*
Strahlenschutzverordnung, Röntgenverordnung, Abgrenzung des innerbetrieblichen Entscheidungsbereiches, Abgrenzung der Verantwortungsbereiche von Arzt und Physiker.

*Spezielle Probleme des Strahlenschutzes in der Röntgendiagnostik*
Physikalische Prinzipien und technische Ausstattung von Röntgendiagnostikeinrichtungen
Kontrolle der Röntgeneinrichtungen
Verfahren zur Bilderzeugung und deren Einfluß auf die Strahlenexposition des Patienten.

*Qualitätssicherung in der medizinischen Radiologie*
Aufgaben des Physikers in der Röntgendiagnostik und Berater des Arztes
Maßnahmen der Qualitätssicherung und Qualitätskontrolle
Durchführung der Prüfverfahren
Erfahrungen mit Maßnahmen der Qualitätssicherung und Qualitätskontrolle.

*Dosimetrie*
Dosimetrie in der Röntgendiagnostik
Berechnung der Strahlenexposition des Patienten.

*Strahlenschutz des Personals*
Baulicher Strahlenschutz
Verhalten bei Unfällen.

*Vorschriften*
Atomgesetz
Röntgenverordnung
Richtlinien
ICRP Empfehlungen
Normen.

*Aufgaben der Sachverständigen*
Hersteller und Lieferanten nach §§ 16 und 17 RöV.

4.2.2. *Strahlentherapie mit Röntgenstrahlen*
Dauer – einschließlich Übung und Prüfung – mindestens 12 Stunden

Physikalische Prinzipien und technische Ausstattung von Bestrahlungsanlagen bzw. -einrichtungen
– Röntgentherapieeinrichtungen
Kontrolle der Bestrahlungseinrichtungen und radioaktiven Quellen
Biologische Grundlagen der Strahlentherapie
Klinische Dosimetrie, Methoden der Dosisbestimmung
Bestrahlungsplanung
– medizinischer Teil, physikalischer Teil
Strahlenschutz des Personals
Strahlenschutz der Umgebung
Verhalten bei Stör- und Unfällen
Baulicher Strahlenschutz
Qualitätssicherung und Qualitätskontrolle.

*Vorschriften*
Atomgesetz
Röntgenverordnung
Richtlinien
ICRP Empfehlungen
Normen
Behördliche Verfahren und Überprüfungen.

**Anlage 5:**

**Lehrinhalte über den Erwerb der Fachkunde im Strahlenschutz für Personen, die medizinisch-technischen Radiologieassistenten gleichgestellt sind**

- Sachkunde:
  Die Sachkunde von Personen, die außerhalb des Geltungsbereiches des MTA-G ausgebildet worden sind, ist ausreichend, wenn sie den Anforderungen für MTR in der Ausbildungs- und Prüfungsordnung für technische Assistenten in der Medizin entspricht.
- Kurse im Strahlenschutz:
  Aufgrund der besonderen Regelungen im nationalen Strahlenschutzrecht sind in der Regel Kurse im Strahlenschutz zu besuchen.
  Kursdauer – einschließlich Übungen und Prüfung – mindestens je 24 Stunden.
  Die Lehrinhalte entsprechen denen in den Spezialkursen in Röntgendiagnostik oder Strahlentherapie (Anlage 1, Nr. 1.2. und 1.3.).

Anlage 6:

6.1. **Lehrinhalte der Unterweisung für Ärzte über den Strahlenschutz in der Diagnostik mit Röntgenstrahlen**

Dauer der Unterweisung: 8 Stunden

*Physikalische Grundlagen der Aufnahme- und Durchleuchtungstechnik*
Erzeugung von Röntgenstrahlen
Bilderzeugungssysteme.

*Röntgeneinrichtungen*
Schalttisch
Aufnahmeeinrichtung
Spezialuntersuchungssysteme
(Schichtgeräte, Mammographiegeräte).

*Röntgenaufnahmetechnik*
Einstelltechnik
Film/Folienkombinationen
Freie Einstellung / Belichtungsautomatik
Verarbeitung von Röntgenfilmen.

*Röntgendurchleuchtungstechnik*
Bildverstärker-Fernsehsysteme
Praxis der Durchleuchtungstechnik
(Dosisleistungsregelung, Abstände, Einblendung, Dauer)
Anwendung von fahrbaren Bildverstärker-Fernsehsystemen
mit praktischen Demonstrationen

*Dosisbegriffe und Dosimetrie*
Dosisbegriffe und deren Definition
Anwendung und Bedeutung des Flächendosisproduktes.

*Grundlagen des Strahlenschutzes in der Röntgendiagnostik*
Schutz der Beschäftigten
Schutz der Patienten
Anwendungsbeschränkungen.

*Verantwortlichkeiten und Zuständigkeiten im Strahlenschutz*
Strahlenschutzverantwortlicher
Strahlenschutzbeauftragter
Fachkundige nach § 23 Nr. 1 RöV
Ständige Aufsicht und Verantwortung.

### 6.2. Lehrinhalte der Unterweisung für Ärzte über den Strahlenschutz in der Strahlentherapie mit Röntgenstrahlen

Dauer der Unterweisung: 8 Stunden

*Physikalische Grundlagen der Strahlentherapie mit ionisierenden Strahlen*
Erzeugung von Röntgenstrahlen
Eigenschaften der Therapieverfahren mit Röntgenstrahlen.

*Voraussetzungen zur Therapie mit Röntgenstrahlen*
Indikation zur Strahlentherapie mit Röntgenstrahlen und Abgrenzung zur Therapie mit anderen Strahlenquellen
Diagnostik
Festlegung des Bestrahlungsplanes
Festlegung von Energie, Dosis, Fraktionierung und Abständen.

*Grundlagen der Bestrahlungstechnik*
Ermittlung der Feldgröße, Abstände, Strahlendosis
Ermittlung der Herddosis
Kontrolle der Bestrahlungsbedingungen
Nachkontrolle, Feldkorrekturen
Aufzeichnungen.

*Strahlenbiologische Grundlagen der Strahlentherapie*
Strahlensensibilität von Zellen und Geweben
Wirkung des Zeitfaktors (Fraktionierung und Protrahierung)
Wirkung sonstiger modifizierter Faktoren
Akute Strahlenwirkungen
Strahlenspätwirkungen.

*Dosimetrie und Dosisbegriffe in der Strahlentherapie*

*Grundlagen des Strahlenschutzes in der Strahlentherapie*
Schutz der Beschäftigten
Schutz des Patienten
Belehrung und Aufklärung.

*Verantwortlichkeiten und Zuständigkeiten im Strahlenschutz*
Strahlenschutzverantwortlicher
Strahlenschutzbeauftragter
Fachkundige nach § 23 Nr. 1 RöV
Ständige Aufsicht und Verantwortung.

## Anlage 7:

**Lehrinhalte über den Erwerb von Kenntnissen im Strahlenschutz in der Medizin für Arzthelferinnen, medizinisch-technische Laboratoriumsassistentinnen und sonstige in der Medizin tätige Hilfskräfte**

7.1. *Lehrinhalte für Kurse zum Erwerb der Kenntnisse im Strahlenschutz in der Röntgendiagnostik nach § 23 Nr. 4 RöV*

*Teil 1:*
Dauer: Mindestens 20 Stunden theoretische und 40 Stunden praktische Unterweisung mit Einstellkurs.

Anatomie und Röntgenanatomie
Strahlenarten und Strahlenerzeugung
Dosisgrößen und Einheiten
Eigenschaften und Wirkungen der Röntgenstrahlen
Strahlenbiologische Grundlagen des Strahlenschutzes
Begriffe und Benennungen in der Röntgendiagnostik

Belichtungstechnik
Verstärkungsfolien
der Röntgenfilm und seine Verarbeitung
Dunkelkammerarbeit bzw. Filmverarbeitung
Film- und Filmverarbeitungsfehler mit Demonstrationen
Untersuchungsmethoden und Untersuchungsgeräte
Strahlenschutz des Personals
Praxis der Qualitätskontrolle
Strahlenschutz des Patienten
Praktischer Unterricht mit Einstellübungen
Praktikum in Dosimetrie und Qualitätssicherung.

*Teil 2:*
Kenntnisse im Strahlenschutz und Ausbildung in speziellen Anwendungsgebieten.
Dauer: Mindestens 60 Stunden theoretische und praktische Unterweisung einschließlich Einstellkurs und Prüfung.

Röntgenanatomie der aufzunehmenden Körperteile bzw. Organe
Bildentstehung
Aufnahmentechnik
Filmverarbeitung
spezielle Gerätekunde
Belichtung einschließlich Belichtungsautomatik
spezielle Fragen des Strahlenschutzes im Anwendungsgebiet
Praxis der Qualitätskontrolle
Anforderungen an die Qualität der Röntgenbilder
praktische Aufnahme- und Untersuchungstechnik
einschließlich der Bildverarbeitung und Bildkontrolle im speziellen Anwendungsgebiet.

7.2. *Lehrinhalte für Kurse zum Erwerb der Kenntnisse im Strahlenschutz in der Strahlentherapie*

Die Lehrinhalte für Hilfskräfte in der Strahlentherapie richten sich nach den Lehrinhalten zur Ausbildung medizinisch-technischer Radiologieassistenten, jedoch in verkürzter und geraffter Form.

*Teil 1:*
Kenntnisse im Strahlenschutz in der allgemeinen Strahlentherapie
Dauer: Mindestens 40 Stunden theoretische und praktische Ausbildung und Einstellkurs

Anatomie
Strahlenarten und Strahlenerzeugung in der Strahlentherapie
Dosisgrößen und Einheiten
Eigenschaften und Wirkungen der Röntgenstrahlung
Strahlenbiologie
praktische Arbeiten bei der Einstellung und der Behandlung von Strahlentherapiepatienten.

*Teil 2:*
Kenntnisse im Strahlenschutz und Ausbildung in speziellen Anwendungsgebieten
Dauer: Mindestens 40 Stunden theoretische und praktische Unterweisung einschließlich Prüfung

Dosimetrie und Dosisberechnungen zur Strahlentherapie
Qualitätssicherungsmaßnahmen
Grundlagen der Einstelltechnik
Strahlenschutz und Strahlengefährdung
Notfallmaßnahmen
Rechtsvorschriften und Normen
Aufzeichnung und Aufzeichnungspflicht.

**Anlage 8:**

**Lehrinhalte für Kurse zum Erwerb der Kenntnisse im Strahlenschutz bei der Anwendung von Röntgenstrahlen in der Zahnheilkunde. Zahnarzthelferinnen und sonstige Hilfskräfte**

Dauer – einschließlich Übung und Prüfung – mindestens 20 Stunden

Begriffe und Definition bei der Anwendung von Röntgenstrahlen in der Zahnmedizin
Physikalisch technische Grundlagen der Erzeugung von Röntgenstrahlen
Zahnmedizinische Apparate- und Gerätekunde
Die wichtigsten strahlenbiologischen Grundlagen der Wirkung ionisierender Strahlung
Besprechung der für die Zahnmedizin wichtigsten Bestimmungen in der Röntgenverordnung und den Richtlinien
Strahlenschutz des Personals
Strahlenschutz des Patienten
Befragung und Aufzeichnungspflicht
Erzeugung von Röntgenstrahlen
Bilderzeugung und Wildwiedergabe
Röntgenfilm, Film-Folienkombinationen
Filmverarbeitung
Gerätekunde
Intra- und extraorale Aufnahmetechnik
Spezialprojektionen
Panoramaschichtaufnahmen
Fernröntgenaufnahmen
Aufzeichnungspflicht
Belehrung
Dunkelkammerarbeit
Fehleranalyse
Qualitätskontrollmaßnahmen.

**Anlage 9:**

**Lehrinhalte für Kurse zum Erwerb der Kenntnisse im Strahlenschutz bei der Anwendung von Röntgenstrahlen in der Tiermedizin**

9.1. *Veterinärmedizinisch-technische Assistenten/innen*, die Röntgenstrahlen am Tier unter Aufsicht anwenden (nach 5.4. der Richtlinie)
Dauer der Veranstaltung – einschließlich Übungen und Prüfung – mindestens 16 Stunden

Bei dieser Berufsgruppe ist während der Ausbildung zum/zur veterinärmed.-techn. Assistent/in ein „Einführungskurs in die Radiologie" enthalten.
Die Zusatzausbildung – Dauer wie oben angegeben – beschränkt sich daher auf spezielle Fragen im Anwendungsgebiet:

Röntgeneinrichtungen und Störstrahler
– Erzeugung von Röntgenstrahlen (Apparate, Generatoren, Röhren)
– Röntgeneinrichtungen für die tiermedizinische Diagnostik
Dosimetrie und Meßgeräte in der Röntgendiagnostik
Bildentstehung
Aufnahmetechnik
Dunkelkammerarbeit bzw. Filmverarbeitung
spezielle Gerätekunde
Belichtung einschließlich Belichtungsautomatik
Fragen des Strahlenschutzes im Anwendungsgebiet
Röntgenanatomie
Anforderungen an die Qualität der Röntgenbilder
Praxis der Qualitätskontrolle im Anwendungsgebiet
praktische Aufnahme- und Untersuchungstechnik mit Einstellübungen einschließlich der Bildverarbeitung und Bildkontrolle im speziellen Anwendungsgebiet
Strahlenschutzgesetzgebung.

9.2. *Tierarzthelferin und sonstige Personen*, die Röntgenstrahlen am Tier unter Aufsicht anwenden (nach 5.5. der Richtlinie)
Dauer der Veranstaltung – einschließlich praktischer Übungen und Prüfung – mindestens 32 Stunden

Physikalisch-technische Grundlagen der Erzeugung von Röntgenstrahlen einschließlich allgeminer Apparatekunde
Grundlagen der Strahlenbiologie
Begriffe, die bei der Anwendung von Röntgenstrahlen verwendet werden, einschließlich Dosisbegriffe und Dosiseinheiten
Strahlenschutz im Anwendungsbereich der Tiermedizin
Strahlenschutz der Beschäftigten
Tiermedizinische Apparatekunde
Aufnahmetechniken bei Groß- und Kleintieren
Entstehung von Röntgenbildern
Dunkelkammerarbeit und Filmverarbeitung
Filmfehler
Qualitätskontrolle in der Tiermedizin
Strahlenschutzgesetzgebung.

**Anlage 10:**

10.1. **Zeugnisse über den Erwerb der Sachkunde für Ärzte, Zahnärzte oder Tierärzte**

Es empfiehlt sich, nach Abschluß des Erwerbs der Sachkunde auf dem jeweiligen Anwendungsgebiet oder schon bei Abschluß des Erwerbs der Sachkunde auf Teilgebieten ein Zeugnis zu erstellen bzw. zu verlangen, aus dem die nach Landesrecht zuständige Stelle erkennen kann, auf welchem Gebiet und in welchem Umfang der zu Beurteilende Sachkunde erworben hat.
Die Abfassung des Zeugnisses kann frei erfolgen, soll sich jedoch nach den hier niedergelegten Gesichtspunkten richten. Das Zeugnis sollte untergliedert sein und eine Endbeurteilung enthalten.

*Angaben über die die Sachkunde vermittelnden Personen und über die Institution:*
- Angabe der für die Vermittlung der Fachkunde bestimmten Institution mit Angaben der Tätigkeitsbereiche
- Angabe, auf welchen Gebieten der/die die Sachkunde vermittelnde Person/en fachkundig sind und Bestätigung, daß der Erwerb der Sachkunde von solchen Personen verantwortlich geleitet wurde.

*Angaben zur zu beurteilenden Person:*
- Angabe der Vorkenntnisse und Vorbildung auf dem Gebiet der ionisierenden Strahlen in der Medizin.
- Angabe über Kenntnisse der physikalischen und strahlenbiologischen Grundlagen der Anwendung ionisierender Strahlen in der Medizin.
- Angaben über Teilnahme an Fortbildungskursen, über wissenschaftliche Veröffentlichungen und Vorträge.
- Angabe der Zeitdauer und Art der Tätigkeit, die zum Erwerb der Sachkunde auf dem jeweiligen Anwendungsgebiet geführt hat.

*Beurteilung:*
Zusammenfassende Beurteilung, daß der Beurteilte nach Ansicht der Person/en, bei der/denen die Sachkunde im Strahlenschutz erworben wurde, das erforderliche Wissen und die erforderlichen Erfahrungen besitzt, die Voraussetzung für die Erteilung der Fachkundebescheinigung nach § 3 Abs. 3 Nr. 2 oder § 23 Abs. 1 RöV sind.

10.2. **Zeugnisse über den Erwerb der Sachkunde für Strahlenschutzbeauftragte, die im Zusammenhang mit dem Betrieb von Röntgeneinrichtungen tätig werden, ohne Ärzte, Zahnärzte oder Tierärzte zu sein**

Es gelten die Vorbemerkungen der Anlage 10.1. entsprechend.
Das Zeugnis sollte untergliedert sein und eine zusammenfassende Beurteilung enthalten.

*Angaben über die die Sachkunde vermittelnden Personen und über die Institution:*
- Angabe der für die Vermittlung der Fachkunde bestimmten Institution mit Angabe der Tätigkeitsbereiche.
- Angabe, auf welchen Gebieten der/die die Sachkunde vermittelnden Person/en fachkundig sind und Bestätigung, daß der Erwerb der Sachkunde von solchen Personen verantwortlich geleitet wurde.

*Angabe zur zu beurteilenden Person:*
- Angabe der Vorkenntnisse und Vorbildung auf dem Gebiet der ionisierenden Strahlen.
- Angabe und Kenntnisse der physikalischen und strahlenbiologischen Grundlagen der Anwendung ionisierender Strahlen.
- Angaben über Teilnahme an Fortbildungskursen, über wissenschaftliche Veröffentlichungen und Vorträge.
- Angabe über Tätigkeiten in medizinischen Bereichen, z.B. in Krankenhäusern.
- Angabe über Zeitdauer und Art der Tätigkeit, die zum Erwerb der Sachkunde auf dem jeweiligen Anwendungsgebiet geführt hat.

*Beurteilung:*
Zusammenfassende Beurteilung, daß der Beurteilte nach Ansicht der Person/en, bei der/denen die Sachkunde im Strahlenschutz erworben wurde, das erforderliche Wissen und die erforderlichen Erfahrungen besitzt, die Voraussetzung für die Erteilung der Fachkundebescheinigung nach § 3 Abs. 2 RöV sind.

**Anlage 11:**

(Muster)

Bescheinigung
über die Teilnahme an einem Strahlenschutzkurs

. . . . . . . . . . . . . . . . . . . . . . . . . . . . . . . . . . . . . . . . . . . . . . . . . . .
(Titel des Kurses)

nach Anlage Nr. . . . . . der „Richtlinie über den Erwerb der Fachkunde und der Kenntnisse im Strahlenschutz nach der Röntgenverordnung*).

Frau/Herr . . . . . . . . . . . . . . . . . . . . . . geb. . . . . . . . . . . . . . . . . . . . . . .

in . . . . . . . . . . . . . . . . . . . . . . . . . . . . . . . . . . . . . . . . . . . . . . . . . . . .

hat bei . . . . . . . . . . . . . . . . . . . . . . . . . . . . . . . . . . . . . . . . . . . . . . . .
(Institution)

in . . . . . . . . . . . . . . . . . . . . . . . . .

von . . . . . . . . . . . . . . . . . . . . . . . . . bis . . . . . . . . . . . . . . . . . . . . . . . .

von . . . . . . . . . . . . . . . . . . . . . . . . . bis . . . . . . . . . . . . . . . . . . . . . . . .

an einem Strahlenschutz(grund)-kurs zum Erwerb der

. . . . . . . . . . . . . . . . . . . . . . . .
(Fachkunde/Kenntnisse)

nach der Verordnung über den Schutz vor Schäden durch Röntgenstrahlen (Röntgenverordnung-RöV) vom 08.01.1987 regelmäßig teilgenommen und die Abschlußprüfung bestanden.

. . . . . . . . . . . . . . . , den . . . . . . . . . . . . . . .

Siegel

. . . . . . . . . . . . . . . . . . . . . . . . . . . . . . . . . . .
(Unterschrift des verantwortlichen
Leiters der Veranstaltung)

*) Bundesarbeitsblatt 12/1987 S. 79

**Anlage 12:**

Muster für eine Bescheinigung über Fachkunde

B E S C H E I N I G U N G

Frau/Herr . . . . . . . . . . . . . . . . . . . . . . . . . . . . . geb. am . . . . . . . . . . . . . . . . . .

in . . . . . . . . . . . . . . . . . . . . . . . . . . . . . . . . . . . . . . . . . . . . . . . . . . . . . . . . .

hat nach Überprüfung des Zeugnisses über den Erwerb der SACHKUNDE und der Bescheinigungen über regelmäßig und mit Erfolg besuchte STRAHLENSCHUTZKURSE nach der „Richtlinie über den Erwerb der Fachkunde und der Kenntnisse im Strahlenschutz nach der Röntgenverordnung" die Voraussetzungen des Erwerbs der FACHKUNDE IM STRAHLENSCHUTZ . . . . . . . . . . . . . . . . . . . . . . . . . . . . . .
(Anwendungsgebiet)

erfüllt.

Siegel

Ort, Datum, Unterschrift der zuständigen Stelle

# Register